もうすぐ50歳

調子のいい日がほとんどありません

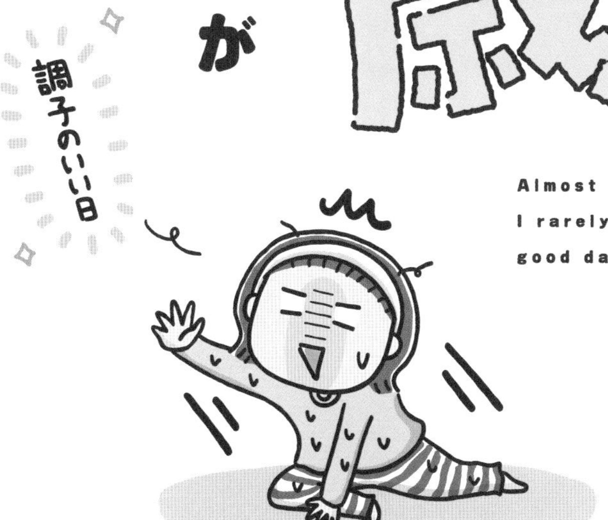

Almost 50 years old.
I rarely have
good days.

フカザワナオコ
Naoko Fukazawa

幻冬舎

Contents

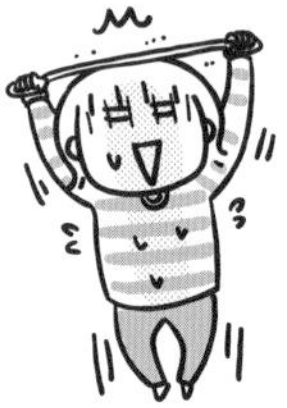

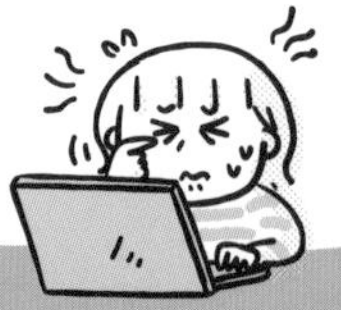

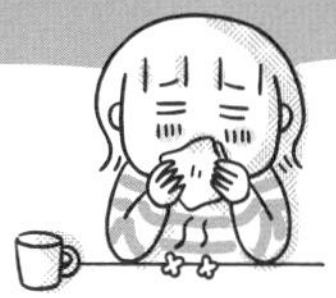

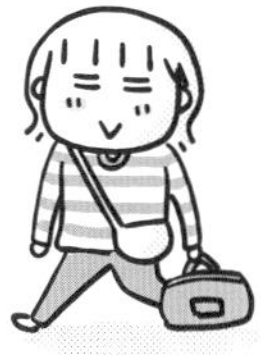

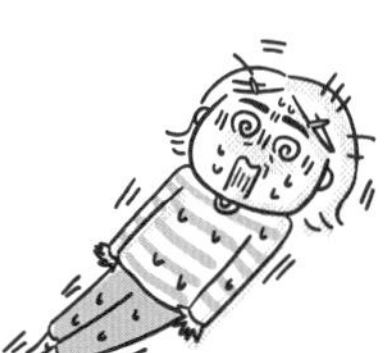

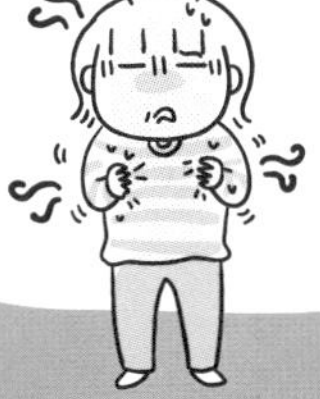

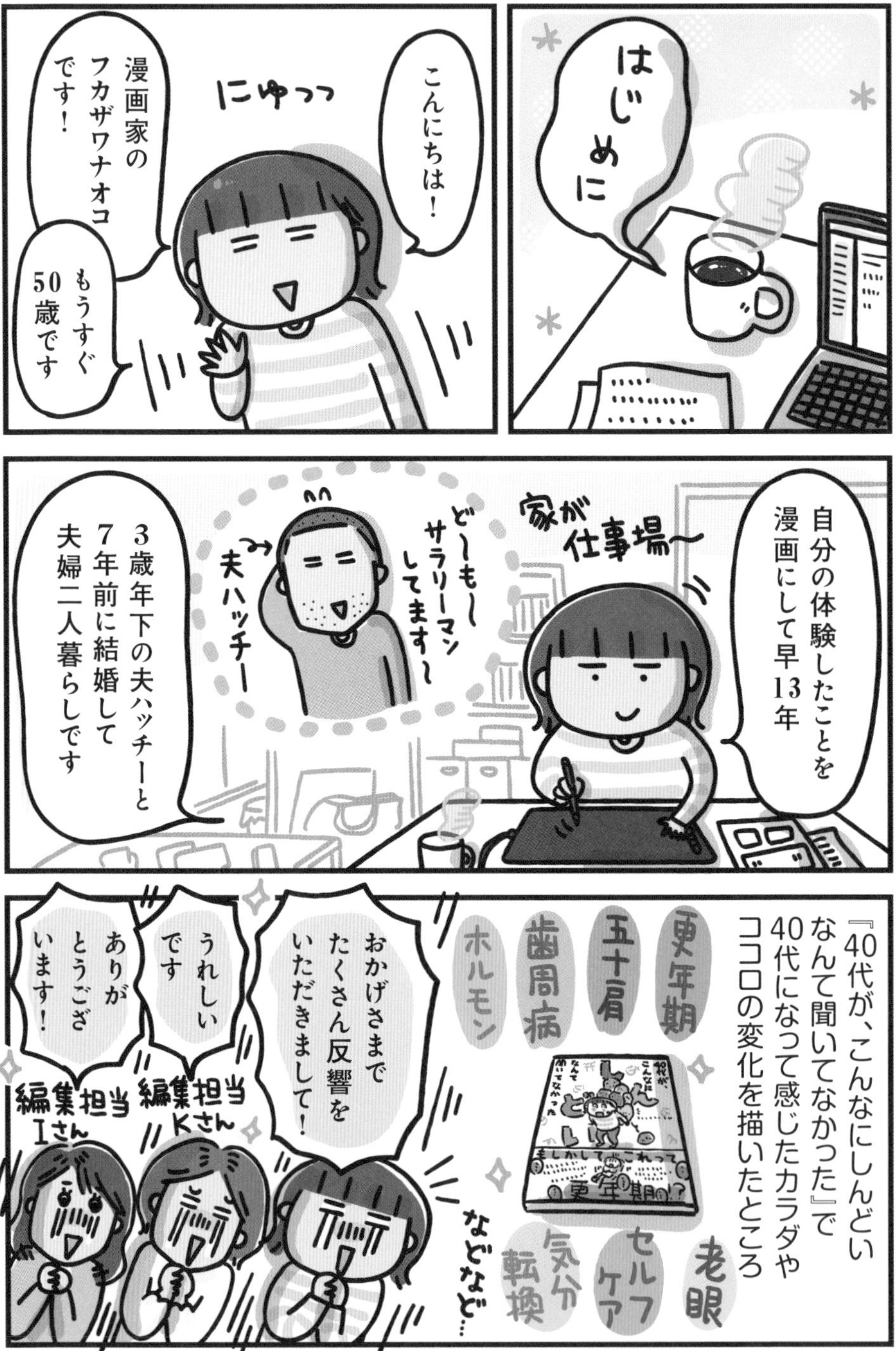
はじめに
こんにちは！
にゅっっ
漫画家のフカザワナオコです！
もうすぐ50歳です
自分の体験したことを漫画にして早13年
家が仕事場〜
ど〜も〜サラリーマンしてます〜
夫ハッチー
3歳年下の夫ハッチーと7年前に結婚して夫婦二人暮らしです
『40代が、こんなにしんどいなんて聞いてなかった』で40代になって感じたカラダやココロの変化を描いたところ
更年期
五十肩
歯周病
ホルモン
もしかしてこれって更年期!?
老眼
セルフケア
気分転換
おかげさまでたくさん反響をいただきまして！
うれしいです
ありがとうございます！
編集担当Kさん
編集担当Iさん
などなど…

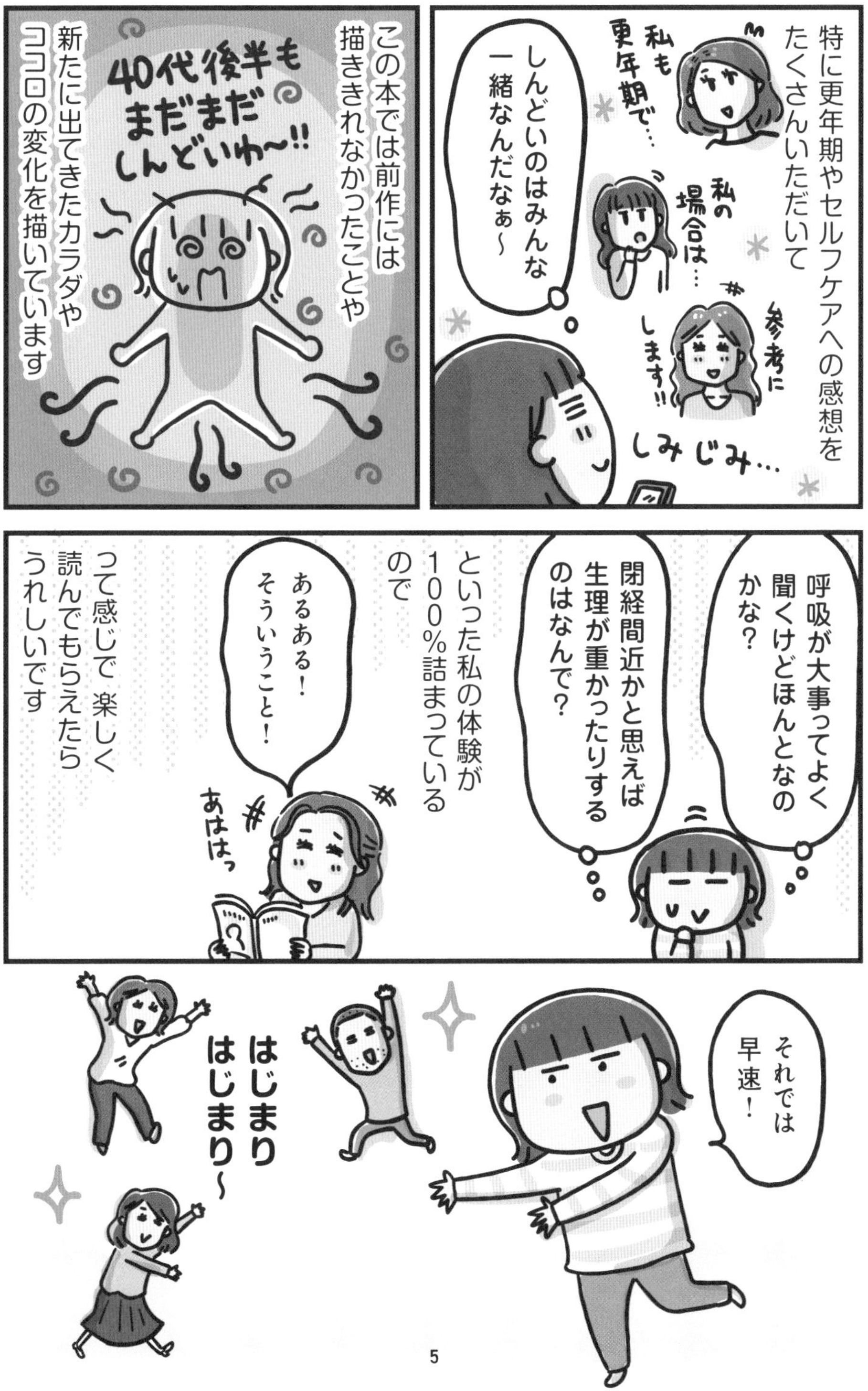

特に更年期やセルフケアへの感想をたくさんいただいて
私も更年期で…
私の場合は…
参考にします!!
しんどいのはみんな一緒なんだなぁ～
しみじみ…
この本では前作には描ききれなかったことや新たに出てきたカラダやココロの変化を描いていきます
40代後半もまだまだしんどいわ～!!
呼吸が大事ってよく聞くけどほんとなのかな?
閉経間近かと思えば生理が重かったりするのはなんで?
といった私の体験が100%詰まっているので
あるある！そういうこと！
あははっ
って感じで 楽しく読んでもらえたらうれしいです
それでは早速！
はじまりはじまり～

アラフィフの今、思うこと。

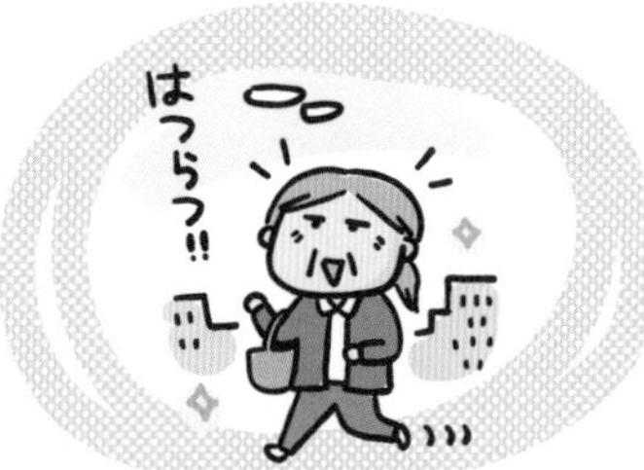

足腰ずっと丈夫で
大きな病気も
しなくて

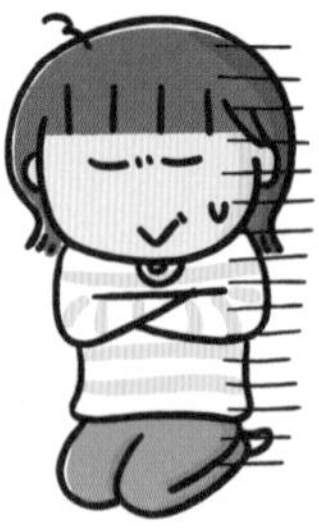

そこそこ元気に
歳取っていきたい〜

それが多分
一番難しい!!

第1章

カラダ

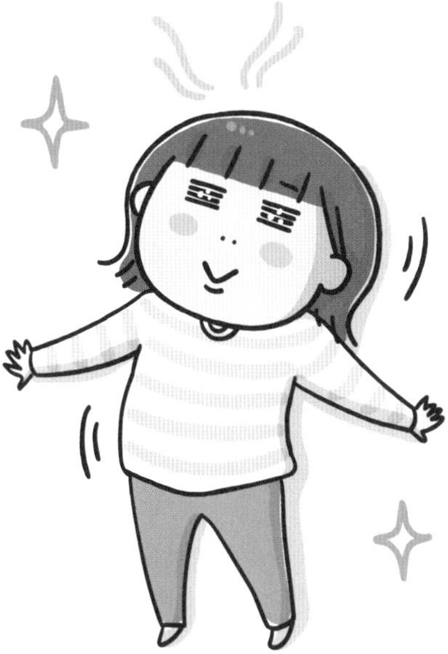

Chapter 1
KARADA

脱・浅呼吸

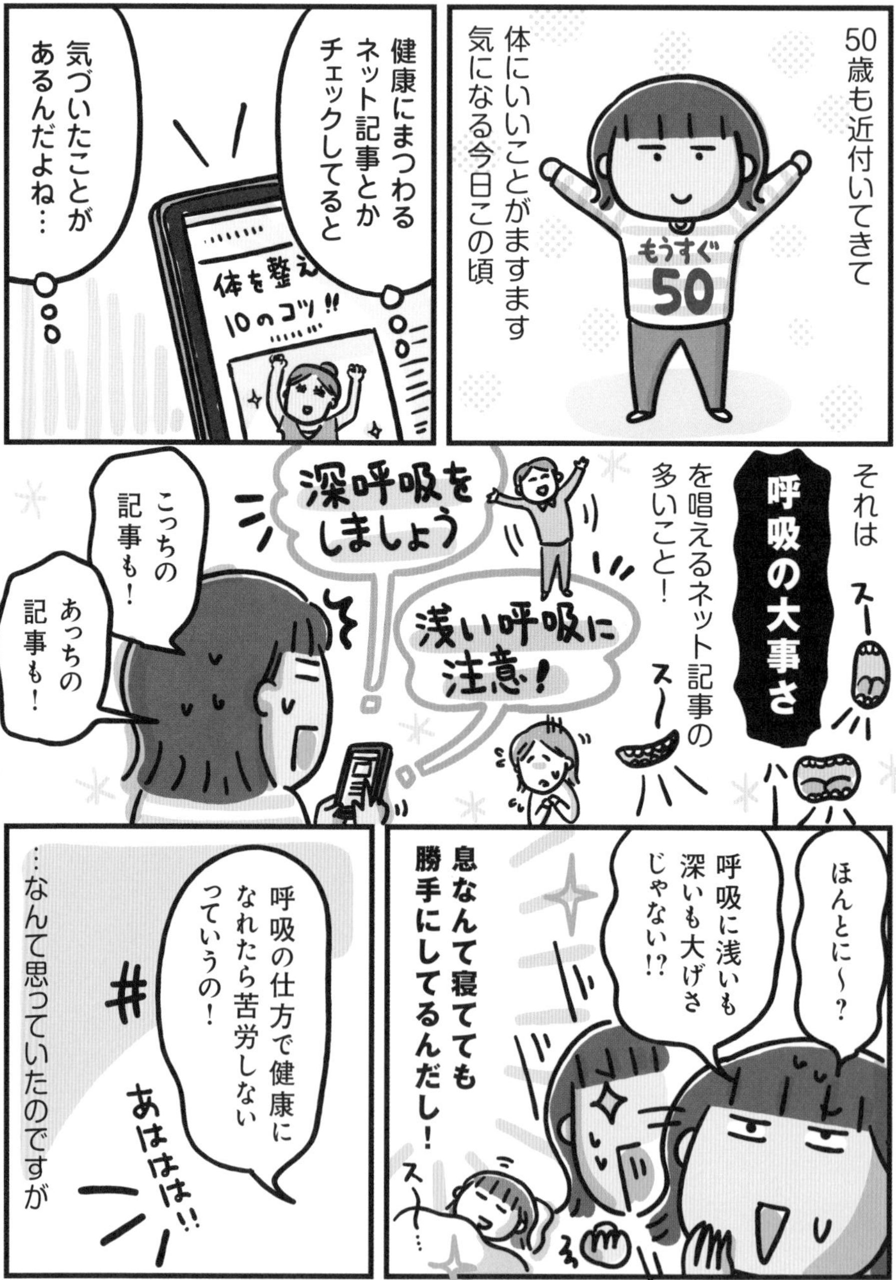
50歳も近付いてきて
体にいいことがますます気になる今日この頃
もうすぐ 50
健康にまつわるネット記事とかチェックしてると
気づいたことがあるんだよね…
体を整え
10のコツ!!
それは呼吸の大事さを唱えるネット記事の多いこと!
スー
スー
深呼吸をしましょう
浅い呼吸に注意!
こっちの記事も!
あっちの記事も!
ほんとに〜?
呼吸に浅いも深いも大げさじゃない!?
息なんて寝てても勝手にしてるんだし!
スー…
呼吸の仕方で健康になれたら苦労しないっていうの!
あははは!!
…なんて思っていたのですが

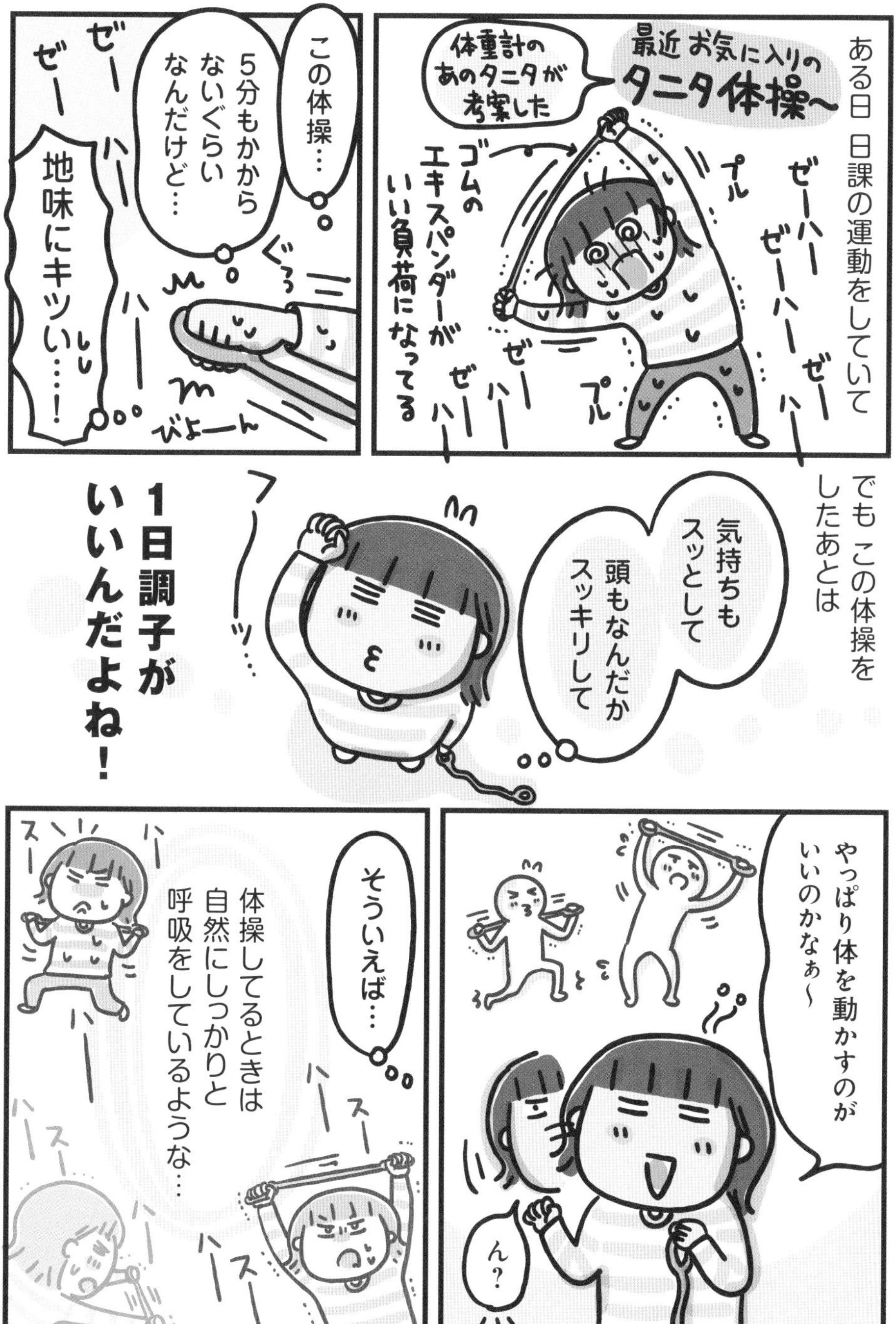

ある日 日課の運動をしていて
最近お気に入りのタニタ体操～
体重計のあのタニタが考案した
ゼーハー ゼーハー
プル
ゴムのエキスパンダーがいい負荷になってる
ゼー ハー
ゼー ハー
ゼー ハー
プル
この体操…
5分もかからないぐらいなんだけど…
ぐっ
びよーん
ゼー ハー
ゼー ハー
地味にキツい…！
でも この体操をしたあとは
気持ちもスッとして 頭もなんだかスッキリして
フーッ…
1日調子がいいんだよね！
やっぱり体を動かすのがいいのかなぁ～
ん？
そういえば…
体操してるときは自然にしっかりと呼吸をしているような…
スー ハー
ハー スー
ハー スー

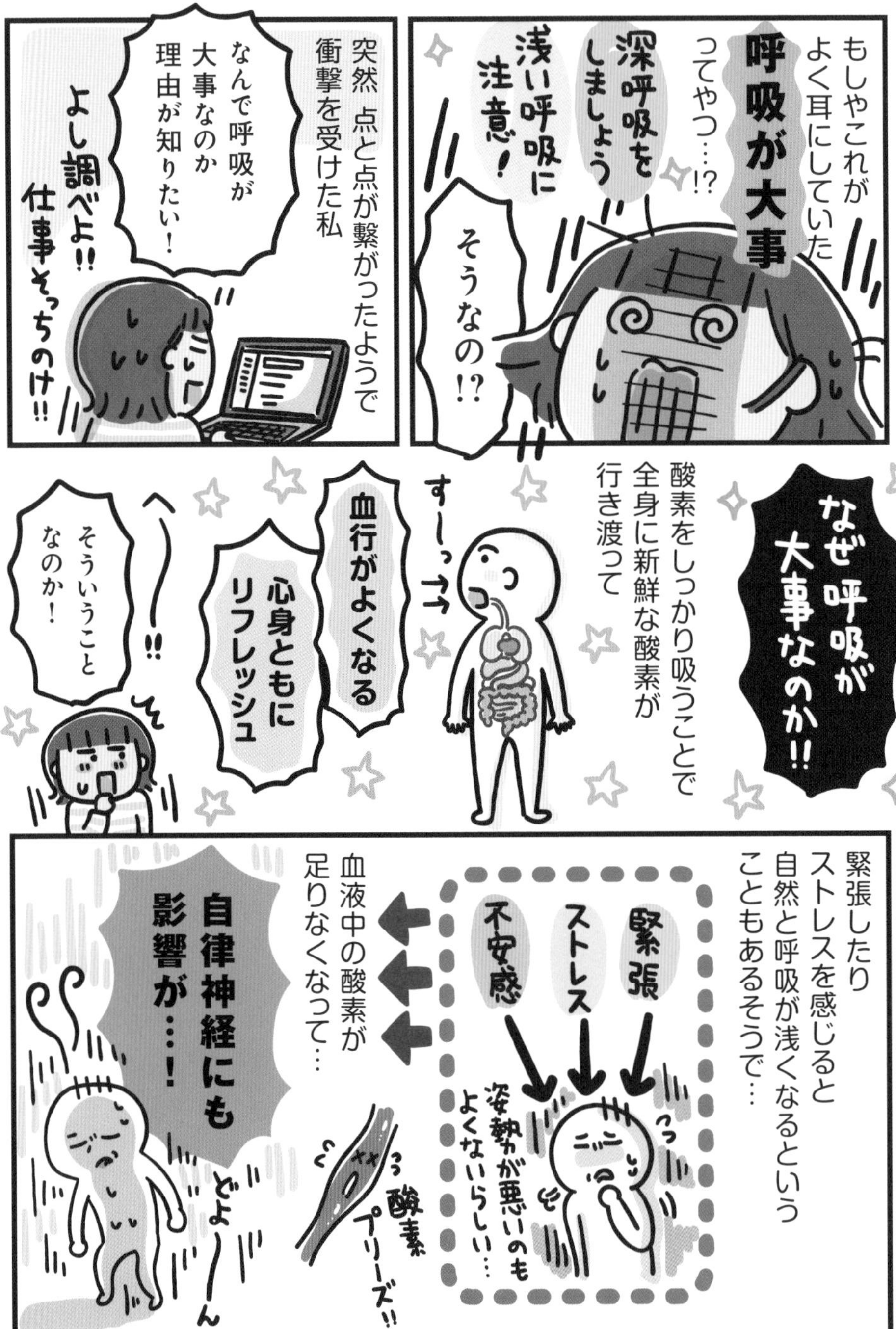

もしやこれが
よく耳にしていた
呼吸が大事
ってやつ…!?
深呼吸をしましょう
浅い呼吸に注意!
そうなの!?
突然 点と点が繋がったようで
衝撃を受けた私
なんで呼吸が大事なのか理由が知りたい!
よし調べよ!!
仕事そっちのけ!!
なぜ呼吸が大事なのか!!
酸素をしっかり吸うことで
全身に新鮮な酸素が
行き渡って
すーっ
血行がよくなる
心身ともにリフレッシュ
へーー!!
そういうことなのか!
緊張したり
ストレスを感じると
自然と呼吸が浅くなるという
こともあるそうで…
緊張
ストレス
不安感
姿勢が悪いのもよくないらしい…
血液中の酸素が
足りなくなって…
酸素プリーズ!!
自律神経にも影響が…!
どよーん

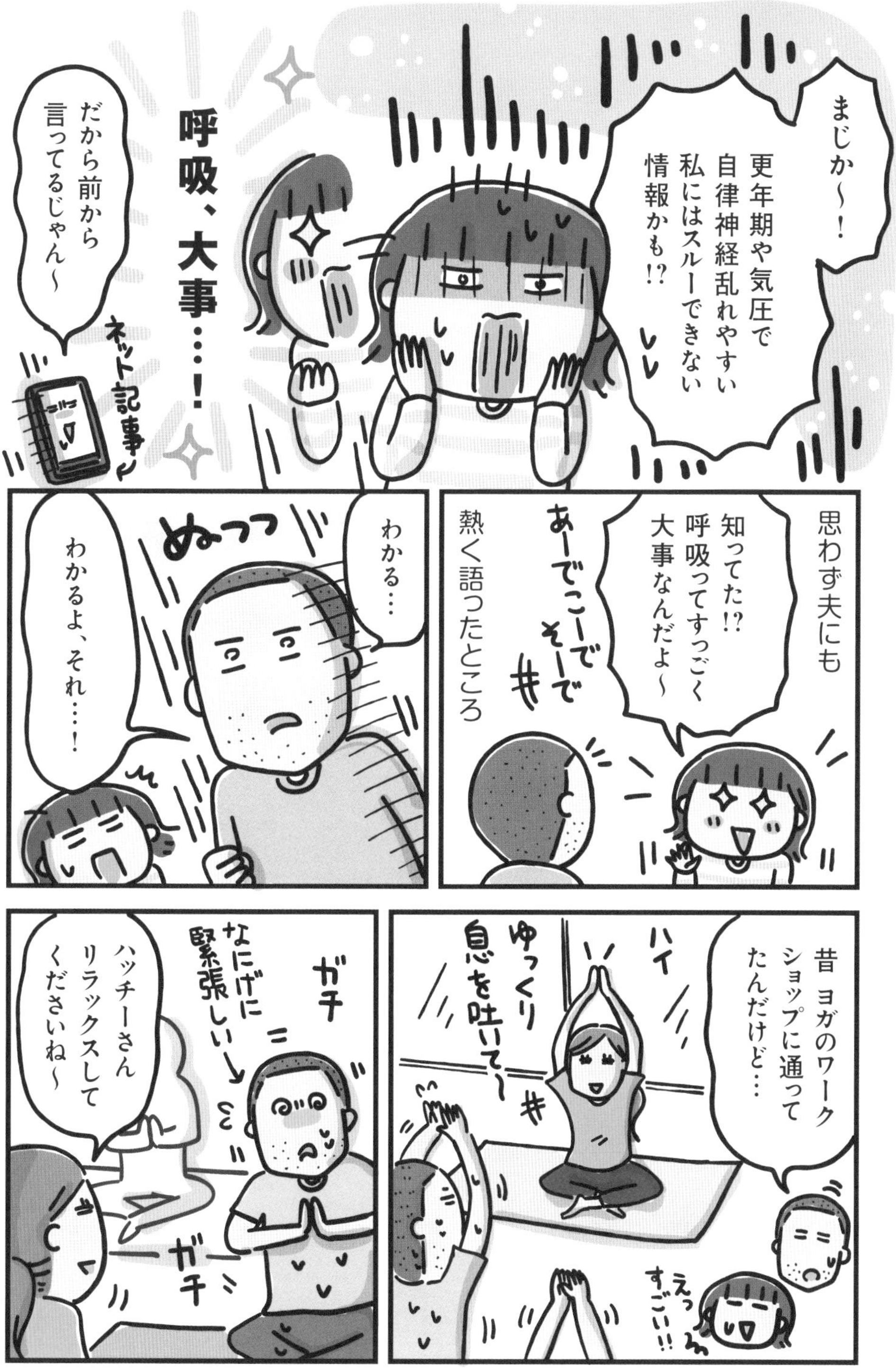
まじか〜！
更年期や気圧で自律神経乱れやすい私にはスルーできない情報かも!?
呼吸、大事…！
だから前から言ってるじゃん〜
ネット記事
思わず夫にも
知ってた!? 呼吸ってすっごく大事なんだよ〜
あーでこーでそーで
熱く語ったところ
ぬっっ
わかる…
わかるよ、それ…！
昔 ヨガのワークショップに通ってたんだけど…
ハイ
ゆっくり息を吐いて〜
えっ
すごい!!
ガチ
なにげに緊張しぃ
ハッチーさんリラックスしてくださいね〜
ガチ

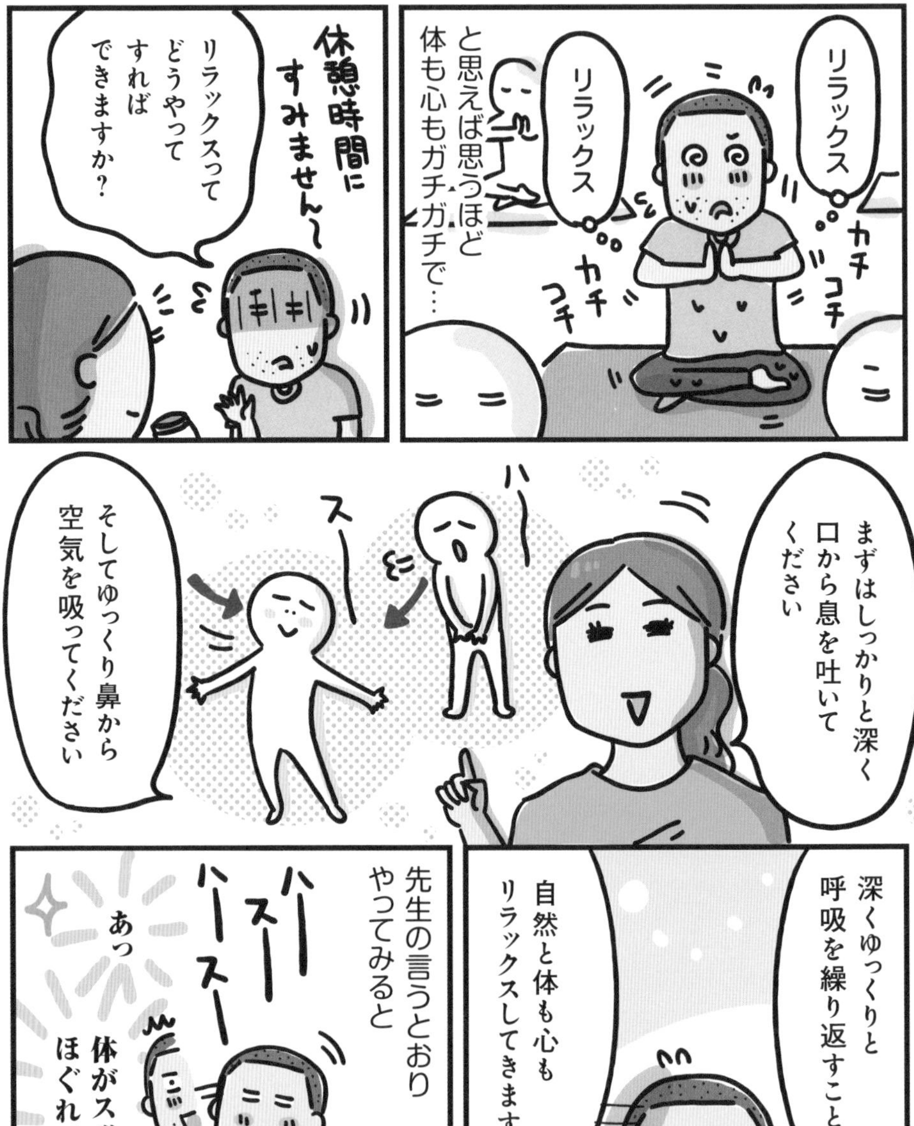
リラックス
リラックス
と思えば思うほど
体も心もガチガチで…
カチ
コチ
カチ
コチ
休憩時間に
すみません〜
リラックスって
どうやって
すれば
できますか？
まずはしっかりと深く
口から息を吐いて
ください
ハ〜
ス〜
そしてゆっくり鼻から
空気を吸ってください
深くゆっくりと
呼吸を繰り返すことで
自然と体も心も
リラックスしてきますよ
先生の言うとおり
やってみると
ハー
スー
ハー
スー
ハー
スー
あっ
体がスッと
ほぐれていく〜

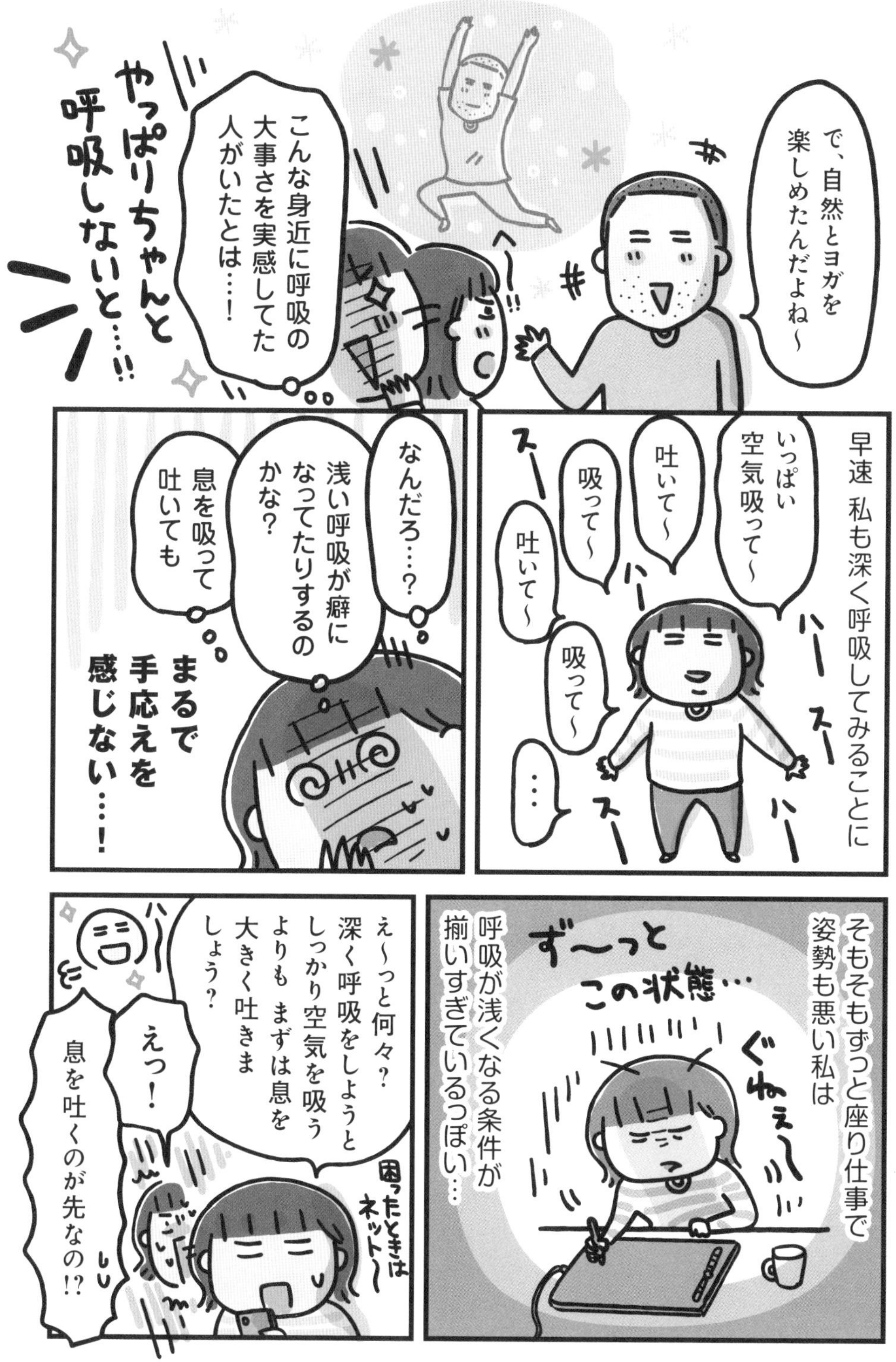
で、自然とヨガを楽しめたんだよね～
へ～!!
こんな身近に呼吸の大事さを実感してた人がいたとは…!
やっぱりちゃんと呼吸しないと…!!
早速 私も深く呼吸してみることに
いっぱい空気吸って～
吐いて～
吸って～
吐いて～
吸って～
…
ハー
スー
ハー
スー
なんだろ…?
浅い呼吸が癖になってたりするのかな?
息を吸って吐いても
まるで手応えを感じない…!
そもそもずっと座り仕事で姿勢も悪い私は
呼吸が浅くなる条件が揃いすぎているっぽい…
ず～っとこの状態…
ぐぬぇ～
え～っと何々? 深く呼吸をしようとしっかり空気を吸うよりも まずは息を大きく吐きましょう?
困ったときはネット～
ハ～
えっ!
息を吐くのが先なの!?

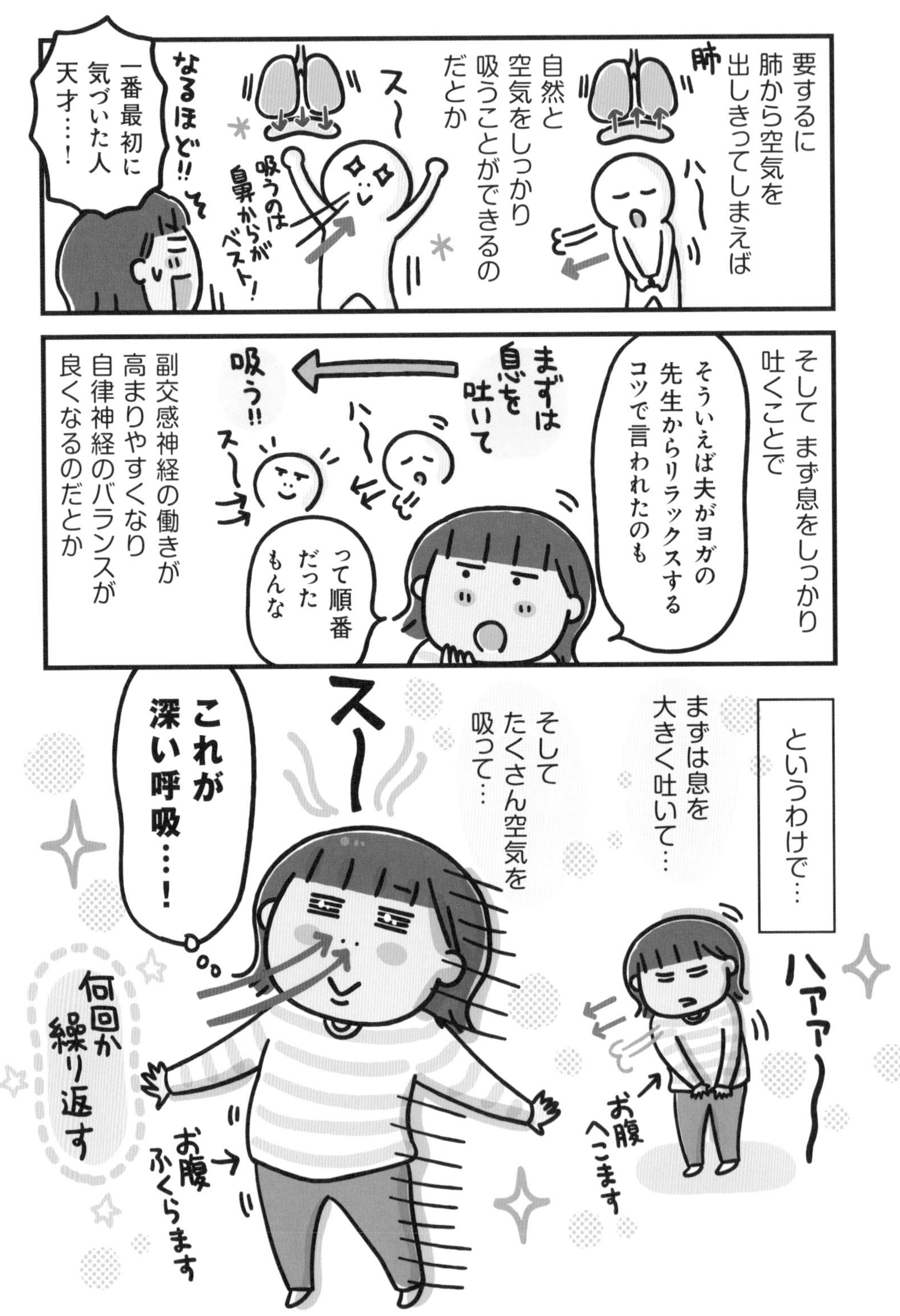

要するに肺から空気を出しきってしまえば
肺
ハ〜
自然と空気をしっかり吸うことができるのだとか
ス〜
吸うのは鼻からがベスト!
なるほど!!
一番最初に気づいた人天才…!
そして まず息をしっかり吐くことで
そういえば夫がヨガの先生からリラックスするコツで言われたのも
まずは息を吐いて
ハ〜
吸う!!
ス〜
って順番だったもんな
副交感神経の働きが高まりやすくなり自律神経のバランスが良くなるのだとか
というわけで…
まずは息を大きく吐いて…
ハアア〜〜
お腹へこます
そしてたくさん空気を吸って…
ス〜
これが深い呼吸…!
お腹ふくらます
何回か繰り返す

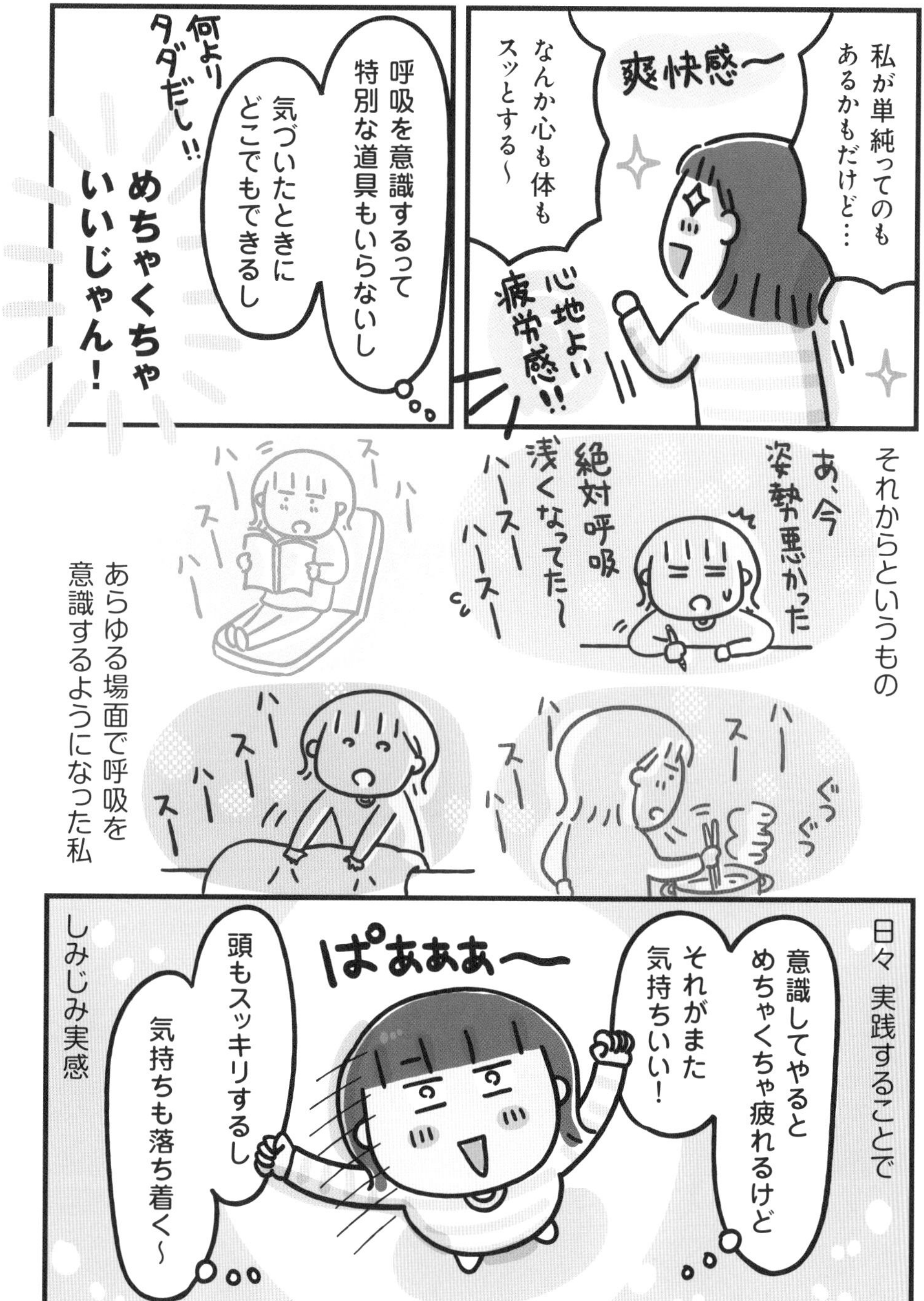

私が単純ってのもあるかもだけど…
爽快感〜
なんか心も体もスッとする〜
心地よい疲労感!!
呼吸を意識するって特別な道具もいらないし
気づいたときにどこでもできるし
何よりタダだし!!
めちゃくちゃいいじゃん!
それからというもの
あ、今姿勢悪かった
絶対呼吸浅くなってた〜
ハースーハースー
ハー スー ハー スー ハー
あらゆる場面で呼吸を意識するようになった私
ハー スー ハー スー
ハー スー ハー スー ハー
ぐつぐつ
日々　実践することで
意識してやるとめちゃくちゃ疲れるけど
それがまた気持ちいい!
ぱあああ〜
頭もスッキリするし
気持ちも落ち着く〜
しみじみ実感

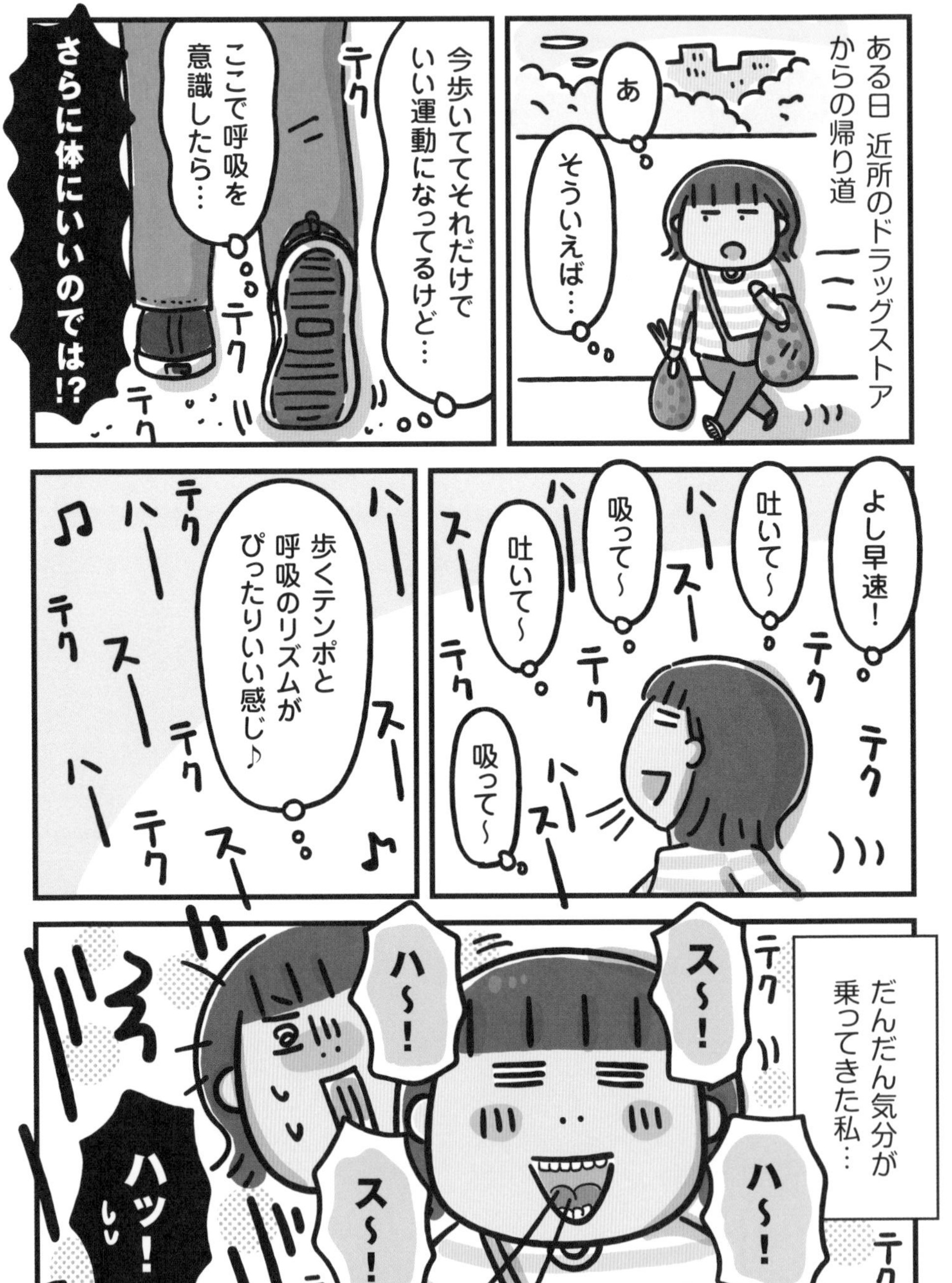
ある日 近所のドラッグストアからの帰り道
あ
そういえば…
今歩いててそれだけでいい運動になってるけど…
テク
テク
テク
ここで呼吸を意識したら…
さらに体にいいのでは!?
よし早速!
テク
テク
吐いて〜
ハー
スー
吸って〜
ハー
テク
吐いて〜
スー
テク
吸って〜
ハー
スー
ハー
スー
歩くテンポと呼吸のリズムがぴったりいい感じ♪
テク
ハー
テク
スー
テク
ハー
テク
スー
だんだん気分が乗ってきた私…
テク
ス〜!
ハ〜!
ハ〜!
ス〜!
テク
テク
ハッ!

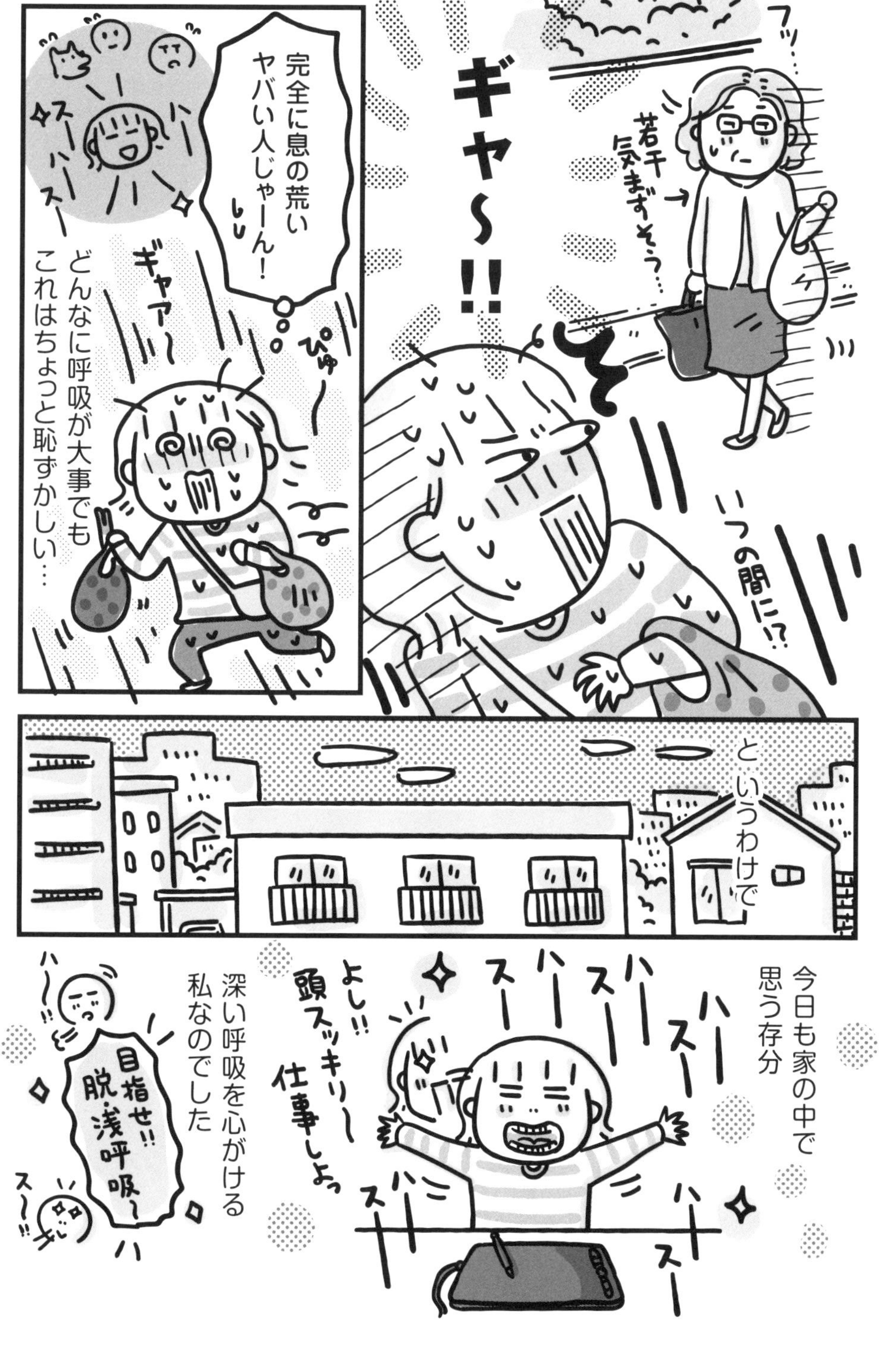
ギャ〜!!
フッ…
若干気まずそう…
いつの間に!?
完全に息の荒いヤバい人じゃーん!
スーハースー
ギャア〜
ぴゅ〜
どんなに呼吸が大事でもこれはちょっと恥ずかしい…
というわけで
今日も家の中で思う存分
スーハースーハー
よし!! 頭スッキリ〜 仕事しよっ
深い呼吸を心がける私なのでした
ハ〜!!
目指せ!! 脱・浅呼吸〜
ス〜!!

寝具と腰痛

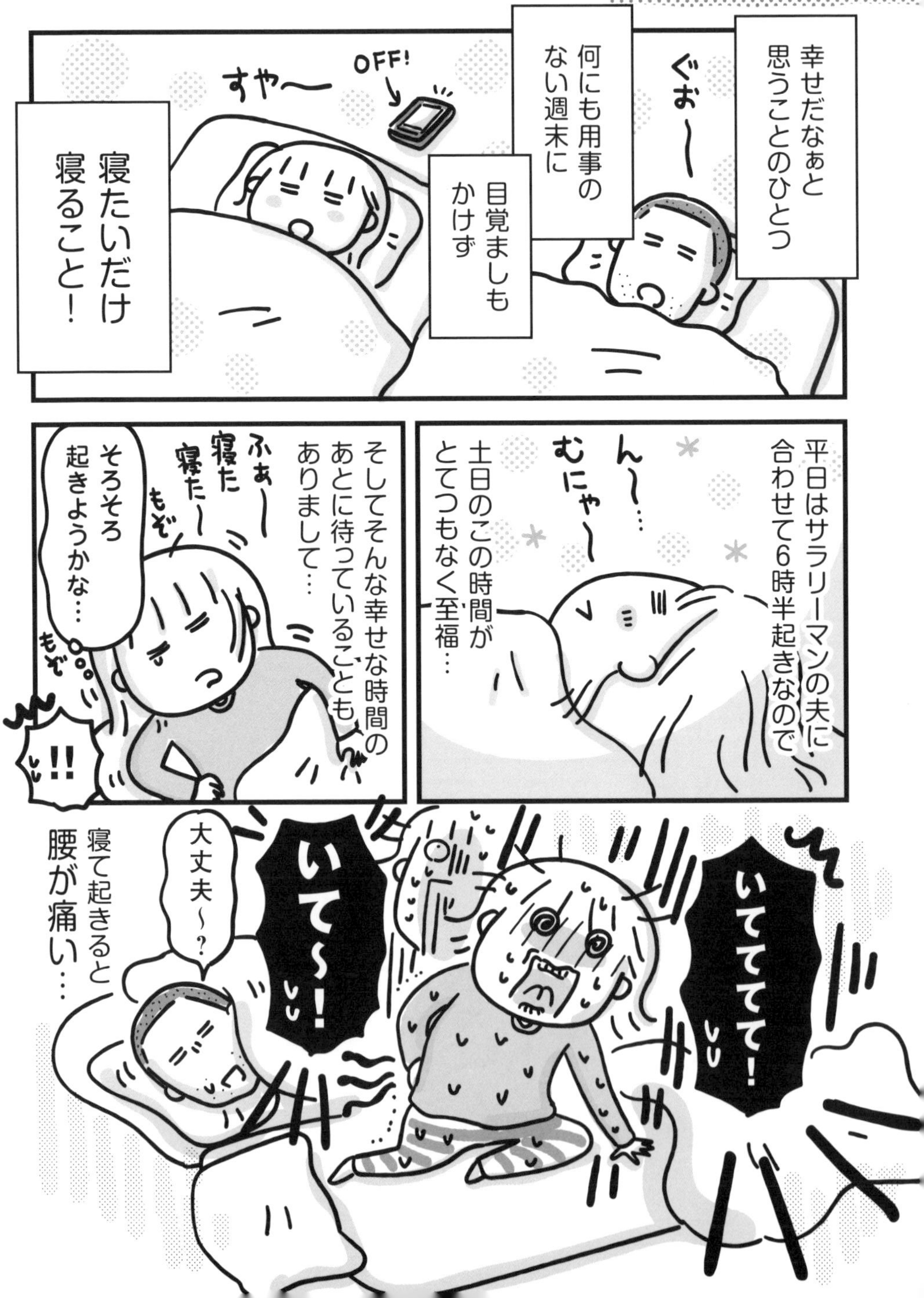
幸せだなぁと思うことのひとつ
ぐお〜
何にも用事のない週末に
目覚ましもかけず
OFF!
すや〜
寝たいだけ寝ること！
平日はサラリーマンの夫に合わせて6時半起きなので
ん〜…
むにゃ〜
土日のこの時間がとてつもなく至福…
そしてそんな幸せな時間のあとに待っていることもありまして…
ふぁ〜
寝た寝た〜
もぞ
そろそろ起きようかな…
もぞ
!!
いててて！
いて〜！
大丈夫〜？
寝て起きると腰が痛い…

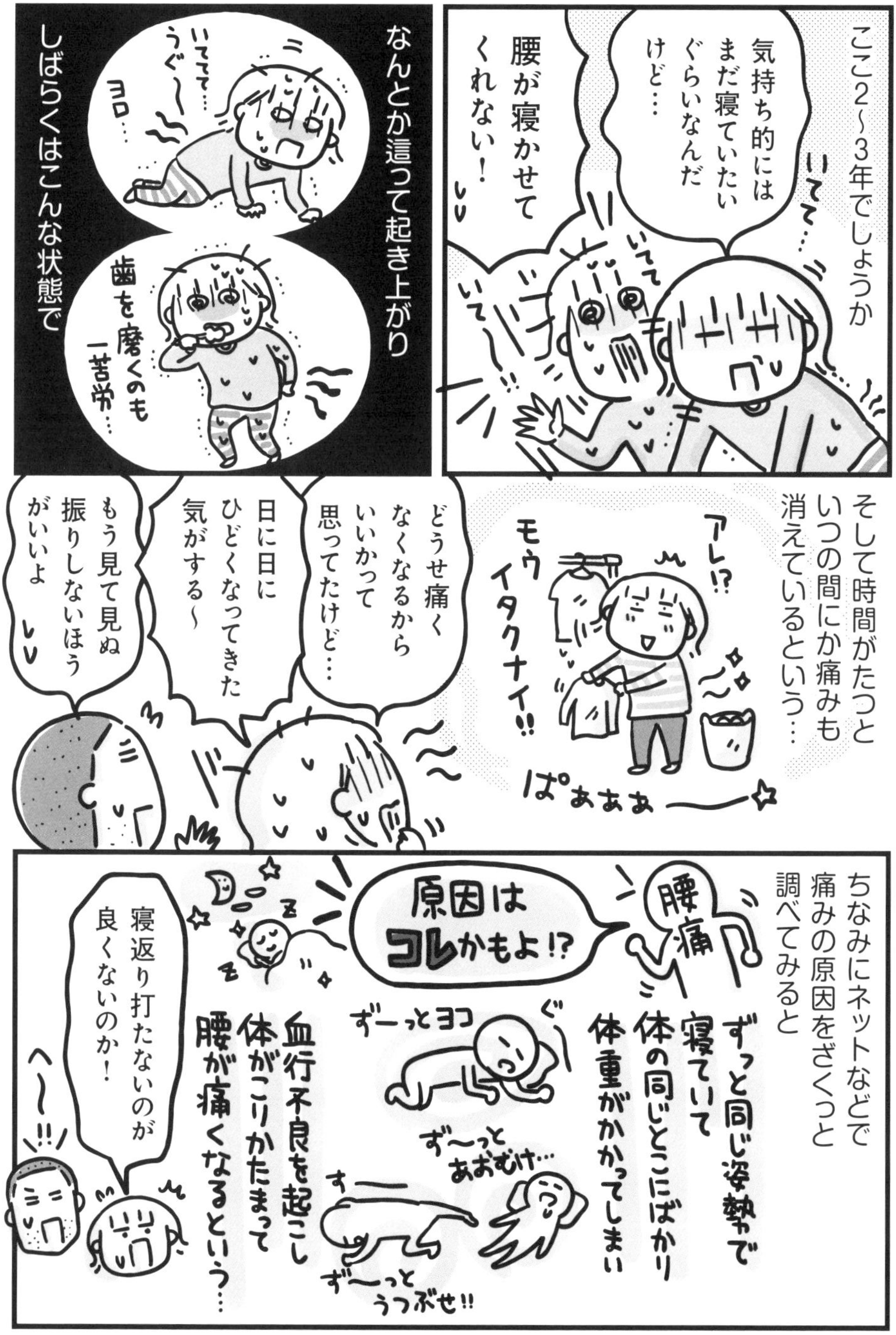
ここ2〜3年でしょうか
いててて…
気持ち的にはまだ寝ていたいぐらいなんだけど…
腰が寝かせてくれない！
いてて
いてて
なんとか這って起き上がり
いててて… うぐ〜
ヨロ…
歯を磨くのも一苦労…
しばらくはこんな状態で
そして時間がたつといつの間にか痛みも消えているという…
アレ!?
モウイタクナイ!!
ぱあああ——
どうせ痛くなくなるからいいかって思ってたけど…
日に日にひどくなってきた気がする〜
もう見て見ぬ振りしないほうがいいよ
ちなみにネットなどで痛みの原因をざくっと調べてみると
腰痛
原因はコレかもよ!?
ずっと同じ姿勢で寝ていて体の同じとこにばかり体重がかかってしまい
ずーっとヨコ
ぐ〜
ず〜っとあおむけ…
すー
ず〜っとうつぶせ!!
血行不良を起こし体がこりかたまって腰が痛くなるという…
寝返り打たないのが良くないのか！
へ〜!!

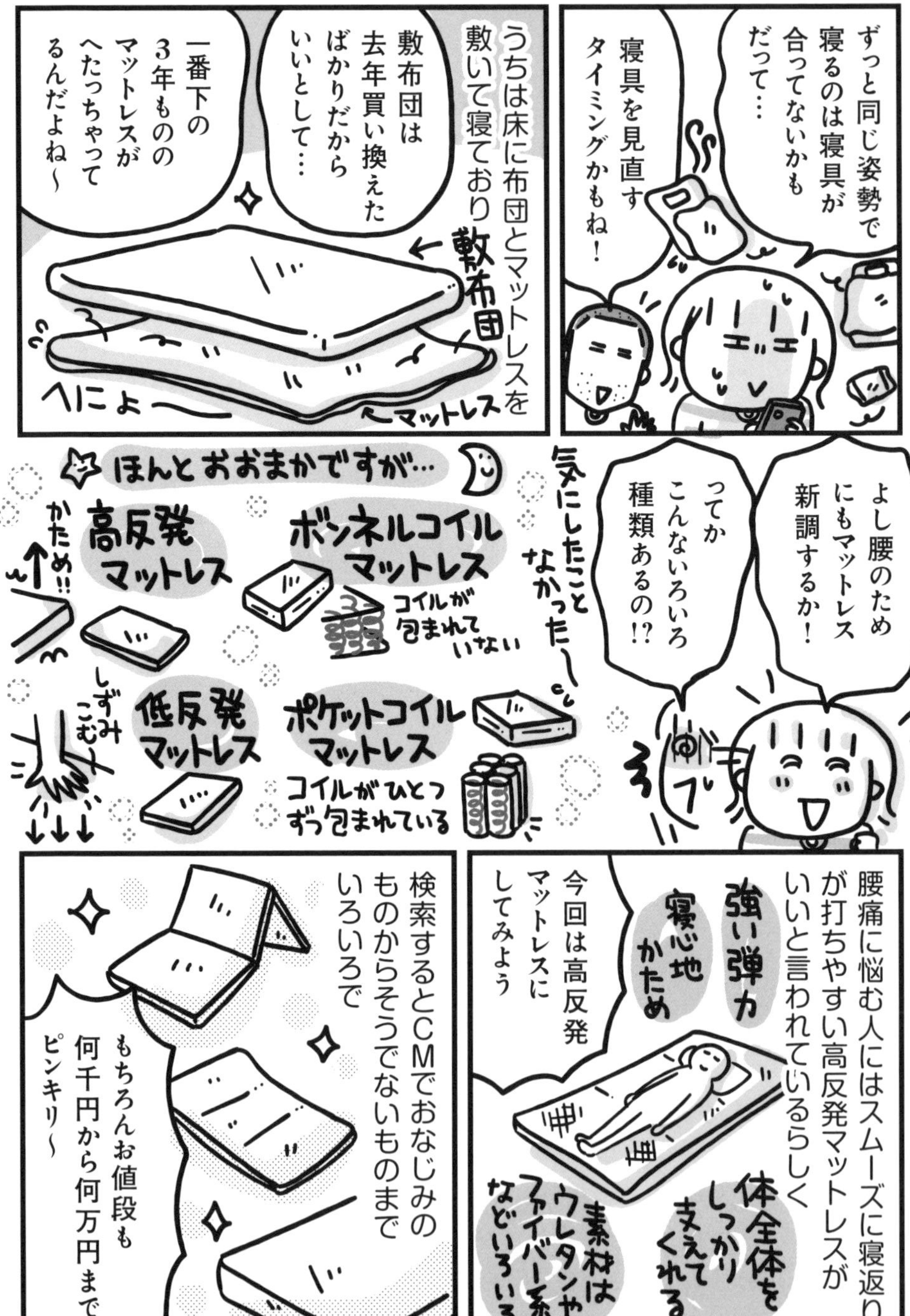
ずっと同じ姿勢で寝るのは寝具が合ってないかもだって…
寝具を見直すタイミングかもね！
うちは床に布団とマットレスを敷いて寝ており
敷布団は去年買い換えたばかりだからいいとして…
一番下の3年もののマットレスがへたっちゃってるんだよね〜
←敷布団
←マットレス
へにょ〜
よし腰のためにもマットレス新調するか！
ってかこんないろいろ種類あるの!?
気にしたことなかった〜
ほんとおおまかですが…
高反発マットレス
かため!!
ボンネルコイルマットレス
コイルが包まれていない
低反発マットレス
しずみこむ
ポケットコイルマットレス
コイルがひとつずつ包まれている
腰痛に悩む人にはスムーズに寝返りが打ちやすい高反発マットレスがいいと言われているらしく
強い弾力
寝心地かため
体全体をしっかり支えてくれる
素材はウレタンやファイバー系などいろいろ
今回は高反発マットレスにしてみよう
検索するとCMでおなじみのものからそうでないものまでいろいろで
もちろんお値段も何千円から何万円までピンキリ〜

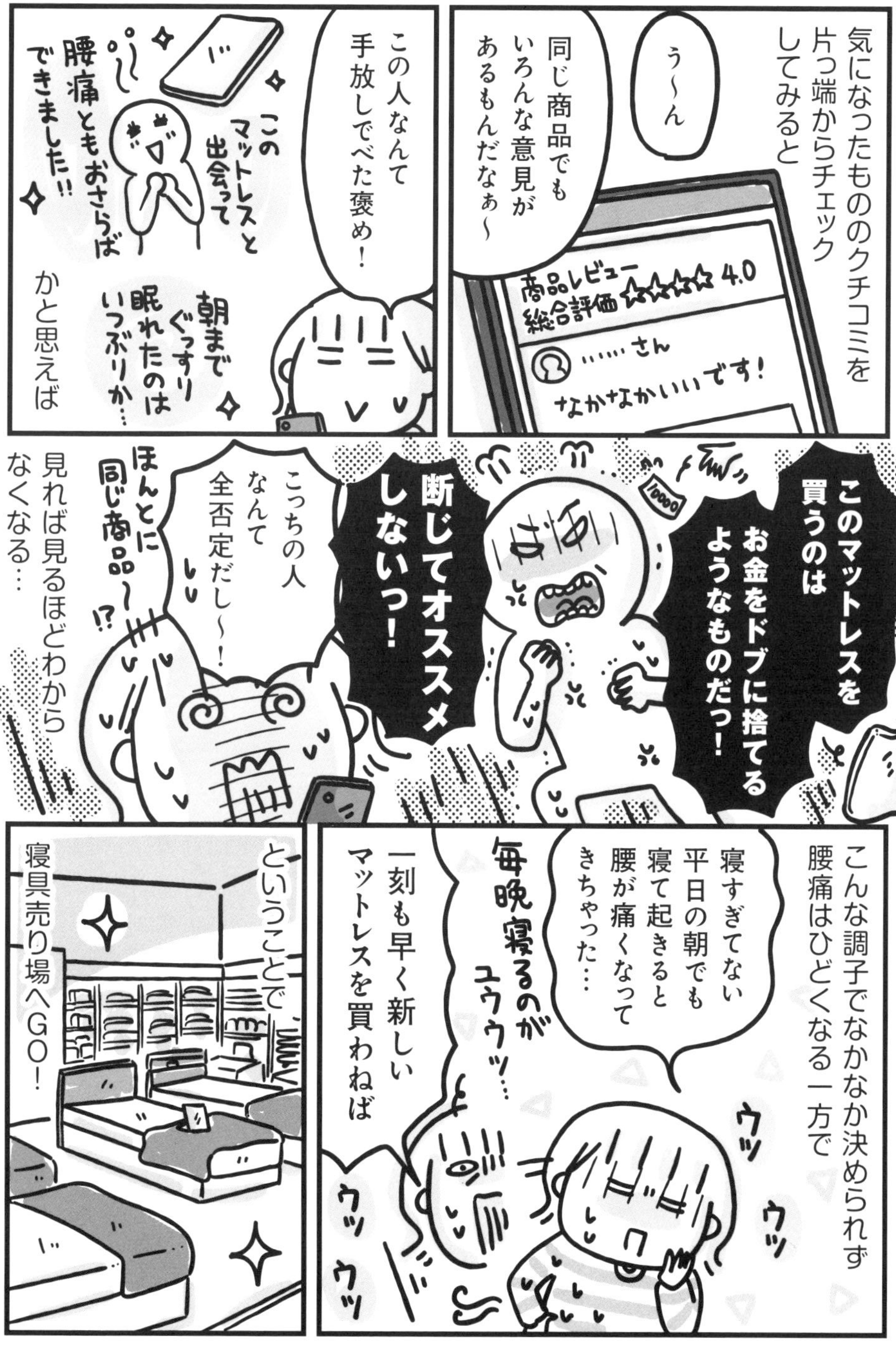

気になったもののクチコミを片っ端からチェックしてみると
う〜ん
同じ商品でもいろんな意見があるもんだなぁ〜
商品レビュー
総合評価☆☆☆☆ 4.0
……さん
なかなかいいです!
この人なんて手放しでべた褒め!
このマットレスと出会って腰痛ともおさらばできました!!
朝までぐっすり眠れたのはいつぶりか…
かと思えば
このマットレスを買うのはお金をドブに捨てるようなものだっ!
断じてオススメしないっ!
こっちの人なんて全否定だし〜!
ほんとに同じ商品〜!?
見れば見るほどわからなくなる…
こんな調子でなかなか決められず腰痛はひどくなる一方で
寝すぎてない平日の朝でも寝て起きると腰が痛くなってきちゃった…
毎晩寝るのがユウウツ…
一刻も早く新しいマットレスを買わねば
ウッ
ウッ
ウッ
ウッ
ということで寝具売り場へGO!

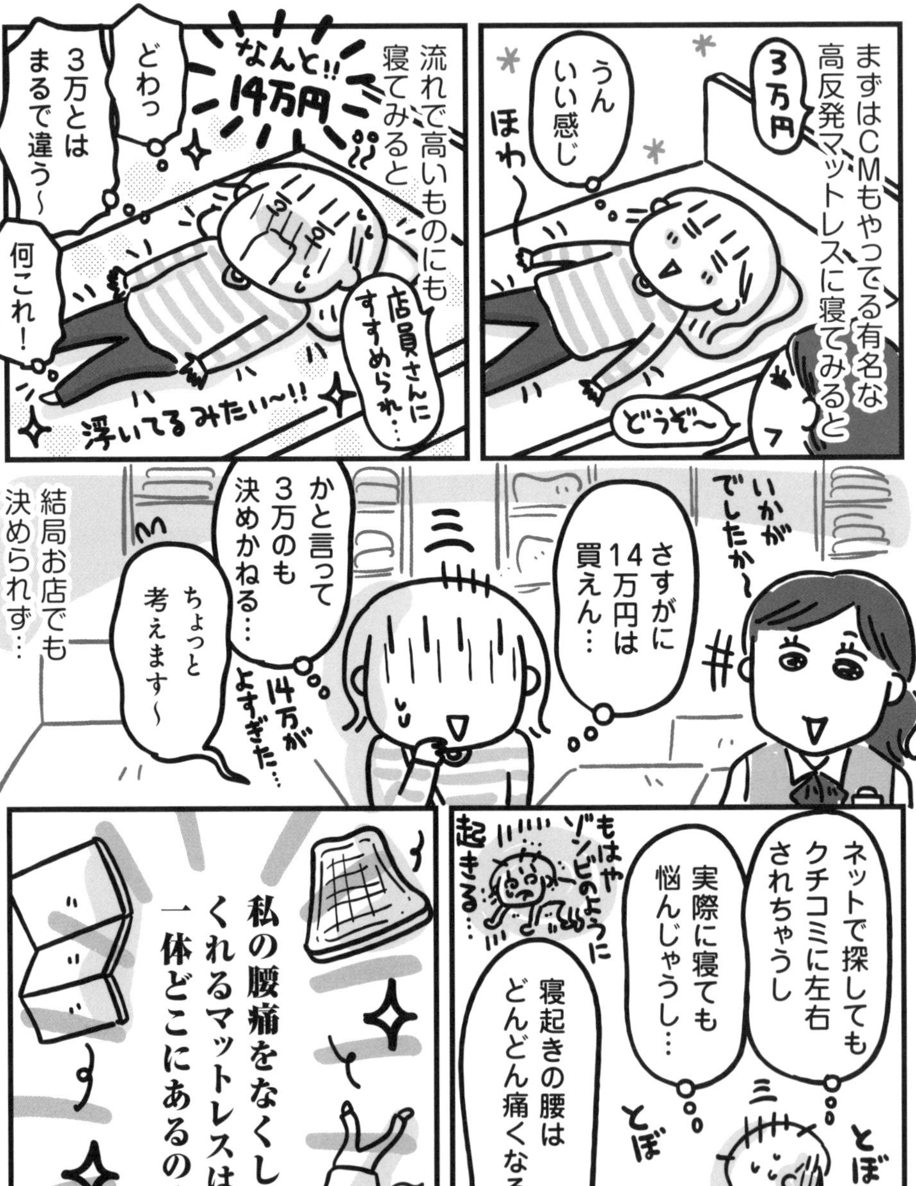
まずはCMもやってる有名な高反発マットレスに寝てみると
3万円
うん いい感じ
ほわ〜
どうぞ〜
流れで高いものにも寝てみると
店員さんにすすめられ…
なんと!! 14万円
どわっ
3万とはまるで違う〜
何これ!
浮いてるみたい〜!!
いかがでしたか〜
さすがに14万円は買えん…
かと言って3万のも決めかねる…
14万がよすぎた…
ちょっと考えます〜
結局お店でも決められず…
ネットで探してもクチコミに左右されちゃうし
実際に寝ても悩んじゃうし…
寝起きの腰はどんどん痛くなるし…
もはやゾンビのように起きる…
とぼ
とぼ
とぼ
私の腰痛をなくしてくれるマットレスは一体どこにあるの〜!?

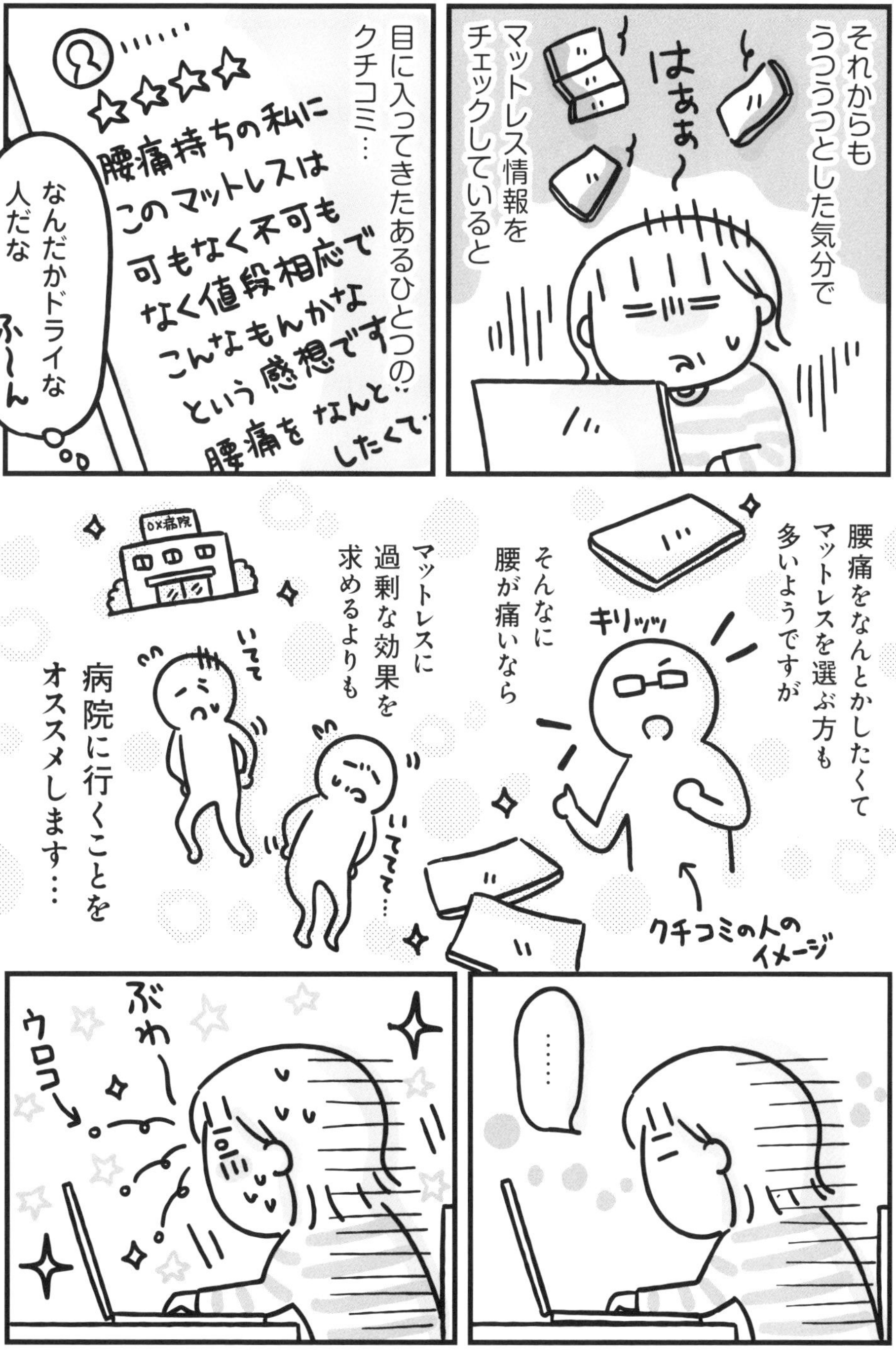
それからもうつうつとした気分でマットレス情報をチェックしていると
はぁ～
目に入ってきたあるひとつのクチコミ…
☆☆☆☆
腰痛持ちの私にこのマットレスは可もなく不可もなく値段相応でこんなもんかなという感想です
腰痛をなんとかしたくて…
なんだかドライな人だな
ふ～ん
腰痛をなんとかしたくてマットレスを選ぶ方も多いようですが
キリッッ
そんなに腰が痛いなら
マットレスに過剰な効果を求めるよりも
病院に行くことをオススメします…
○×病院
いてて
いててて…
クチコミの人のイメージ
……
ぶわ～
ウロコ

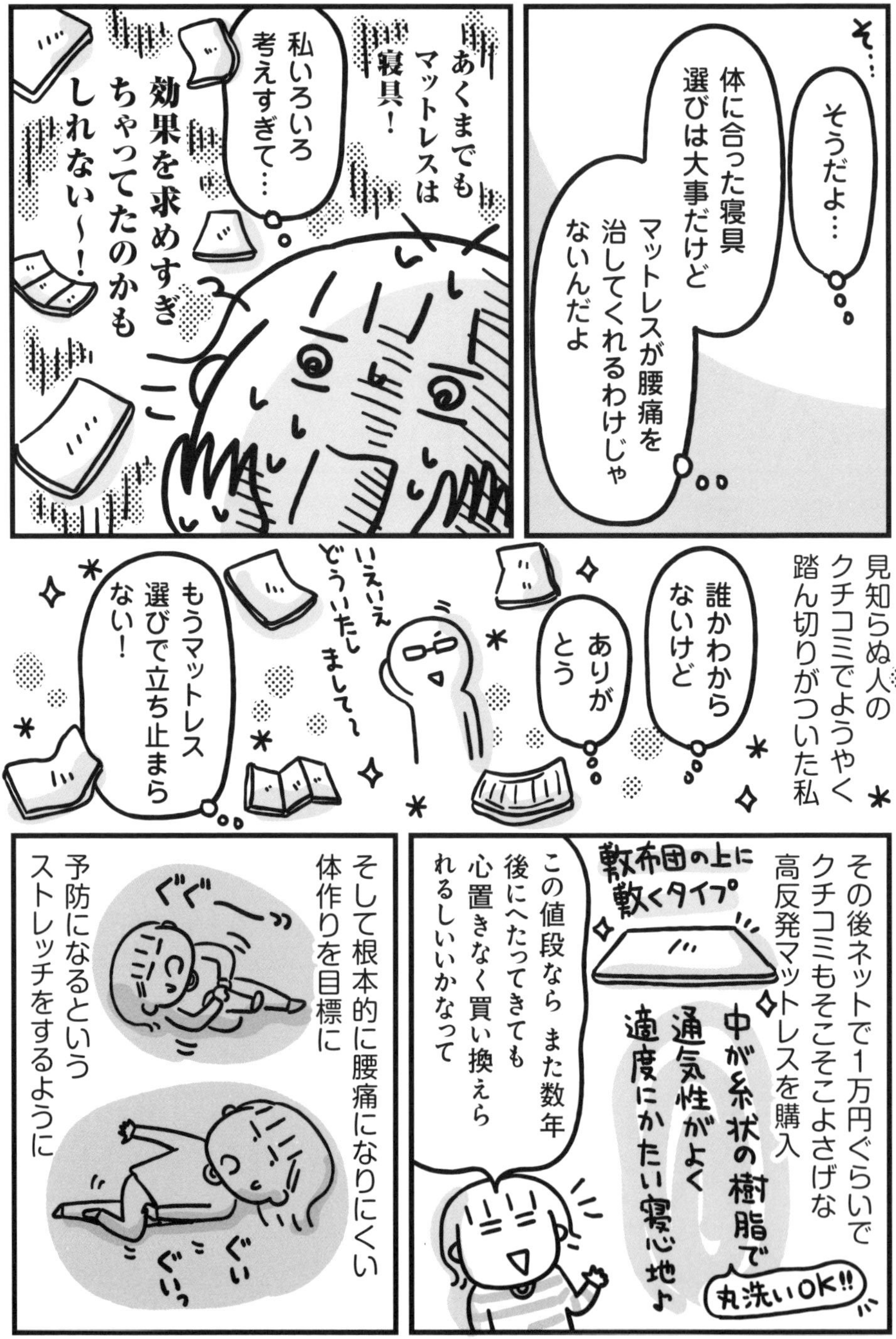

そ…
そうだよ…
体に合った寝具選びは大事だけど
マットレスが腰痛を治してくれるわけじゃないんだよ
あくまでもマットレスは寝具！
私いろいろ考えすぎて…
効果を求めすぎちゃってたのかもしれない～！
見知らぬ人のクチコミでようやく踏ん切りがついた私
誰かわからないけど
ありがとう
いえいえどういたしましてー
もうマットレス選びで立ち止まらない！
その後ネットで1万円ぐらいでクチコミもそこそこよさげな高反発マットレスを購入
敷布団の上に敷くタイプ
この値段ならまた数年後にへたってきても心置きなく買い換えられるしいいかなって
中が糸状の樹脂で通気性がよく適度にかたい寝心地♪
丸洗いOK!!
そして根本的に腰痛になりにくい体作りを目標に
ぐぐー
ぐい
ぐいっ
予防になるというストレッチをするように

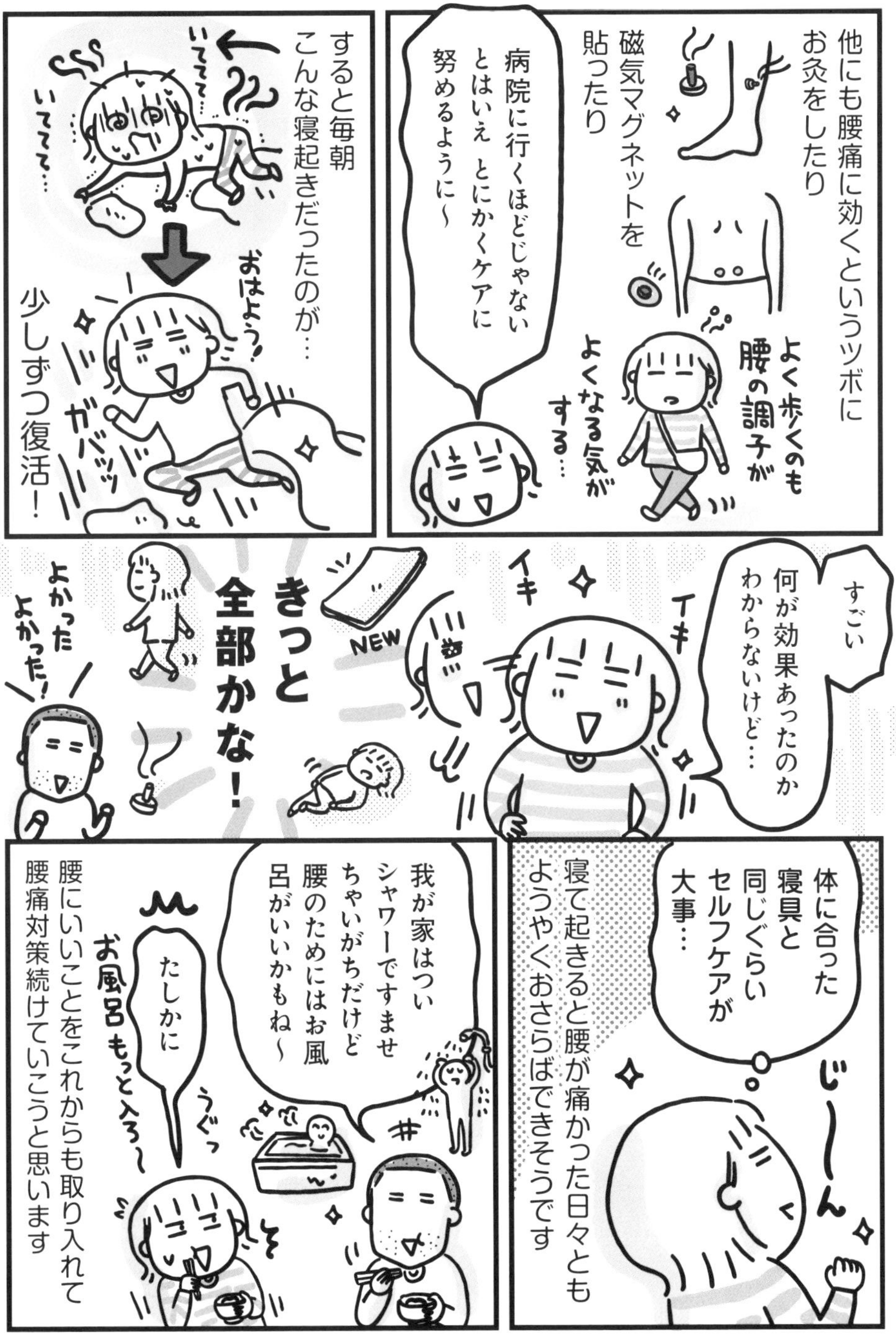
他にも腰痛に効くというツボにお灸をしたり
磁気マグネットを貼ったり
よく歩くのも腰の調子がよくなる気がする…
病院に行くほどじゃないとはいえ　とにかくケアに努めるように〜
すると毎朝こんな寝起きだったのが…
いててて…
いててて…
おはよう!
ガバッッ
少しずつ復活!
すごい
何が効果あったのかわからないけど…
イキ
イキ
NEW
きっと全部かな!
よかったよかった!
体に合った寝具と同じぐらいセルフケアが大事…
じーん
寝て起きると腰が痛かった日々ともようやくおさらばできそうです
我が家はついシャワーですませちゃいがちだけど腰のためにはお風呂がいいかもね〜
たしかに
お風呂もっと入ろ〜
うぐっ
腰にいいことをこれからも取り入れて腰痛対策続けていこうと思います

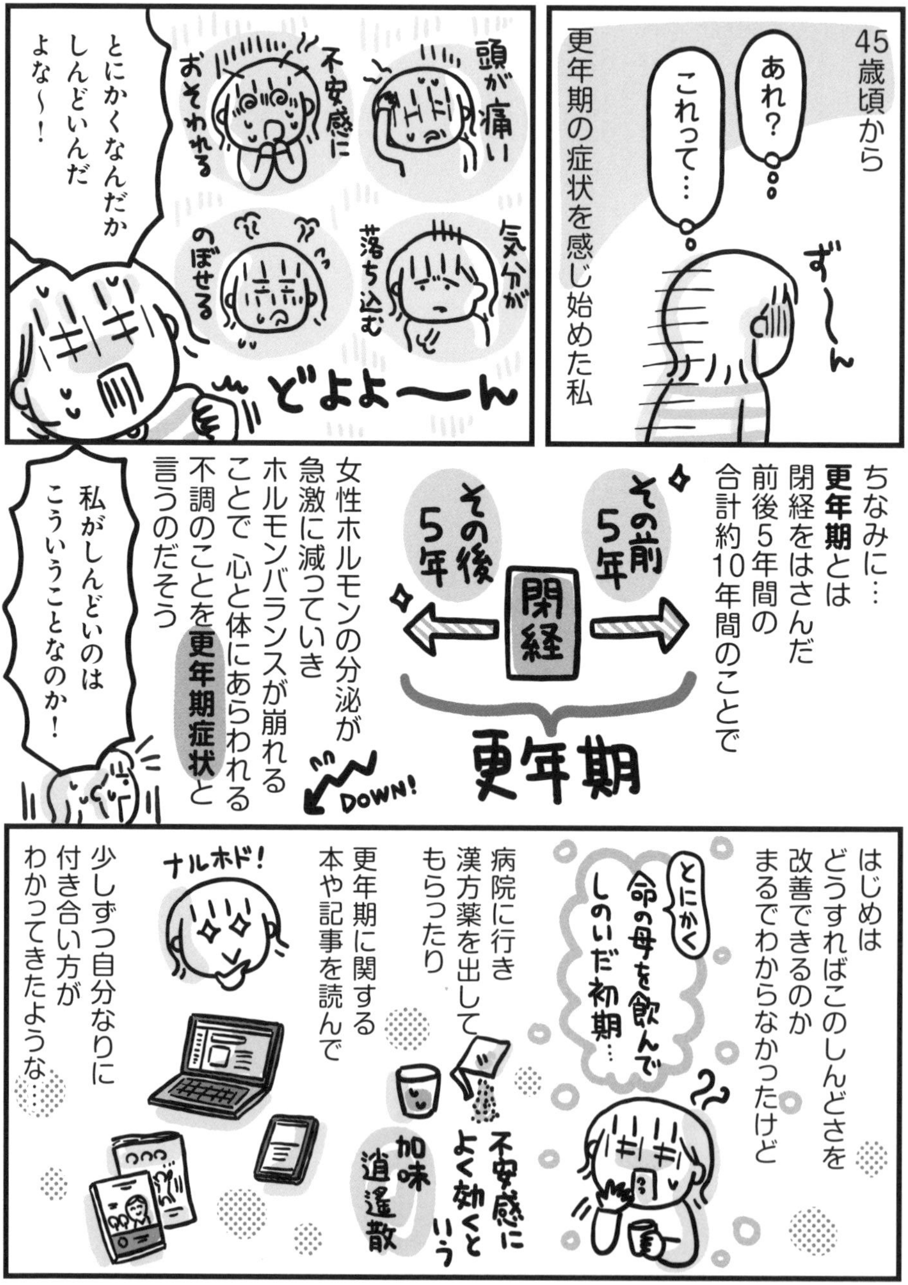
45歳頃から
あれ？
これって…
ず〜ん
更年期の症状を感じ始めた私
頭が痛い
不安感におそわれる
気分が落ち込む
のぼせる
とにかくなんだかしんどいんだよな〜！
どよよ〜ん
ちなみに… 更年期とは閉経をはさんだ前後5年間の合計約10年間のことで
その前5年
閉経
その後5年
更年期
女性ホルモンの分泌が急激に減っていきホルモンバランスが崩れることで 心と体にあらわれる不調のことを更年期症状と言うのだそう
DOWN!
私がしんどいのはこういうことなのか！
はじめはどうすればこのしんどさを改善できるのかまるでわからなかったけど
とにかく
命の母を飲んでしのいだ初期…
病院に行き漢方薬を出してもらったり
不安感によく効くという
加味逍遥散
更年期に関する本や記事を読んで
ナルホド！
少しずつ自分なりに付き合い方がわかってきたような…

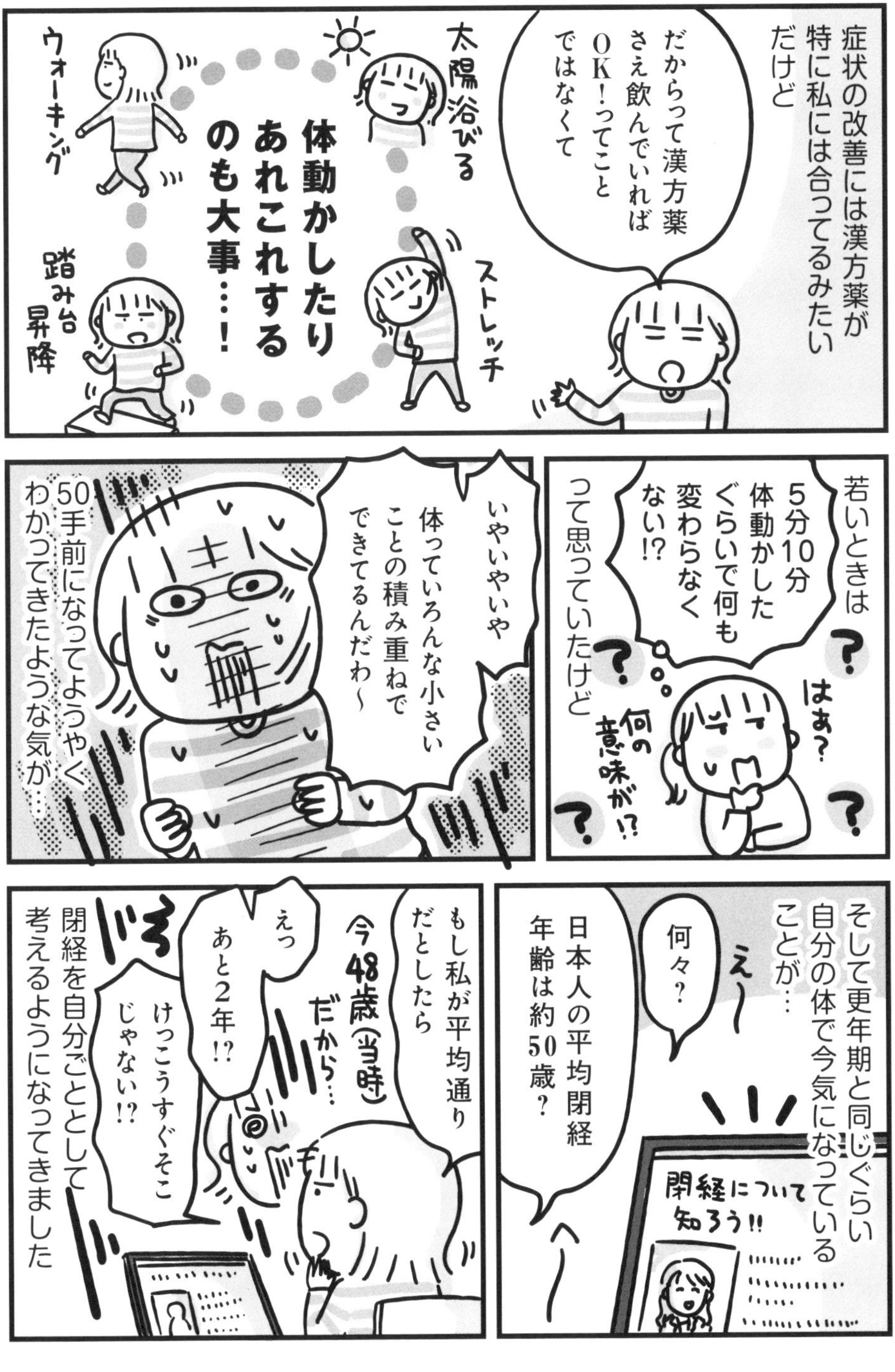
症状の改善には漢方薬が特に私には合ってるみたいだけど
だからって漢方薬さえ飲んでいればOK！ってことではなくて
太陽浴びる
体動かしたりあれこれするのも大事…！
ストレッチ
ウォーキング
踏み台昇降
若いときは
5分10分体動かしたぐらいで何も変わらなくない!?
って思っていたけど
はあ？
何の意味が!?
いやいやいやいや
体っていろんな小さいことの積み重ねでできてるんだわ〜
50手前になってようやくわかってきたような気が…
そして更年期と同じぐらい自分の体で今気になっていることが…
何々？
えー
日本人の平均閉経年齢は約50歳？
へ〜
閉経について知ろう!!
もし私が平均通りだとしたら
今48歳(当時)だから…
えっ
あと2年!?
けっこうすぐそこじゃない!?
ドキ
閉経を自分ごととして考えるようになってきました

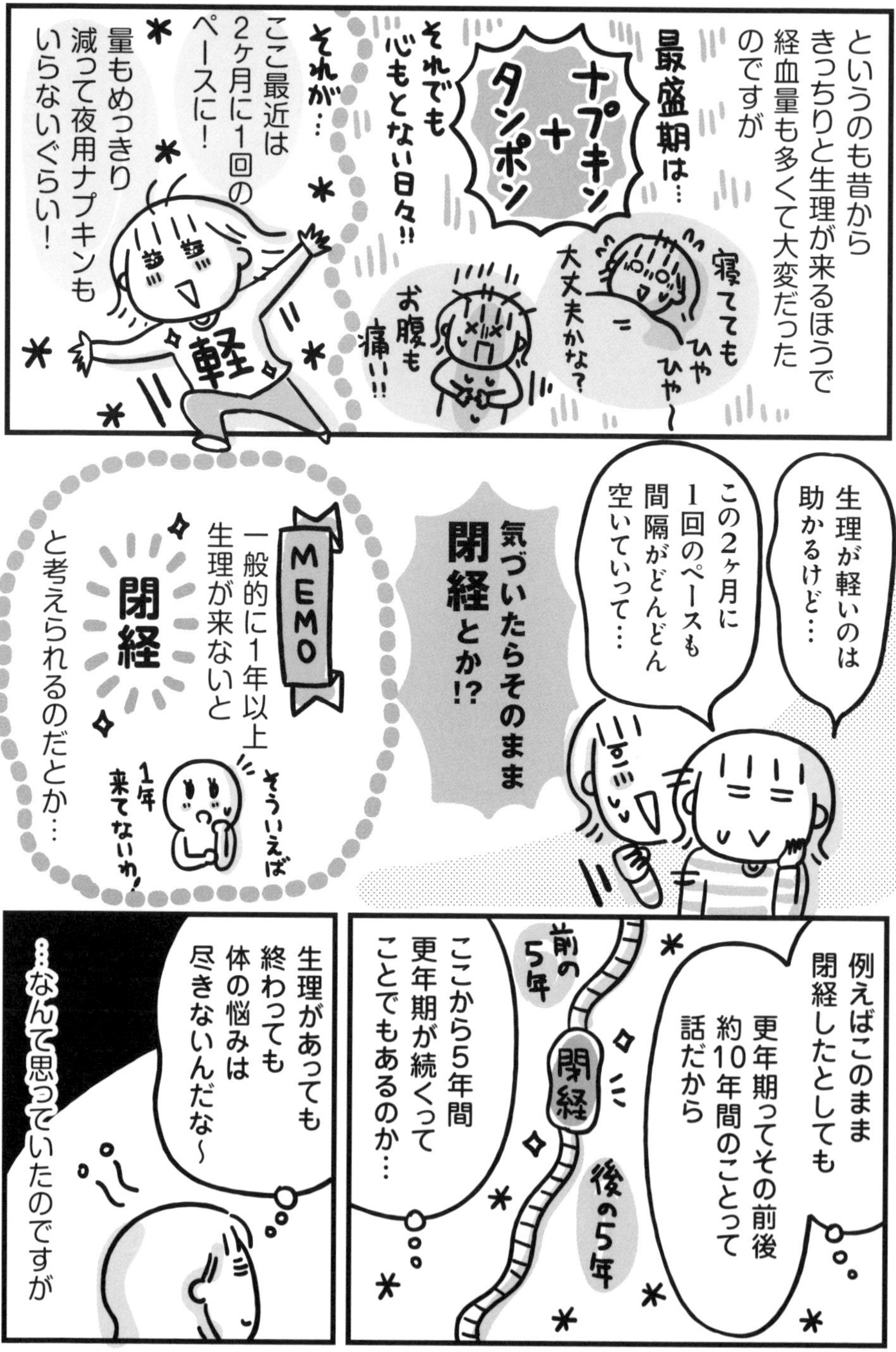
というのも昔から
きっちりと生理が来るほうで
経血量も多くて大変だった
のですが
最盛期は…
ナプキン＋タンポン
寝ててもひやひや～
大丈夫かな？
それでも心もとない日々!!
お腹も痛い!!
それが…
ここ最近は2ヶ月に1回のペースに！
量もめっきり減って夜用ナプキンもいらないぐらい！
軽
生理が軽いのは助かるけど…
この2ヶ月に1回のペースも間隔がどんどん空いていって…
気づいたらそのまま閉経とか!?
MEMO
一般的に1年以上生理が来ないと
閉経
と考えられるのだとか…
そういえば
1年来てないわ
例えばこのまま閉経したとしても
更年期ってその前後約10年間のことって話だから
前の5年
閉経
後の5年
ここから5年間更年期が続くってこともあるのか…
生理があっても終わっても体の悩みは尽きないんだな～
…なんて思っていたのですが

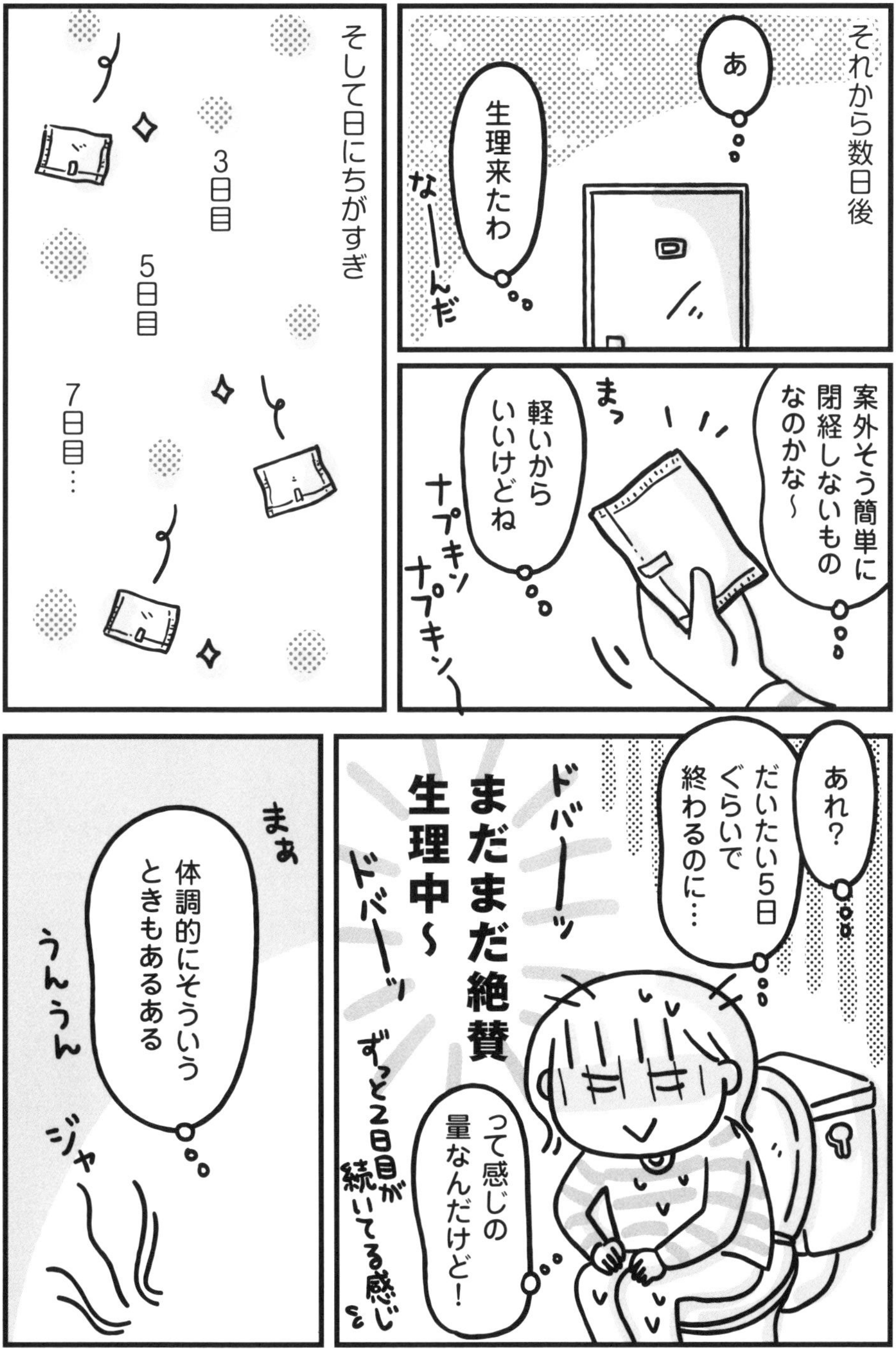
それから数日後
あ
生理来たわ
なーーんだ
案外そう簡単に閉経しないものなのかな～
まっ
軽いからいいけどね
ナプキン
ナプキン～
そして日にちがすぎ
3日目
5日目
7日目…
あれ?
だいたい5日ぐらいで終わるのに…
まだまだ絶賛生理中～
ドバーーッ
ドバーーッ
って感じの量なんだけど!
ずっと2日目が続いてる感じ
まぁ
体調的にそういうときもあるある
うんうん
ジャ

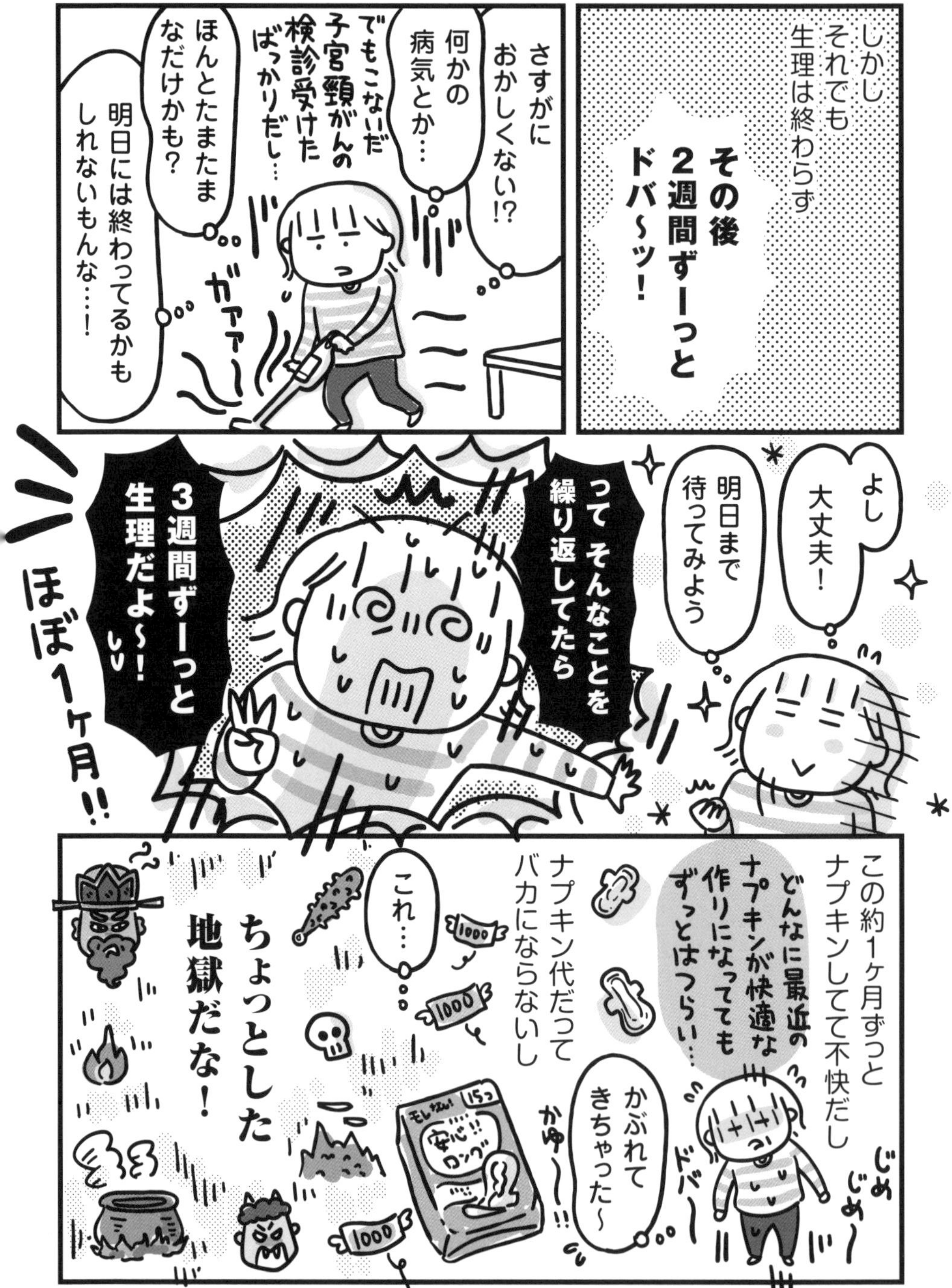
しかし
それでも
生理は終わらず
その後
2週間ずーっと
ドバ〜ッ!
さすがに
おかしくない!?
何かの
病気とか…
でもこないだ
子宮頸がんの
検診受けた
ばっかりだし…
ほんとたまたま
なだけかも?
明日には終わってるかも
しれないもんな…!
ガァァァ〜
よし
大丈夫!
明日まで
待ってみよう
って そんなことを
繰り返してたら
3週間ずーっと
生理だよ〜!
ほぼ1ヶ月!!
この約1ヶ月ずっと
ナプキンしてて不快だし
どんなに最近の
ナプキンが快適な
作りになってても
ずっとはつらい…
ナプキン代だって
バカにならないし
かぶれて
きちゃった〜
かゆ〜!!
じめじめ〜
ドバ〜
これ…
ちょっとした
地獄だな!
もれない!
15コ
安心!!
ロング
1000

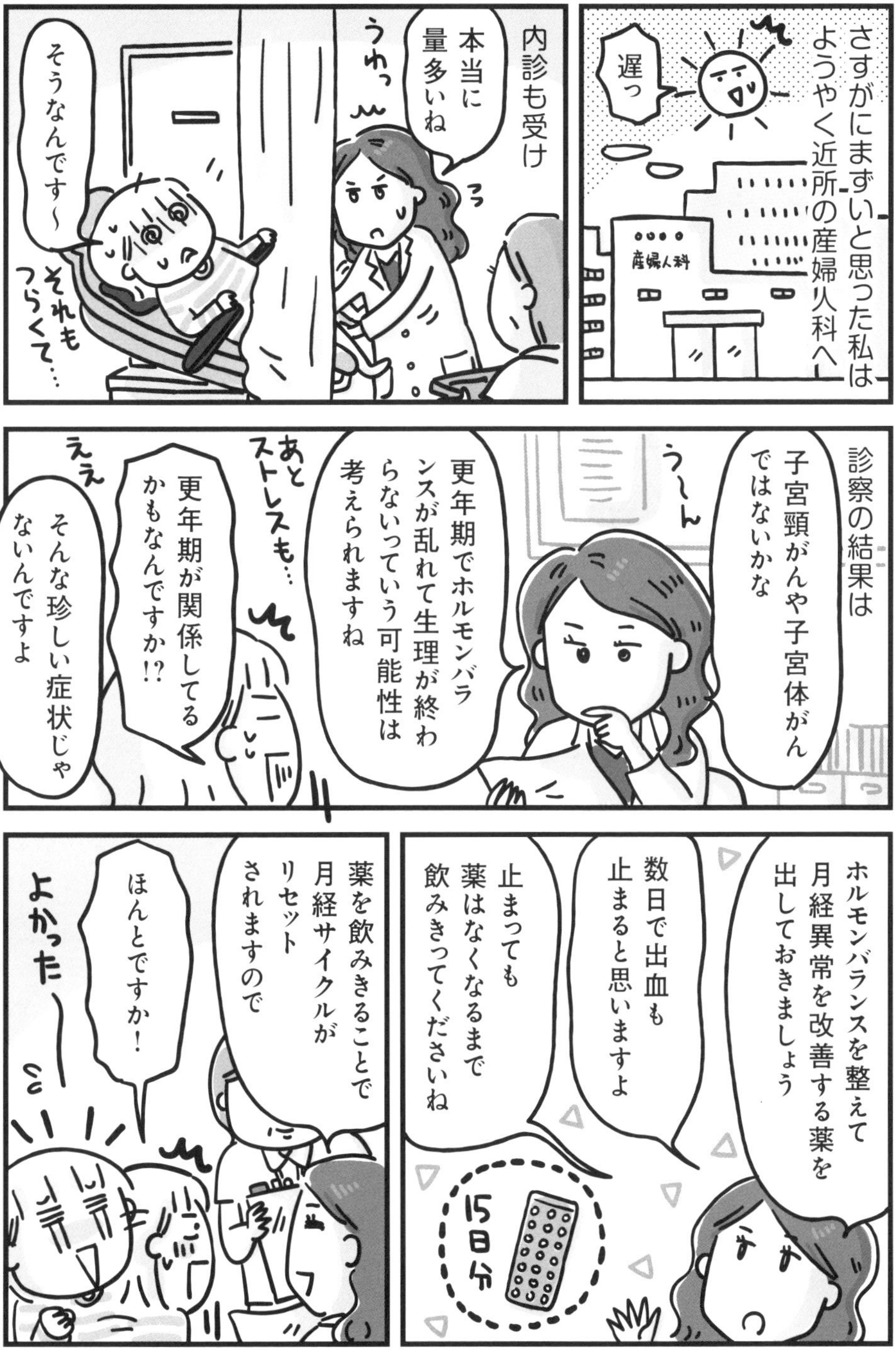
さすがにまずいと思った私は
ようやく近所の産婦人科へ
遅っ
産婦人科
内診も受け
本当に量多いね
うわっ
そうなんです〜
それもつらくて…
診察の結果は
子宮頸がんや子宮体がんではないかな
う〜ん
更年期でホルモンバランスが乱れて生理が終わらないっていう可能性は考えられますね
あとストレスも…
更年期が関係してるかもなんですか!?
ええ
そんな珍しい症状じゃないんですよ
ホルモンバランスを整えて月経異常を改善する薬を出しておきましょう
数日で出血も止まると思いますよ
止まっても薬はなくなるまで飲みきってくださいね
15日分
薬を飲みきることで月経サイクルがリセットされますので
ほんとですか!
よかった〜

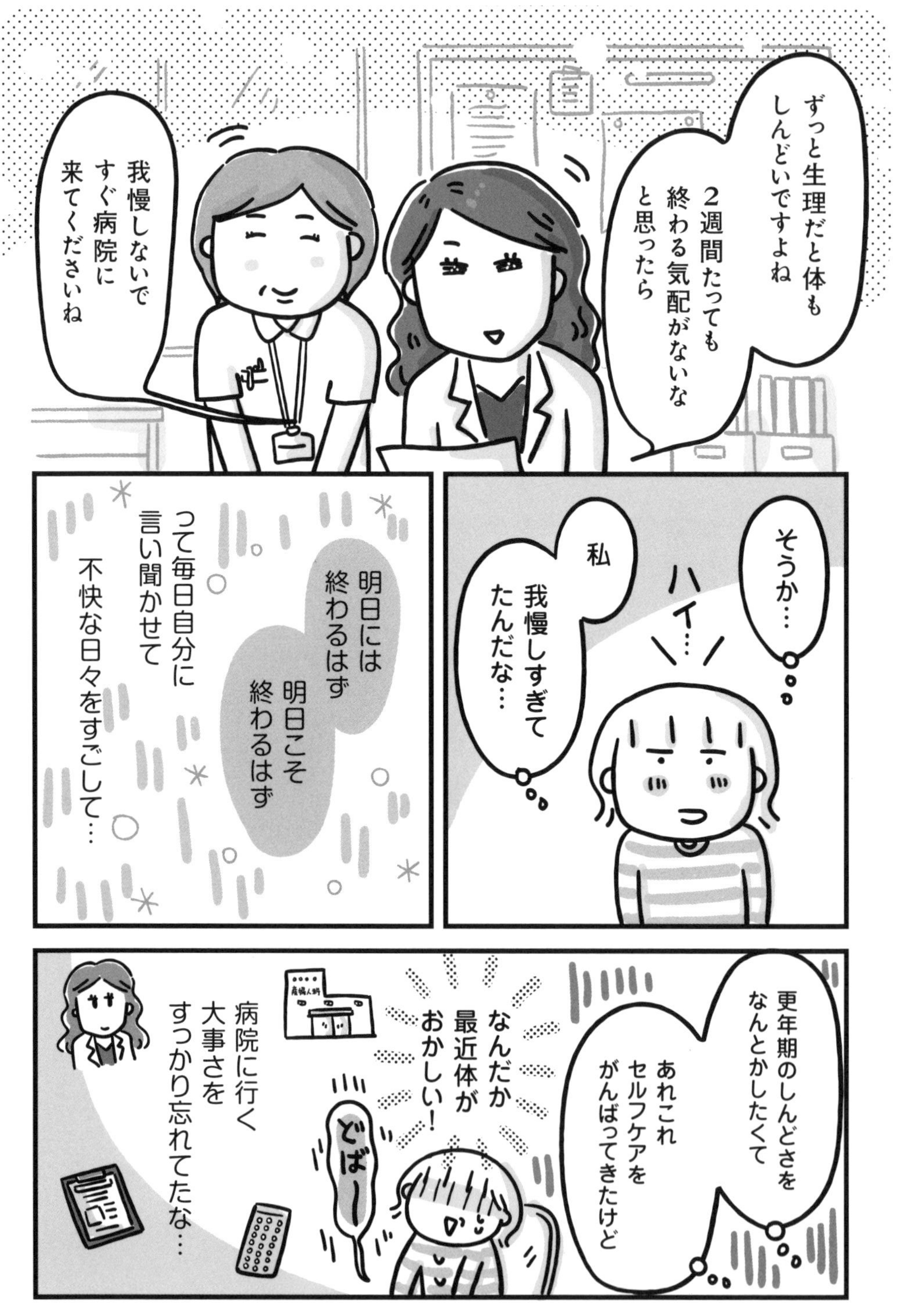
ずっと生理だと体も
しんどいですよね
2週間たっても
終わる気配がないな
と思ったら
我慢しないで
すぐ病院に
来てくださいね
そうか…
ハイ…
私
我慢しすぎて
たんだな…
明日には
終わるはず
明日こそ
終わるはず
って毎日自分に
言い聞かせて
不快な日々をすごして…
更年期のしんどさを
なんとかしたくて
あれこれ
セルフケアを
がんばってきたけど
なんだか
最近体が
おかしい!
どばー
産婦人科
病院に行く
大事さを
すっかり忘れてたな…

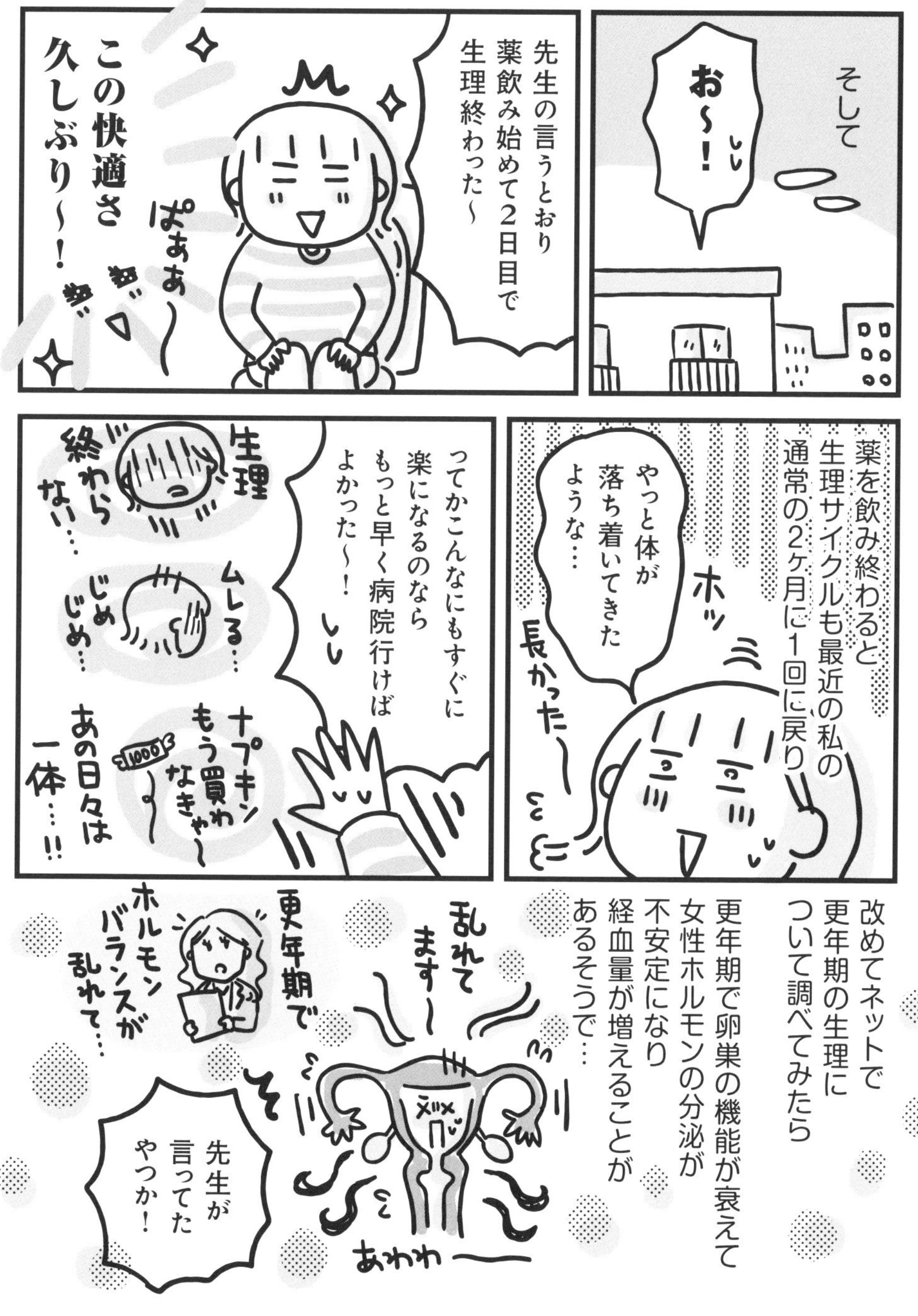
そして
お〜!
先生の言うとおり薬飲み始めて2日目で生理終わった〜
ぱぁあ〜
この快適さ久しぶり〜!
薬を飲み終わると生理サイクルも最近の私の通常の2ケ月に1回に戻り
やっと体が落ち着いてきたような…
ホッ
長かった〜
ってかこんなにもすぐに楽になるのならもっと早く病院行けばよかった〜!
生理終わらない…
ムレる…
じめじめ…
ナプキンもう買わなきゃ〜
1000
あの日々は一体…!!
改めてネットで更年期の生理について調べてみたら
更年期で卵巣の機能が衰えて女性ホルモンの分泌が不安定になり経血量が増えることがあるそうで…
乱れてます〜
更年期で
ホルモンバランスが乱れて…
あわわ〜
先生が言ってたやつか!

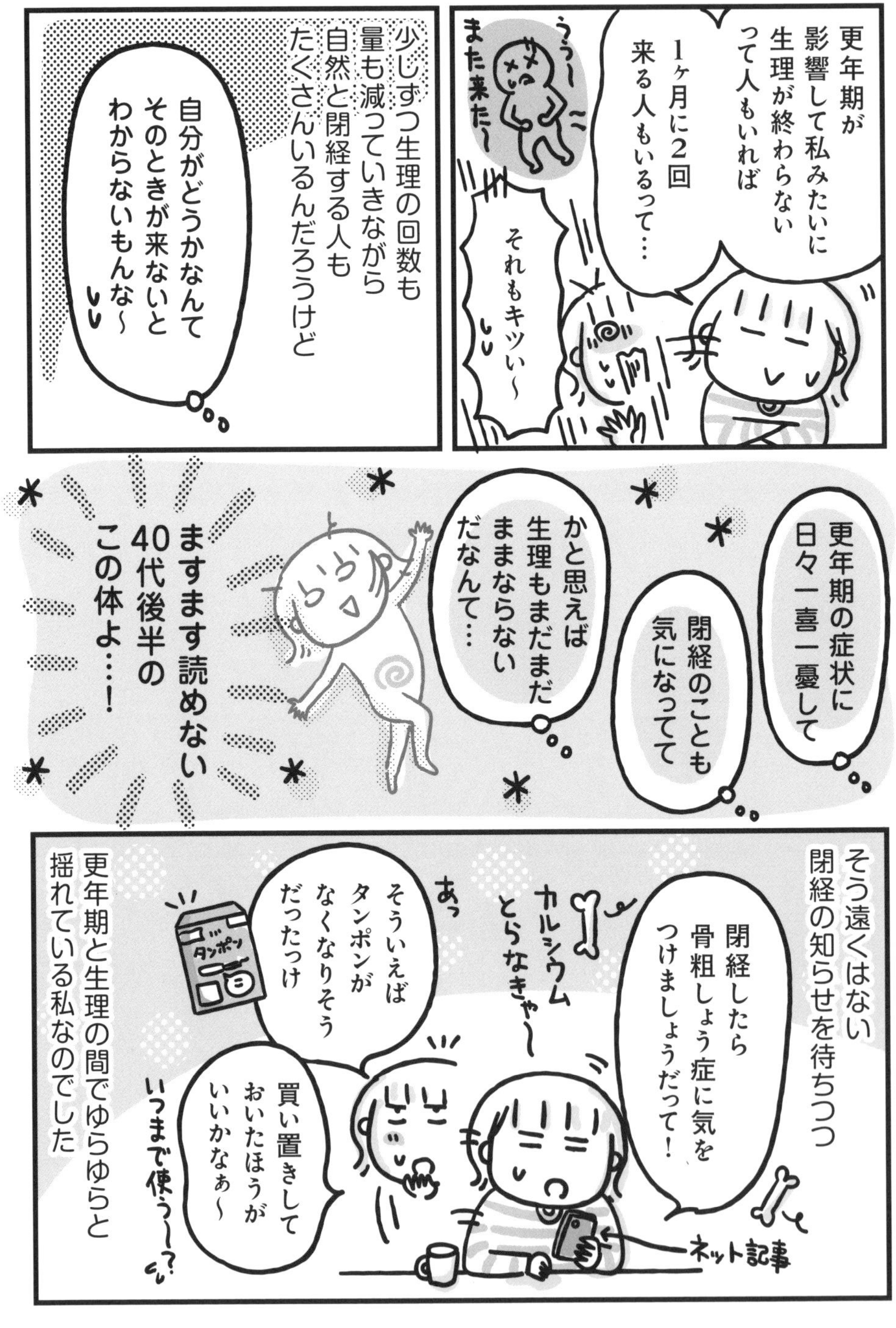
更年期が影響して私みたいに生理が終わらないって人もいれば
1ヶ月に2回来る人もいるって…
うぅ～
また来た～
それもキツい～
少しずつ生理の回数も量も減っていきながら自然と閉経する人もたくさんいるんだろうけど
自分がどうかなんてそのときが来ないとわからないもんな～
更年期の症状に日々一喜一憂して
閉経のことも気になってて
かと思えば生理もまだまだままならないだなんて…
ますます読めない40代後半のこの体よ…！
そう遠くはない閉経の知らせを待ちつつ
閉経したら骨粗しょう症に気をつけましょうだって！
ネット記事
カルシウムとらなきゃ～
あっ
そういえばタンポンがなくなりそうだったっけ
タンポン
買い置きしておいたほうがいいかなぁ～
いつまで使う～？
更年期と生理の間でゆらゆらと揺れている私なのでした

なんとなくだるい日

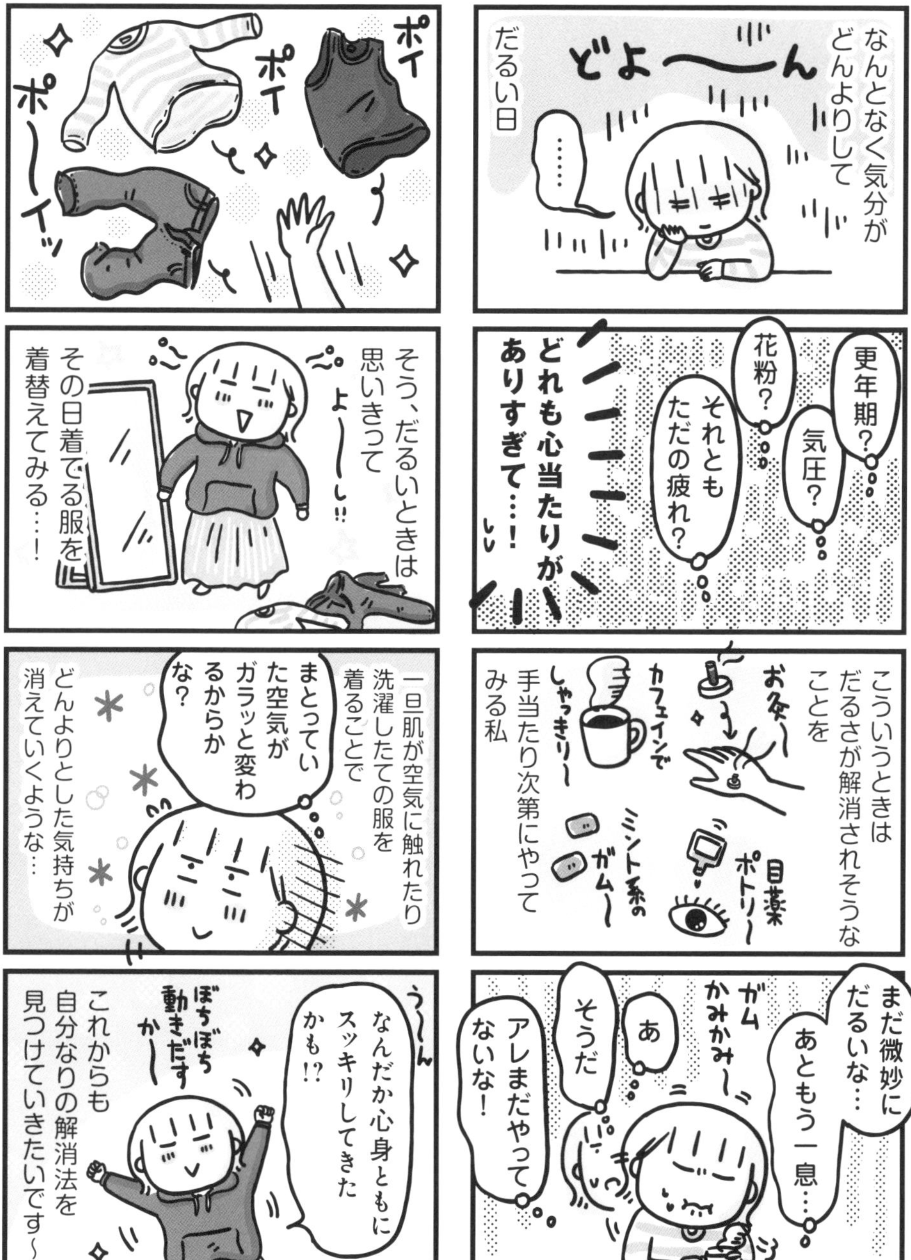
なんとなく気分がどんよりしてだるい日
どよ〜〜ん
……
更年期？
気圧？
花粉？
それともただの疲れ？
どれも心当たりがありすぎて…！
こういうときはだるさが解消されそうなことを手当たり次第にやってみる私
お灸〜
カフェインでしゃっきり〜
ミント系のガム〜
目薬ポトリ〜
まだ微妙にだるいな…
あともう一息…
ガムかみかみ〜
あ
そうだ
アレまだやってないな！
ポイ
ポイ
ポ〜イッ
そう、だるいときは思いきってその日着てる服を着替えてみる…！
よ〜〜し!!
一旦肌が空気に触れたり洗濯したての服を着ることで
まとっていた空気がガラッと変わるからかな？
どんよりとした気持ちが消えていくような…
う〜ん
なんだか心身ともにスッキリしてきたかも!?
ぼちぼち動きだすか〜
これからも自分なりの解消法を見つけていきたいです〜

初めての老眼鏡

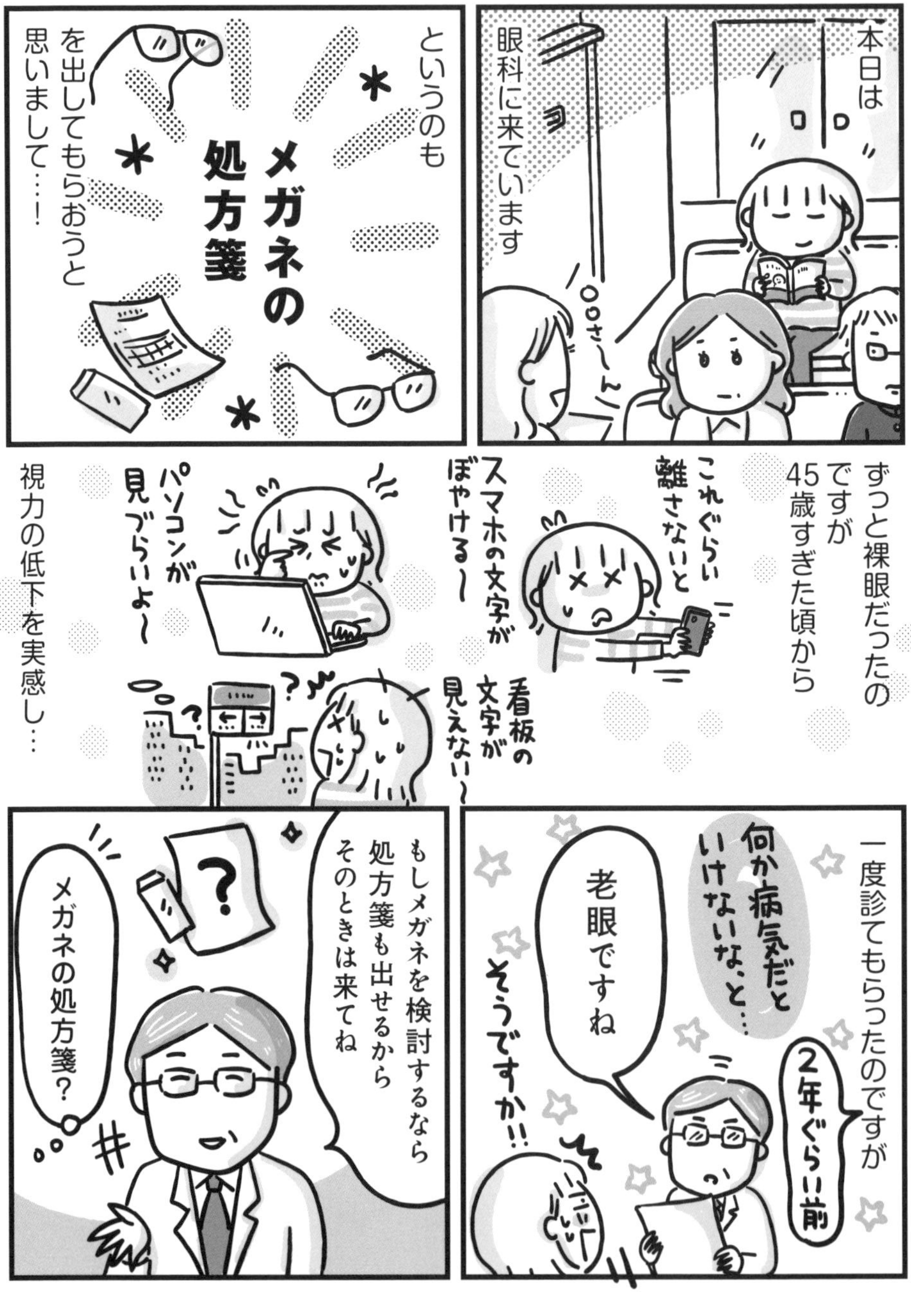
本日は
眼科に来ています
○○さ〜ん
というのも
メガネの処方箋
を出してもらおうと
思いまして…！
ずっと裸眼だったのですが
45歳すぎた頃から
これぐらい離さないと
スマホの文字がぼやける〜
パソコンが見づらいよ〜
看板の文字が見えない〜
視力の低下を実感し…
一度診てもらったのですが
2年ぐらい前
何か病気だといけないな、と…
老眼ですね
そうですか!!
もしメガネを検討するなら
処方箋も出せるから
そのときは来てね
メガネの処方箋？

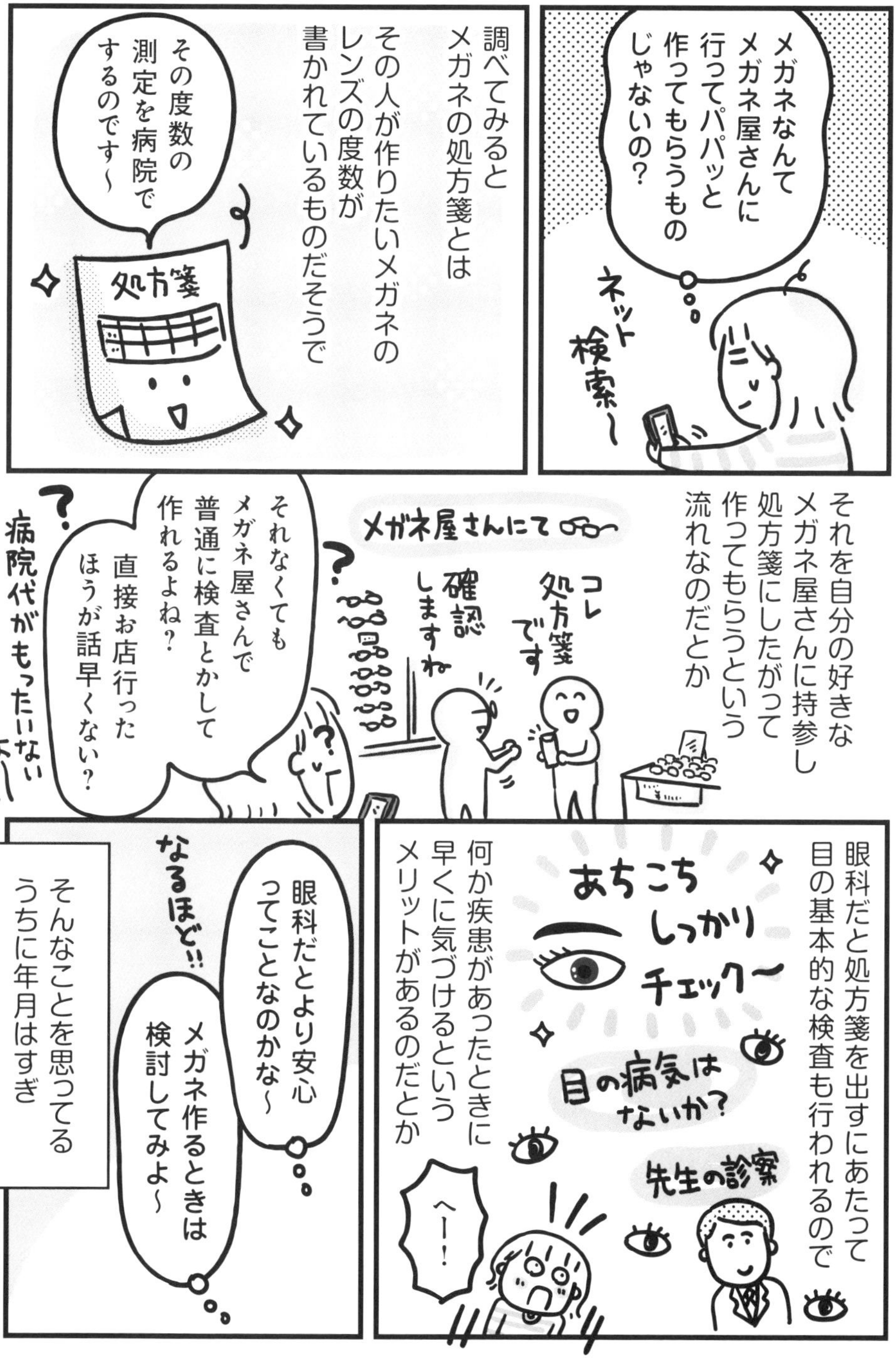
メガネなんて
メガネ屋さんに
行ってパパッと
作ってもらうもの
じゃないの?
ネット検索~
調べてみると
メガネの処方箋とは
その人が作りたいメガネの
レンズの度数が
書かれているものだそうで
その度数の
測定を病院で
するのです~
処方箋
それを自分の好きな
メガネ屋さんに持参し
処方箋にしたがって
作ってもらうという
流れなのだとか
メガネ屋さんにて
コレ処方箋です
確認しますね
それなくても
メガネ屋さんで
普通に検査とかして
作れるよね?
直接お店行った
ほうが話早くない?
病院代がもったいないよ~
眼科だと処方箋を出すにあたって
目の基本的な検査も行われるので
あちこち
しっかり
チェック~
目の病気はないか?
先生の診察
何か疾患があったときに
早くに気づけるという
メリットがあるのだとか
へー!
なるほど!!
眼科だとより安心
ってことなのかな~
メガネ作るときは
検討してみよ~
そんなことを思ってる
うちに年月はすぎ

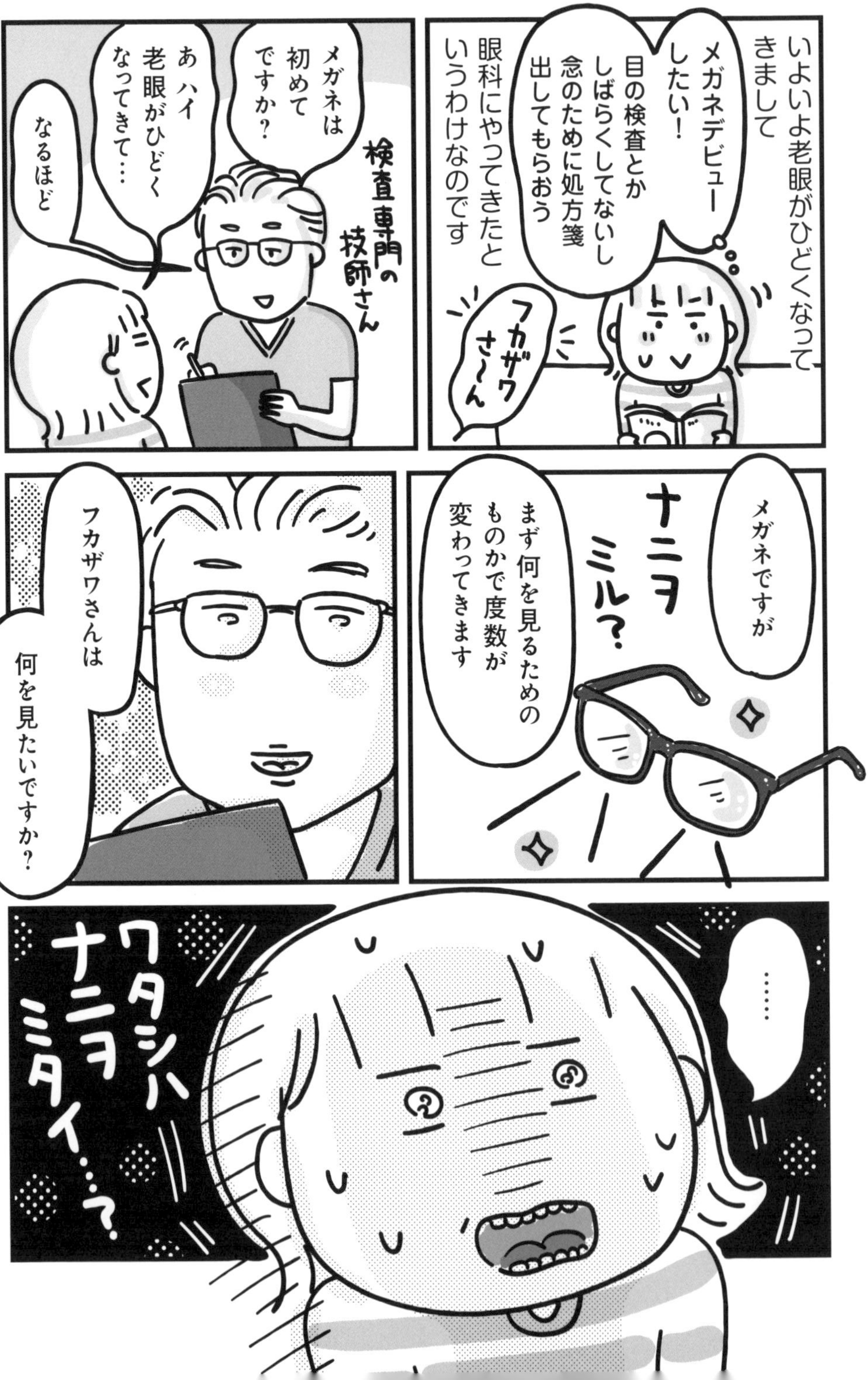
いよいよ老眼がひどくなってきまして
メガネデビューしたい！
目の検査とかしばらくしてないし念のために処方箋出してもらおう
眼科にやってきたというわけなのです
フカザワさ〜ん
メガネは初めてですか？
検査専門の技師さん
あ ハイ 老眼がひどくなってきて…
なるほど
メガネですが
ナニヲミル？
まず何を見るためのものかで度数が変わってきます
フカザワさんは
何を見たいですか？
……
ワタシハナニヲミタイ…？

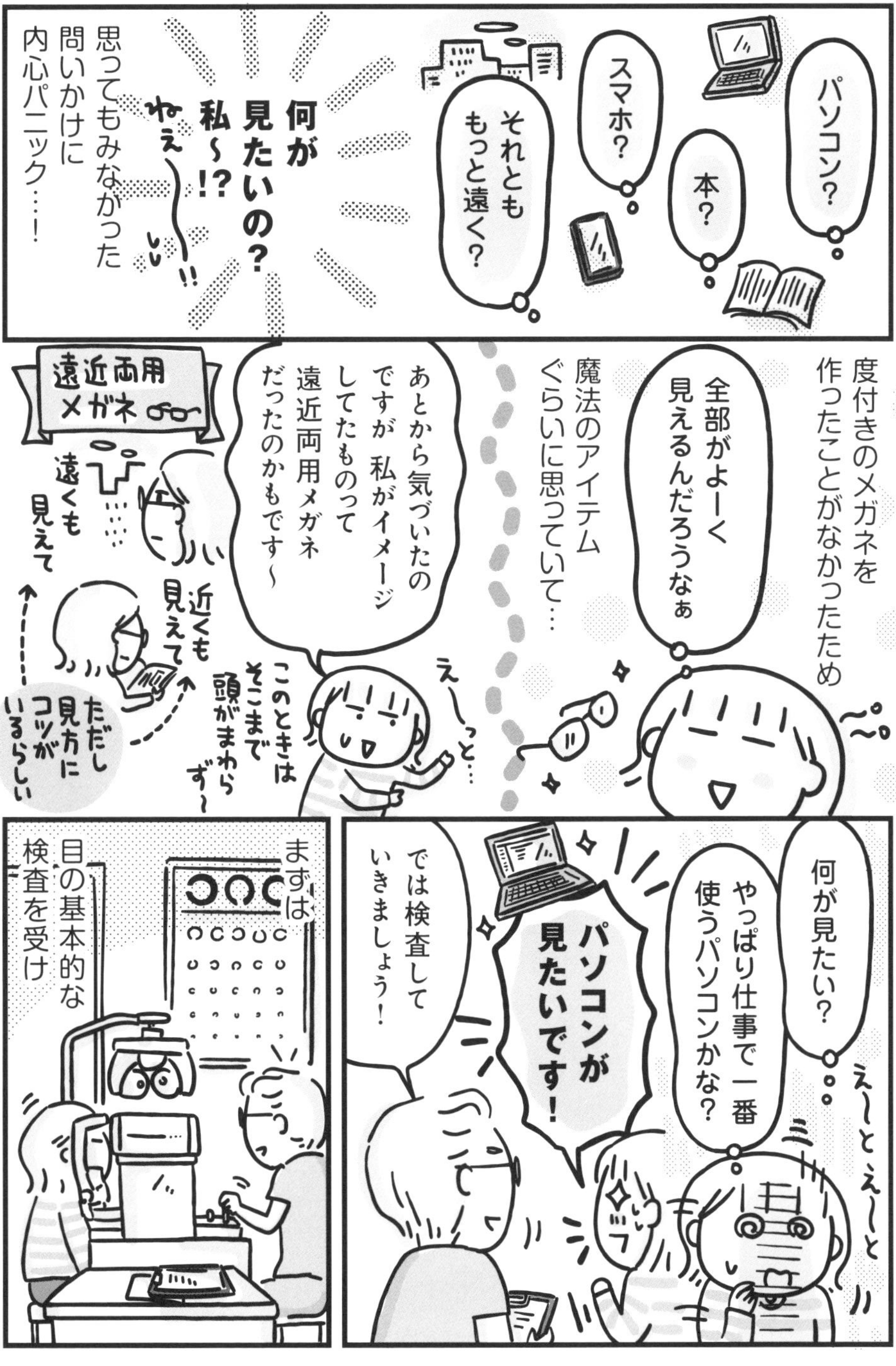
パソコン？
本？
スマホ？
それとももっと遠く？
何が見たいの？
私～!?
ねぇ～～!!
いい
思ってもみなかった問いかけに内心パニック…！
度付きのメガネを作ったことがなかったため
全部がよーく見えるんだろうなぁ
魔法のアイテムぐらいに思っていて…
え～っと…
あとから気づいたのですが 私がイメージしてたものって遠近両用メガネだったのかもです～
このときはそこまで頭がまわらず～
遠近両用メガネ
遠くも見えて
近くも見えて
ただし見方にコツがいるらしい
何が見たい？
やっぱり仕事で一番使うパソコンかな？
え～と え～と
パソコンが見たいです！
では検査していきましょう！
まずは目の基本的な検査を受け

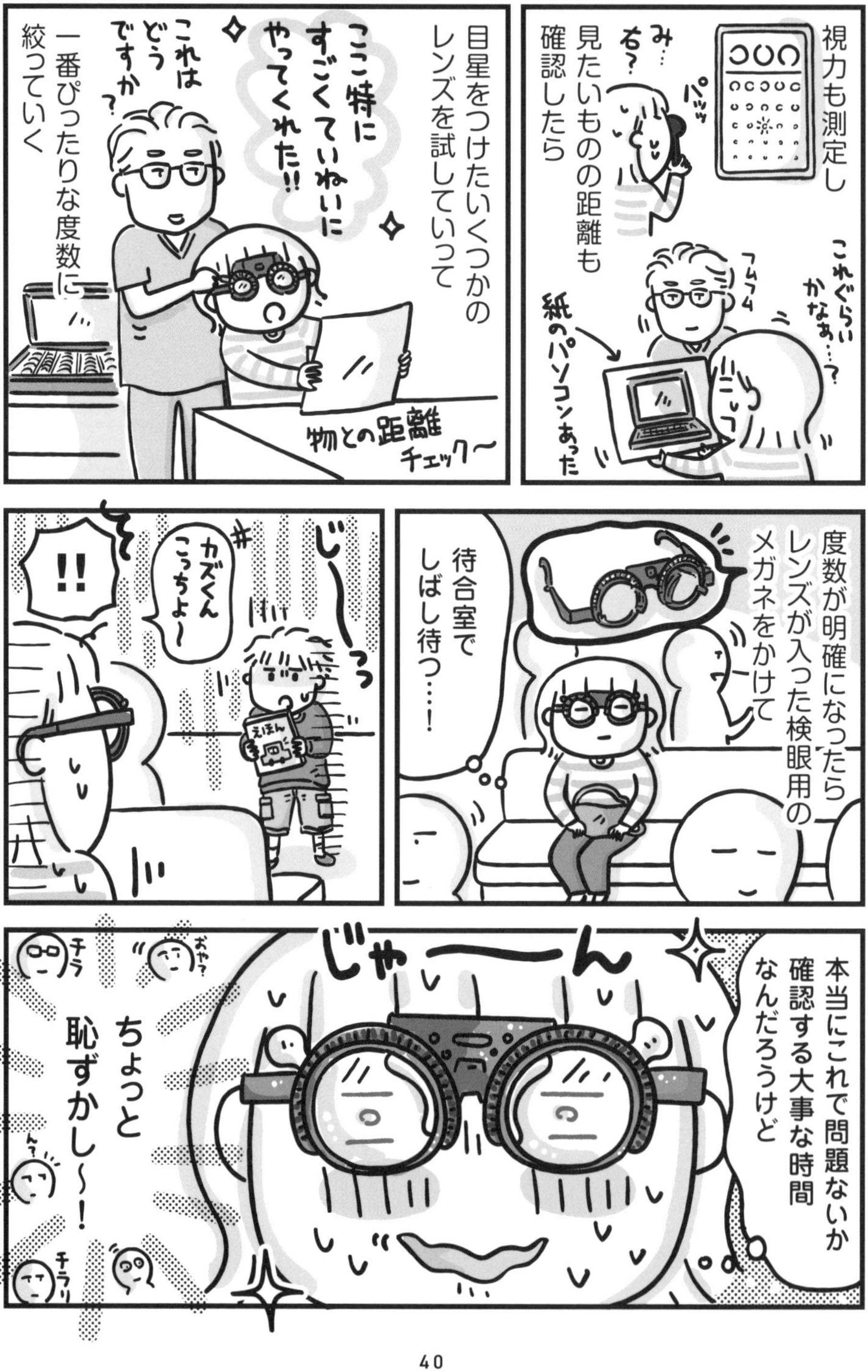
視力も測定し
パッ
み…
右？
見たいものの距離も確認したら
これぐらいかなぁ…？
フムフム
紙のパソコンあった
目星をつけたいくつかのレンズを試していって
ここ特にすごくていねいにやってくれた!!
これはどうですか？
一番ぴったりな度数に絞っていく
物との距離チェック～
度数が明確になったらレンズが入った検眼用のメガネをかけて
待合室でしばし待つ…！
じーーっ
カズくんこっちよ～
!!
本当にこれで問題ないか確認する大事な時間なんだろうけど
じゃーーん
チラ
おや？
ちょっと恥ずかしー～！
ん？
チラリ

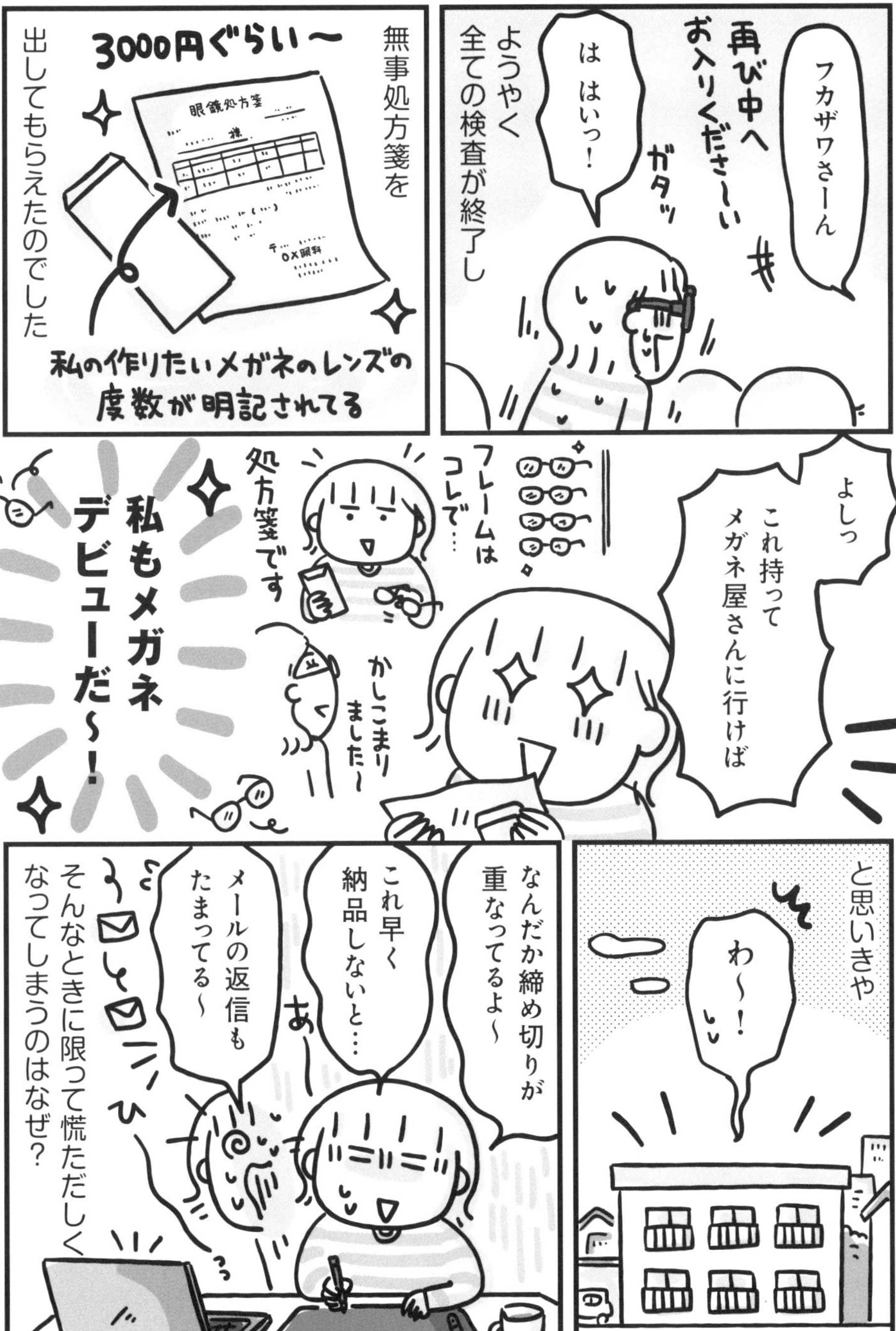
フカザワさーん
再び中へお入りくださ〜い
ガタッ
は はいっ!
ようやく全ての検査が終了し
無事処方箋を出してもらえたのでした
3000円ぐらい〜
眼鏡処方箋
私の作りたいメガネのレンズの度数が明記されてる
よしっ これ持ってメガネ屋さんに行けば
フレームはコレで…
処方箋です
かしこまりました〜
私もメガネデビューだ〜!
と思いきや
わ〜!
なんだか締め切りが重なってるよ〜
これ早く納品しないと…
メールの返信もたまってる〜
あ〜
そんなときに限って慌ただしくなってしまうのはなぜ?

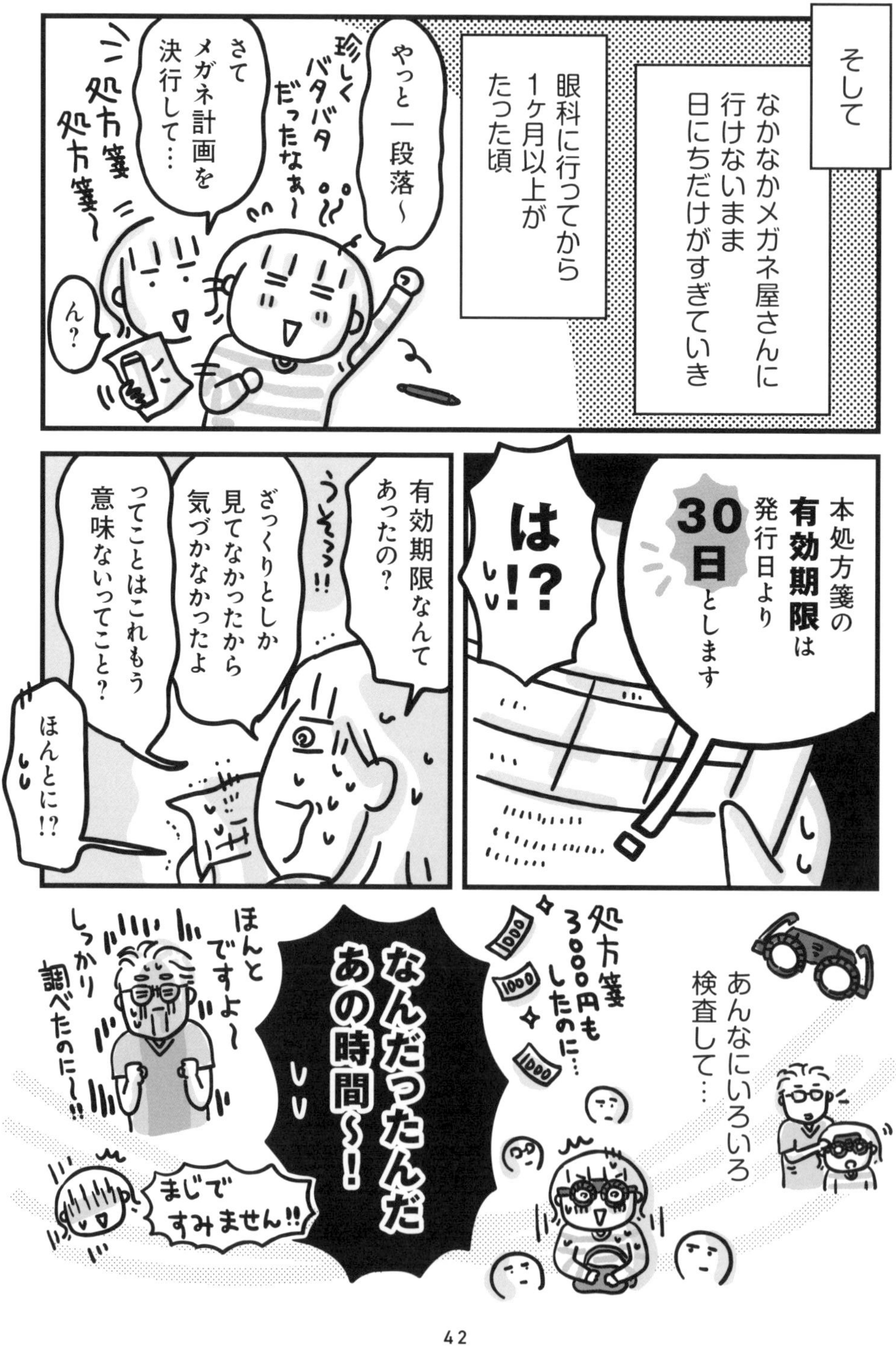
そして
なかなかメガネ屋さんに行けないまま日にちだけがすぎていき
眼科に行ってから1ヶ月以上がたった頃
やっと一段落～
珍しくバタバタだったなぁ～
さてメガネ計画を決行して…
処方箋処方箋～
ん？
本処方箋の有効期限は発行日より30日とします
は!?
有効期限なんてあったの？
うそっっ!!
ざっくりとしか見てなかったから気づかなかったよ
ってことはこれもう意味ないってこと？
ほんとに!?
あんなにいろいろ検査して…
処方箋3000円もしたのに…
なんだったんだあの時間～～!
ほんとですよ～しっかり調べたのに～!!
まじですみません!!

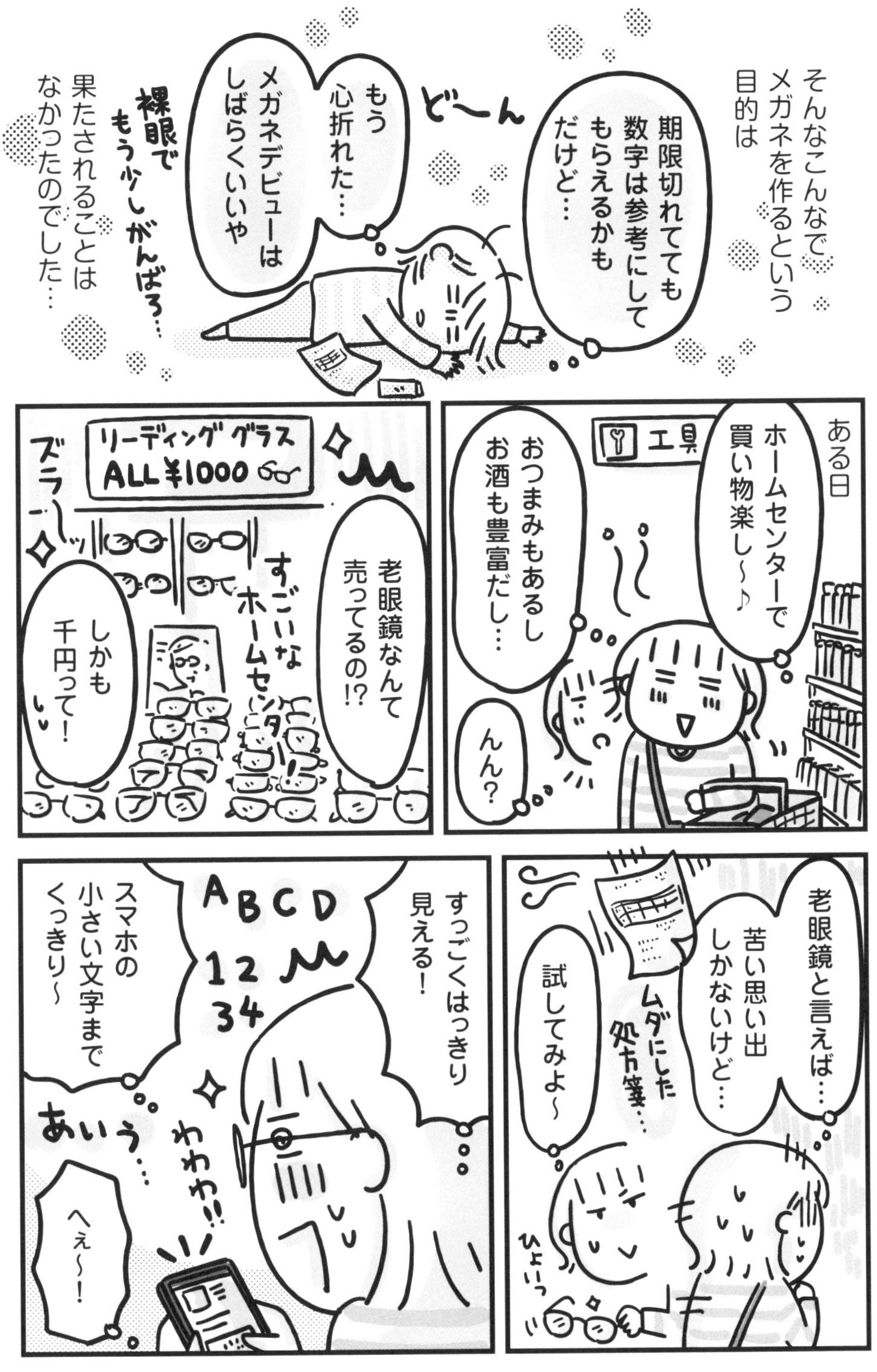
そんなこんなでメガネを作るという目的は
期限切れてても数字は参考にしてもらえるかもだけど…
ど〜ん
もう心折れた…
メガネデビューはしばらくいいや
裸眼でもう少しがんばろ…
果たされることはなかったのでした…
ある日
ホームセンターで買い物楽し〜♪
工具
おつまみもあるしお酒も豊富だし…
んん?
老眼鏡なんて売ってるの!?
すごいなホームセンター!
リーディング グラス
ALL ¥1000
ズラ〜ッ
しかも千円って!
老眼鏡と言えば…
苦い思い出しかないけど…
ムダにした処方箋…
試してみよ〜
ひょいっ
すっごくはっきり見える!
ABCD
1234
スマホの小さい文字までくっきり〜
あいう…
わわわ!!
へぇ〜!

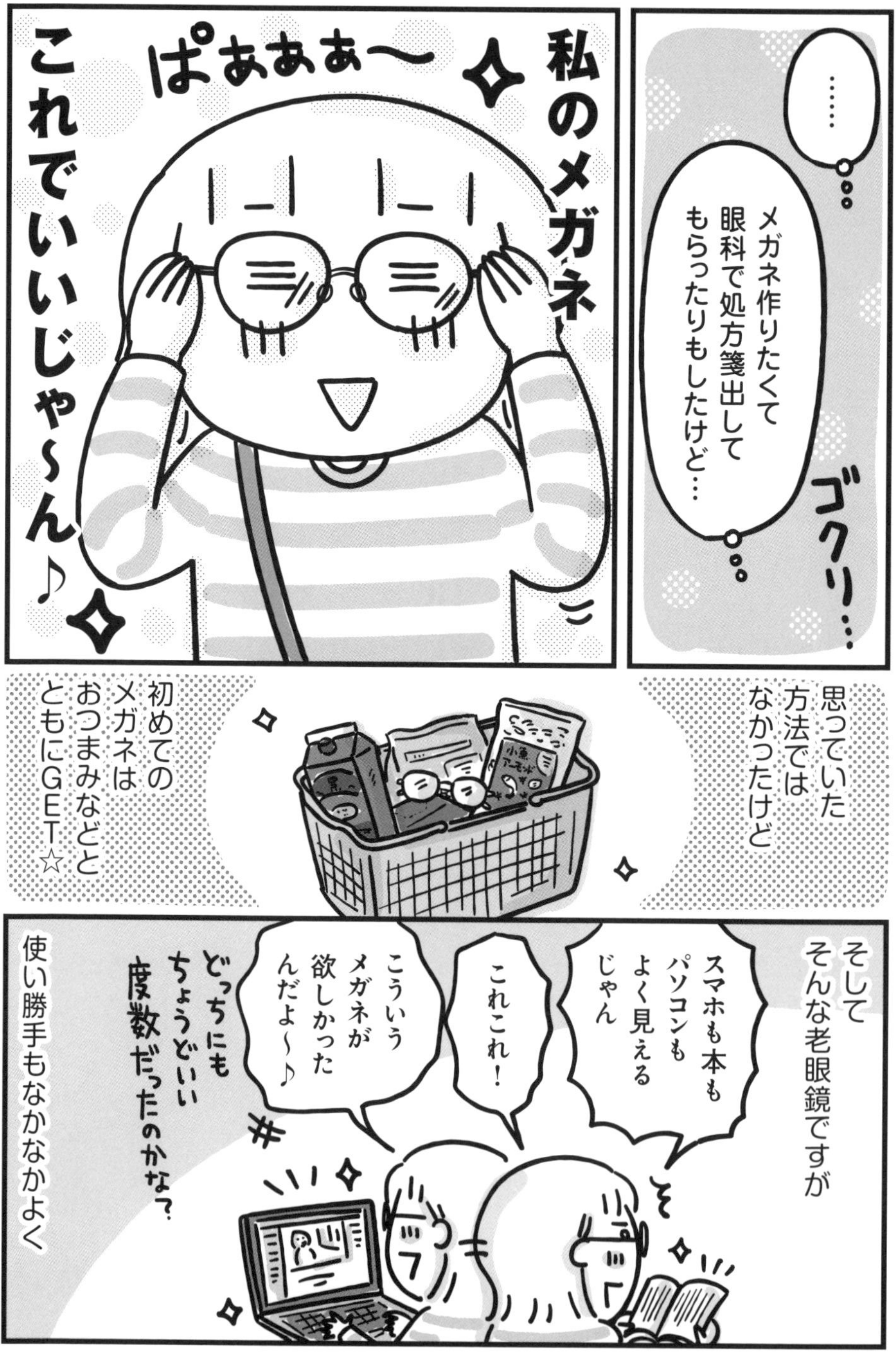
……
メガネ作りたくて眼科で処方箋出してもらったりもしたけど…
ゴクリ…
私のメガネ
ぱあああ～
これでいいじゃ～ん♪
思っていた方法ではなかったけど
初めてのメガネはおつまみなどともにGET☆
小魚アーモンド
そしてそんな老眼鏡ですが
スマホも本もパソコンもよく見えるじゃん
これこれ！
こういうメガネが欲しかったんだよ～♪
どっちにもちょうどいい度数だったのかなっ
使い勝手もなかなかよく

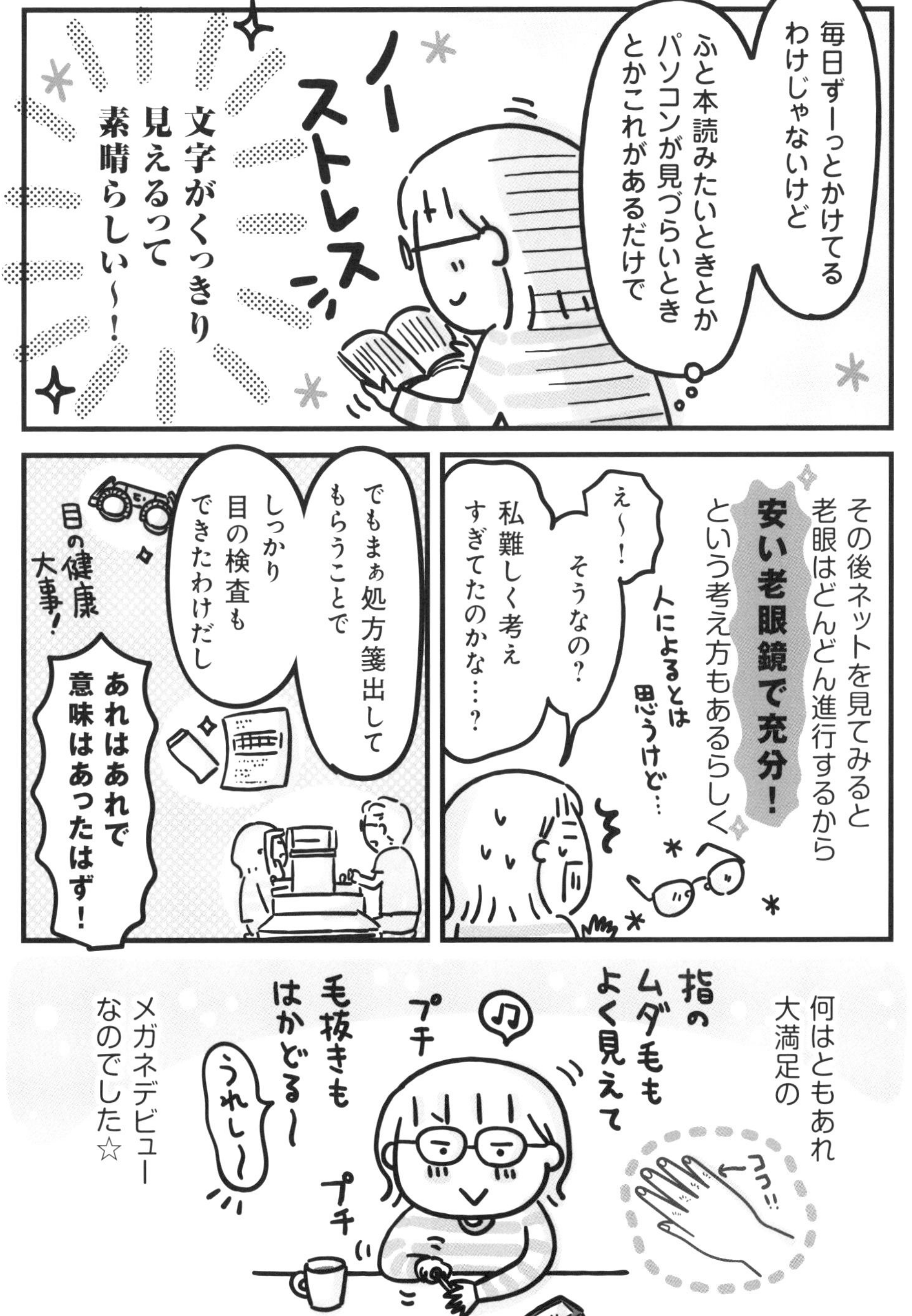
毎日ずーっとかけてる
わけじゃないけど
ふと本読みたいときとか
パソコンが見づらいとき
とかこれがあるだけで
ノーストレス
文字がくっきり
見えるって
素晴らしい〜!
その後ネットを見てみると
老眼はどんどん進行するから
安い老眼鏡で充分!
という考え方もあるらしく
え〜!
そうなの?
私難しく考え
すぎてたのかな…?
人によるとは
思うけど…
でもまぁ処方箋出して
もらうことで
しっかり
目の検査も
できたわけだし
目の健康
大事!
あれはあれで
意味はあったはず!
何はともあれ
大満足の
指の
ムダ毛も
よく見えて
コラ!!
♪
プチ
毛抜きも
はかどる〜
うれし〜
プチ
メガネデビュー
なのでした☆

尿もれ問題

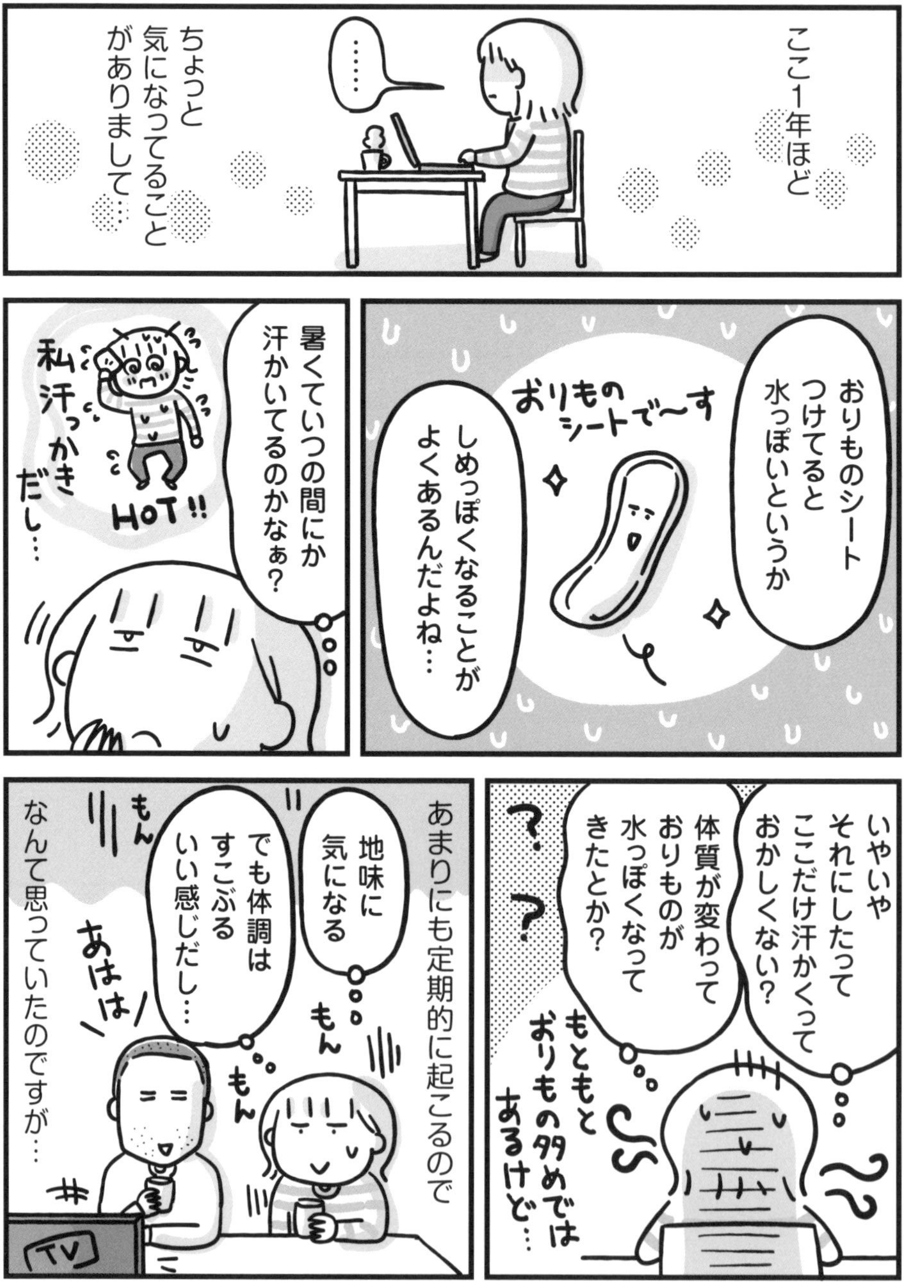
ここ1年ほど
……
ちょっと気になってることがありまして…
おりものシートつけてると水っぽいというか
おりものシートで〜す
しめっぽくなることがよくあるんだよね…
暑くていつの間にか汗かいてるのかなぁ?
私汗っかきだし…
HOT!!
いやいやそれにしたってここだけ汗かくっておかしくない?
体質が変わっておりものが水っぽくなってきたとか?
??
もともとおりもの多めではあるけど…
あまりにも定期的に起こるので
地味に気になる
でも体調はすこぶるいい感じだし…
もん
もん
もん
あはは
TV
なんて思っていたのですが…

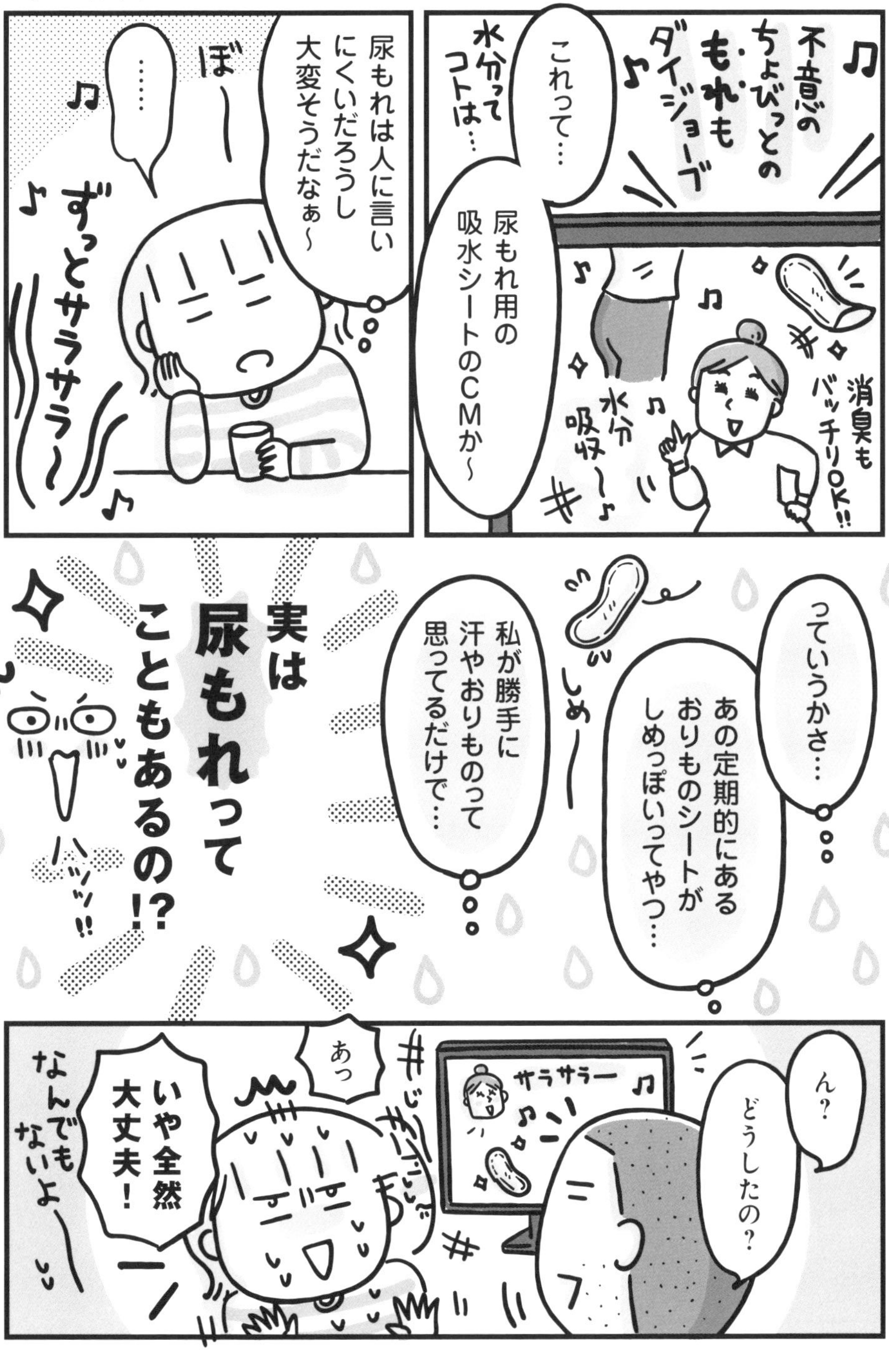
不意のちょびっとのもれもダイジョーブ
消臭もバッチリOK!!
水分吸収～
これって…
水分ってコトは…
尿もれ用の吸水シートのCMか～
尿もれは人に言いにくいだろうし大変そうだなぁ～
……
ぼー
ずっとサラサラ～
っていうかさ…
あの定期的にあるおりものシートがしめっぽいってやつ…
しめー
私が勝手に汗やおりものって思ってるだけで…
実は尿もれってこともあるの!?
ハッッ!!
ん?
どうしたの?
サラサラー
あっ
いや全然大丈夫!
なんでもないよ～

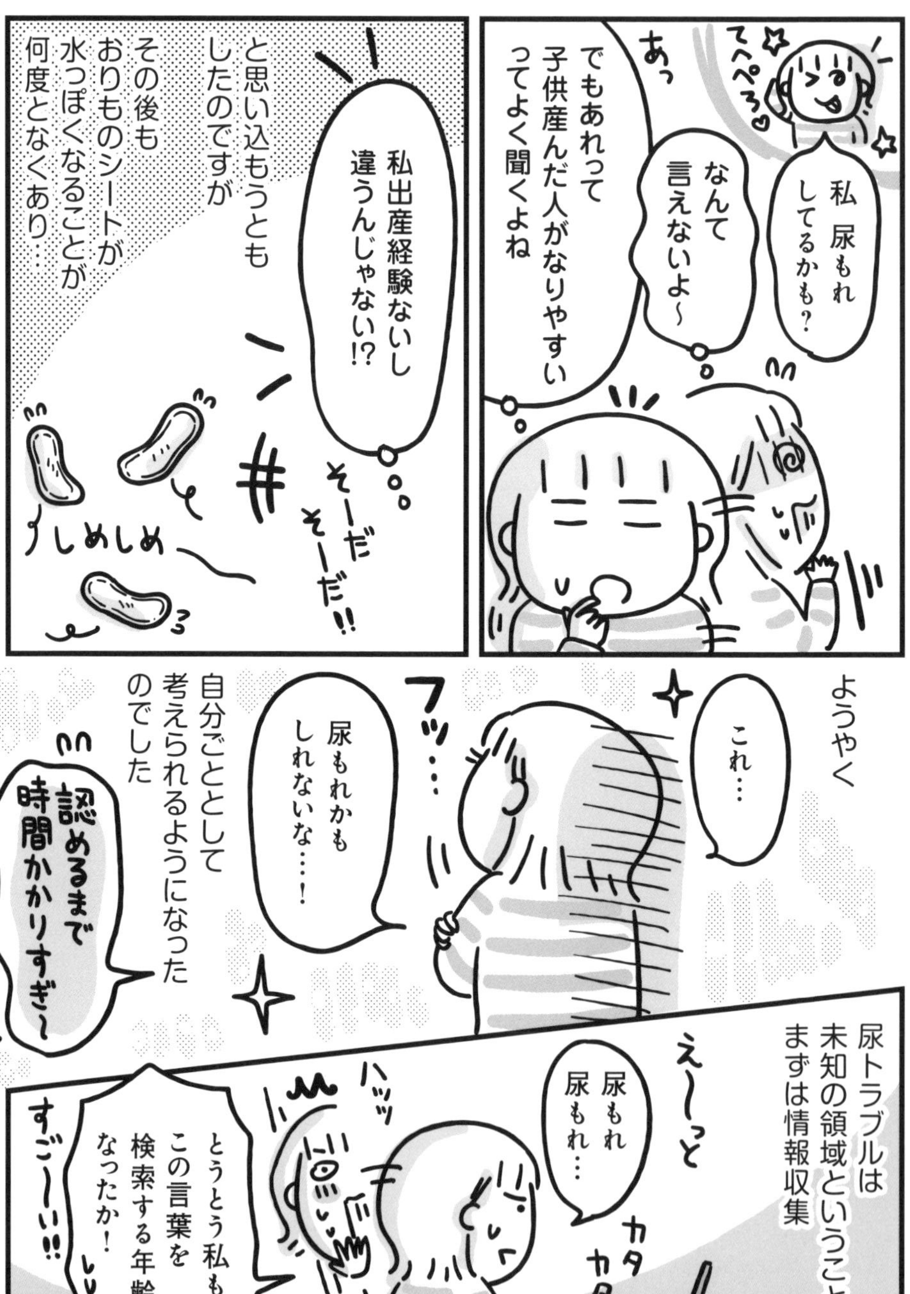
てへぺろ♡
私 尿もれ してるかも？
なんて 言えないよ～
あっ
でもあれって子供産んだ人がなりやすいってよく聞くよね
私出産経験ないし違うんじゃない!?
そーだ そーだ!!
しめしめ
と思い込もうともしたのですが
その後もおりものシートが水っぽくなることが何度となくあり…
ようやく
これ…
フッ…
尿もれかもしれないな…！
自分ごととして考えられるようになったのでした
認めるまで時間かかりすぎ～
尿トラブルは未知の領域ということでまずは情報収集
え～っと
尿もれ 尿もれ…
カタ カタ
ハッッ
とうとう私もこの言葉を検索する年齢になったか！
すご～い!!

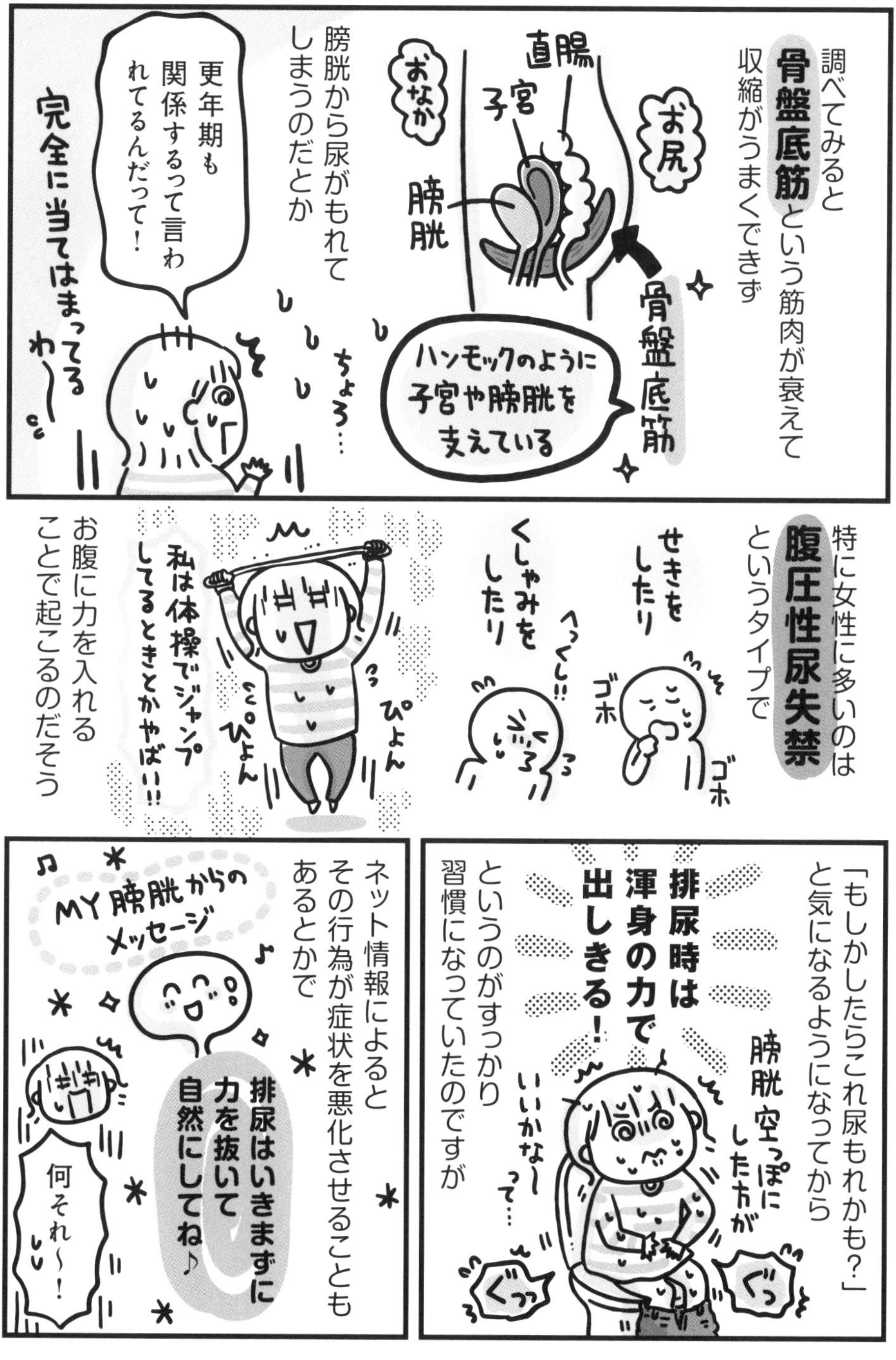
調べてみると骨盤底筋という筋肉が衰えて収縮がうまくできず
直腸
子宮
お尻
おなか
膀胱
骨盤底筋
ハンモックのように子宮や膀胱を支えている
膀胱から尿がもれてしまうのだとか
ちょろ…
更年期も関係するって言われてるんだって！
完全に当てはまってるわ〜
特に女性に多いのは腹圧性尿失禁というタイプで
せきをしたり
ゴホ
ゴホ
くしゃみをしたり
へっくし!!
お腹に力を入れることで起こるのだそう
私は体操でジャンプしてるときとかやばい!!
ぴょん
ぴょん
「もしかしたらこれ尿もれかも？」と気になるようになってから
排尿時は渾身の力で出しきる！
というのがすっかり習慣になっていたのですが
膀胱空っぽにした方が
いいかな〜って…
ぐっ
ぐっ
ネット情報によるとその行為が症状を悪化させることもあるとかで
MY膀胱からのメッセージ
排尿はいきまずに力を抜いて自然にしてね♪
何それ〜！

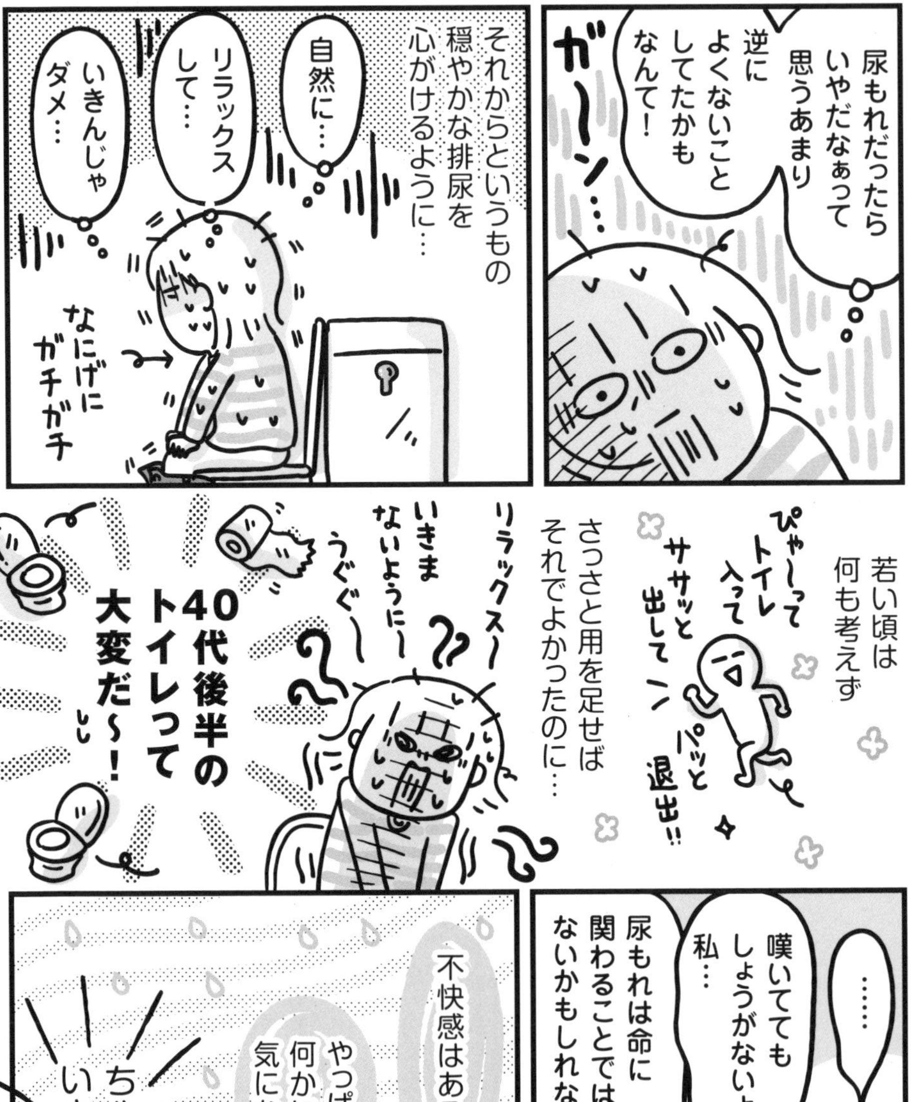
尿もれだったら
いやだなぁって
思うあまり
逆に
よくないこと
してたかも
なんて!
ガ〜ン…
それからというもの
穏やかな排尿を
心がけるように…
自然に…
リラックス
して…
いきんじゃ
ダメ…
なにげに
ガチガチ
若い頃は
何も考えず
ぴゃ〜って
トイレ
入って
ササッと
出して
パッと
退出!!
さっさと用を足せば
それでよかったのに…
リラックス〜
いきま
ないように〜
うぐぐ〜
40代後半の
トイレって
大変だ〜!
……
嘆いてても
しょうがないよ
私…
尿もれは命に
関わることでは
ないかもしれないけど
フイッ
不快感はあるし
やっぱり
何かにつけて
気になるし
ちゃんと改善して
いきたい…!

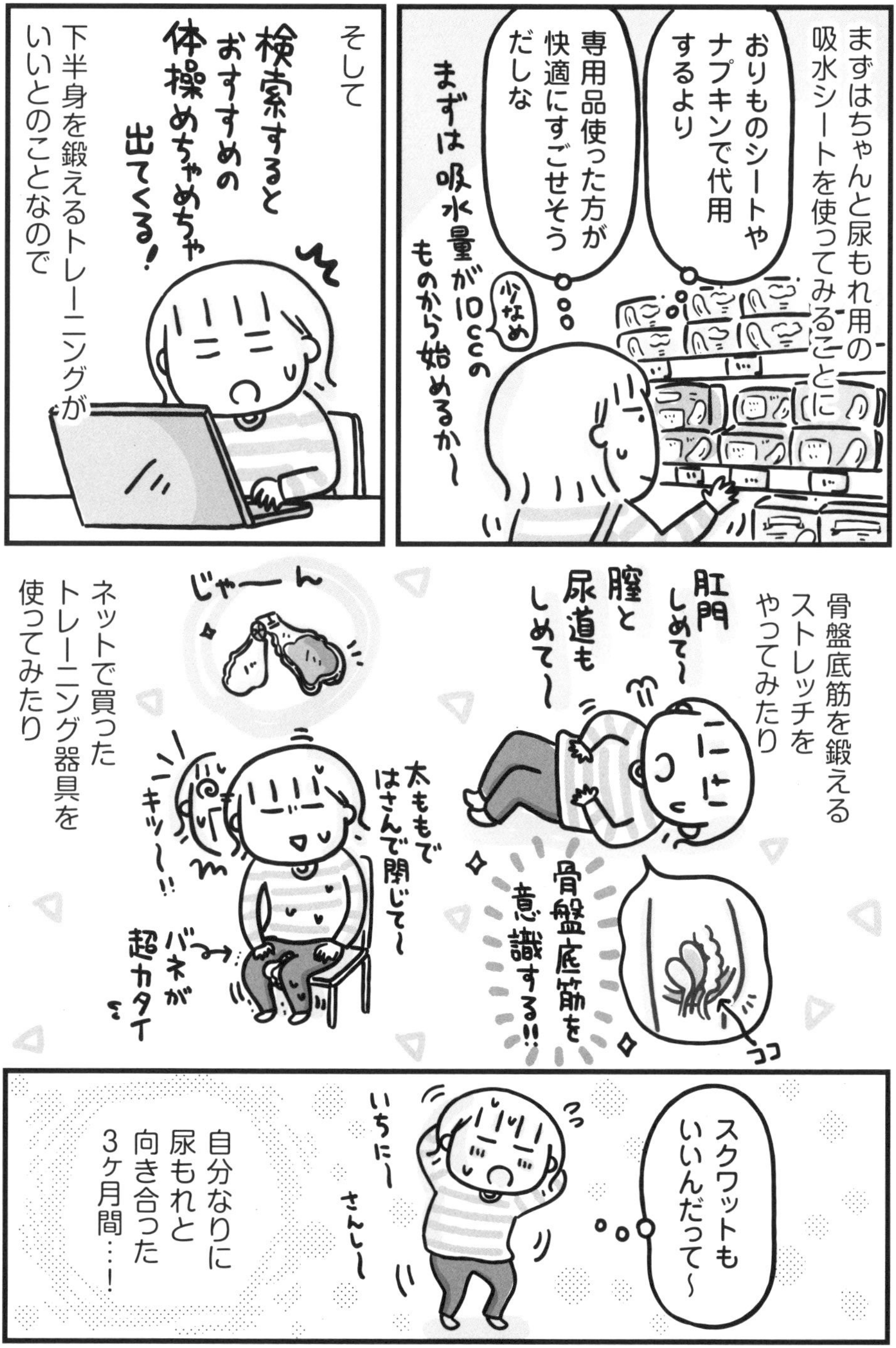
まずはちゃんと尿もれ用の吸水シートを使ってみることに
おりものシートやナプキンで代用するより
専用品使った方が快適にすごせそうだしな
まずは吸水量が10ccのものから始めるか〜
少なめ
そして
検索するとおすすめの体操めちゃめちゃ出てくる!
下半身を鍛えるトレーニングがいいとのことなので
骨盤底筋を鍛えるストレッチをやってみたり
肛門しめて〜
膣と尿道もしめて〜
骨盤底筋を意識する!!
ココ
じゃ〜ん
ネットで買ったトレーニング器具を使ってみたり
太ももではさんで閉じて〜
キッ〜!!
バネが超カタイ
スクワットもいいんだって〜
いちに〜
さんし〜
自分なりに尿もれと向き合った3ケ月間…!

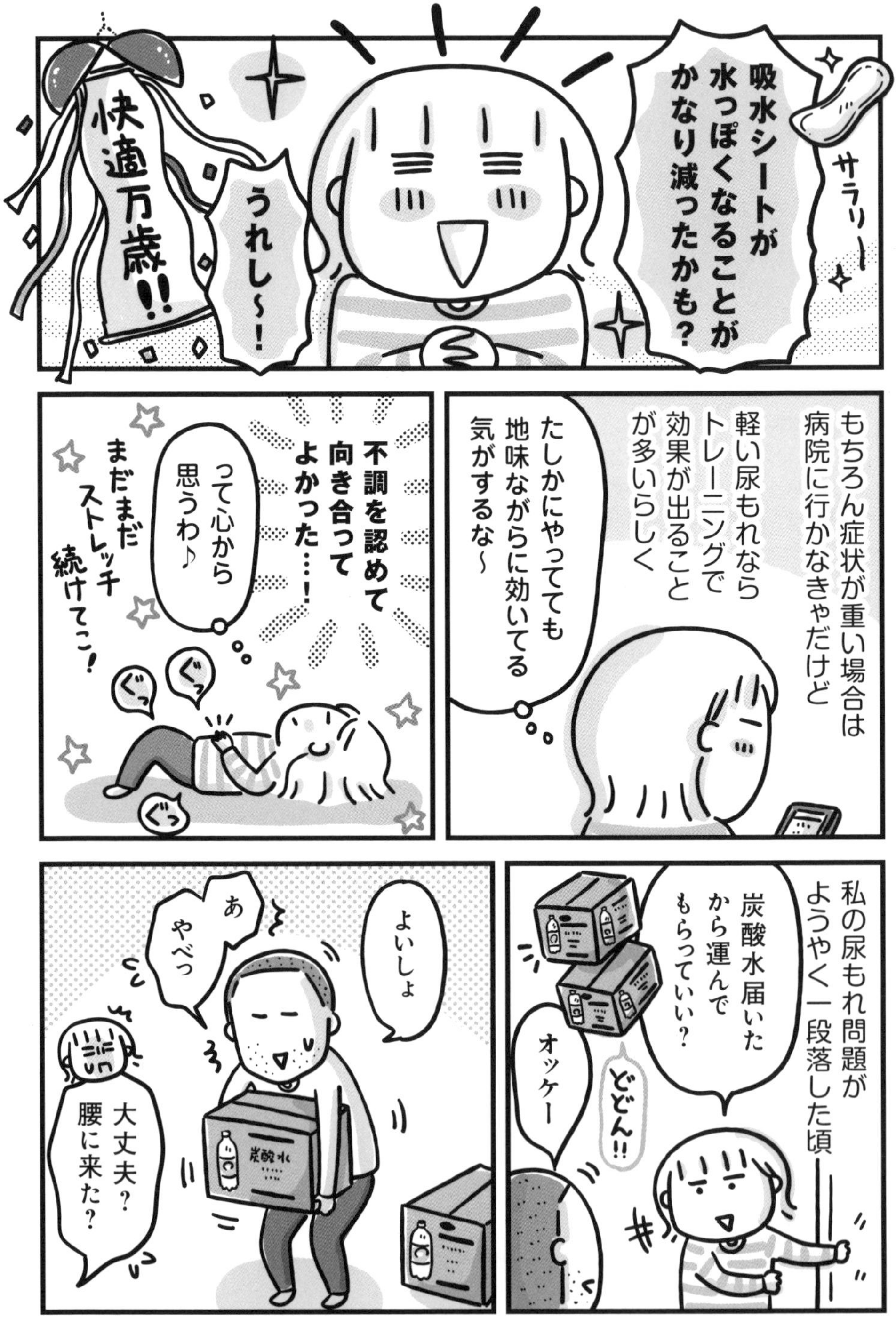
サラリ～
吸水シートが水っぽくなることがかなり減ったかも？
うれし～！
快適万歳!!
もちろん症状が重い場合は病院に行かなきゃだけど
軽い尿もれならトレーニングで効果が出ることが多いらしく
たしかにやってても地味ながらに効いてる気がするな～
不調を認めて向き合ってよかった…！
って心から思うわ♪
まだまだストレッチ続けてこ！
ぐっ
ぐっ
ぐっ
私の尿もれ問題がようやく一段落した頃——
炭酸水届いたから運んでもらっていい？
どどん!!
オッケー
よいしょ
あ
やべっ
大丈夫？腰に来た？
炭酸水

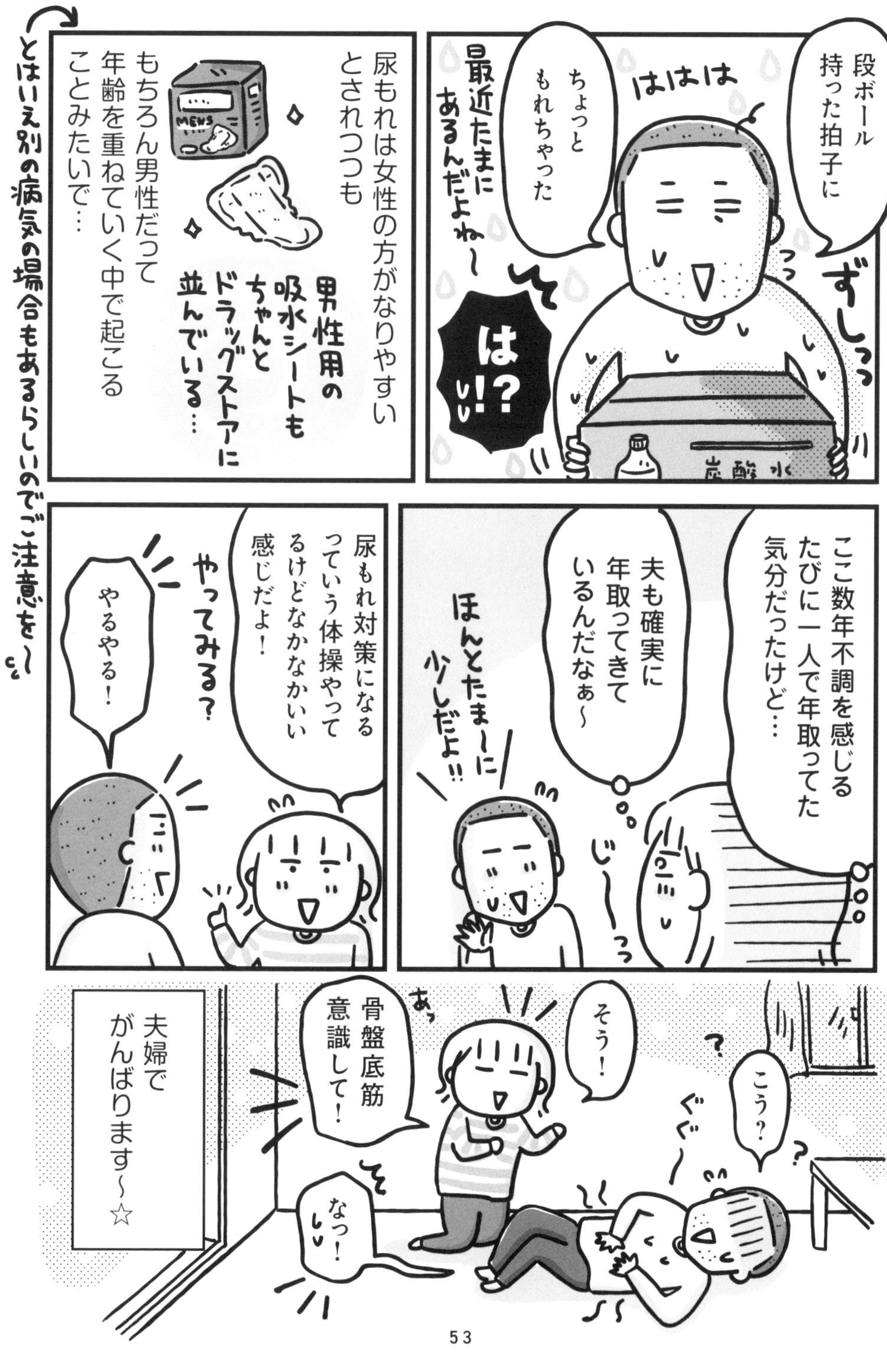
段ボール持った拍子に
ははは
ちょっともれちゃった
最近たまにあるんだよね〜
ずしっっ
は!?
炭酸水
尿もれは女性の方がなりやすいとされつつも
男性用の吸水シートもちゃんとドラッグストアに並んでいる…
MENS
もちろん男性だって年齢を重ねていく中で起こることみたいで…
ここ数年不調を感じるたびに一人で年取ってた気分だったけど…
夫も確実に年取ってきているんだなぁ〜
ほんとたま〜に少しだよ!!
じ〜〜っ
尿もれ対策になるっていう体操やってるけどなかなかいい感じだよ!
やってみる?
やるやる!
こう?
ぐぐ〜
そう!
あっ
骨盤底筋意識して!
なっ!
夫婦でがんばります〜☆
とはいえ別の病気の場合もあるらしいのでご注意を〜

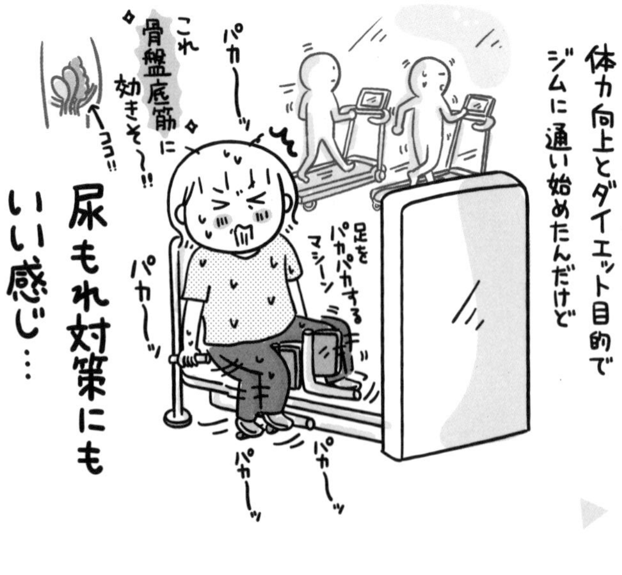
体力向上とダイエット目的で
ジムに通い始めたんだけど
足をパカパカするマシーン
パカーッ
パカーッ
パカーッ
パカーッ
これ骨盤底筋に効きそ〜!!
ココ!!
尿もれ対策にも
いい感じ…

第2章

セルフケア

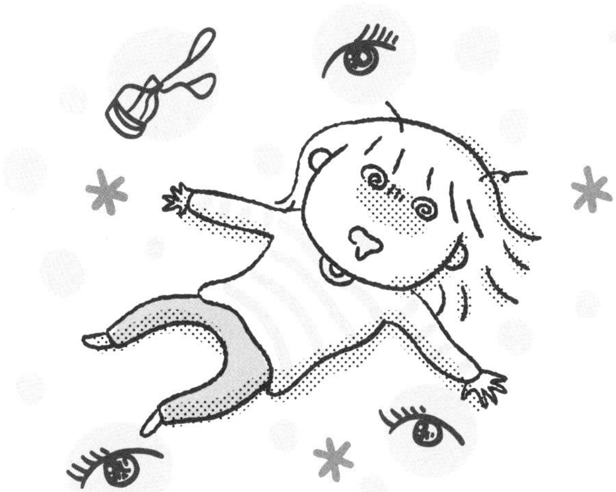

Chapter 2
SELF CARE

くせ毛で加齢のヘアケア話

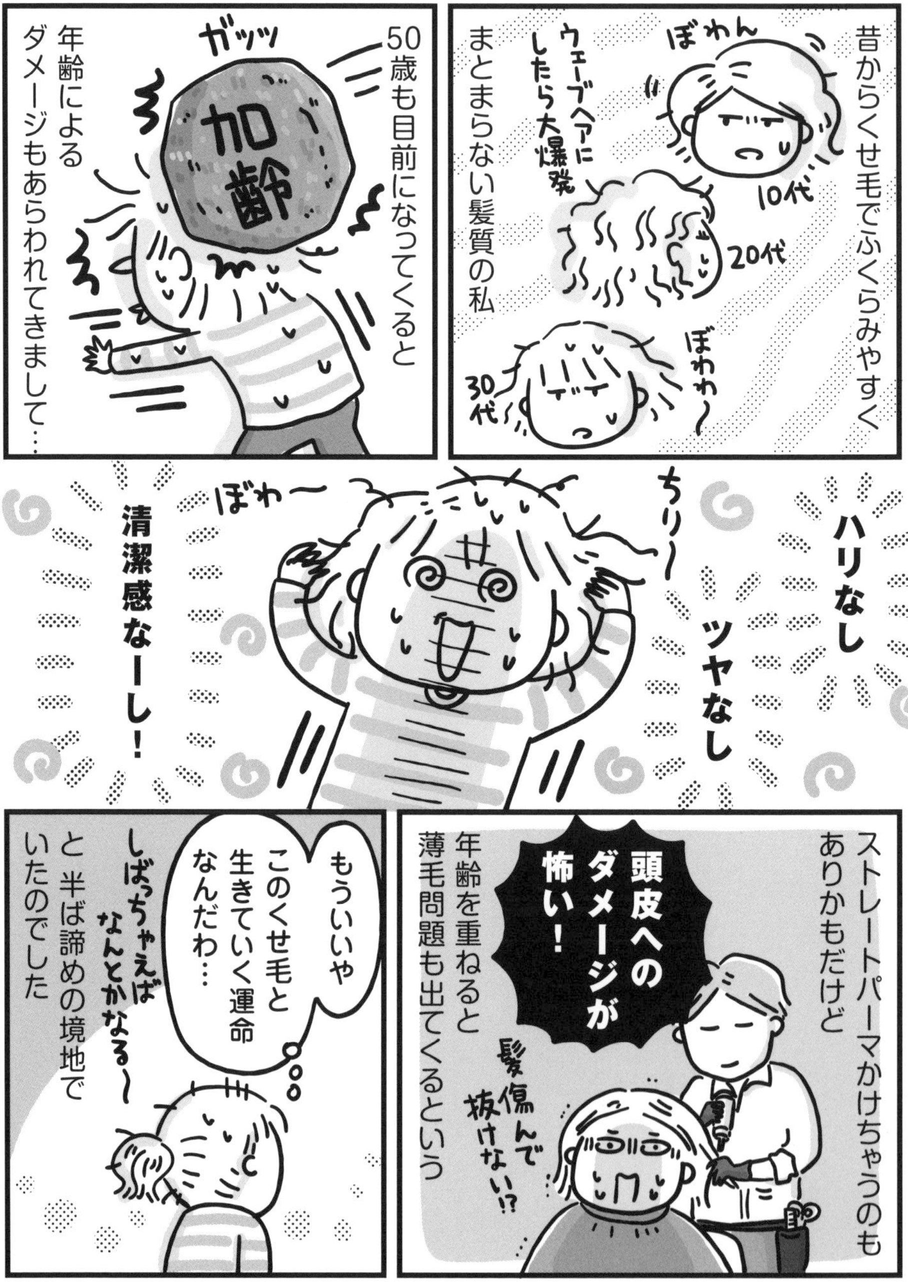

昔からくせ毛でふくらみやすく
ぼわん
10代
ウェーブヘアにしたら大爆発
20代
まとまらない髪質の私
ぼわわ〜
30代
50歳も目前になってくると
ガッツ
加齢
年齢によるダメージもあらわれてきまして…
ハリなし
ちり〜
ツヤなし
ぼわ〜
清潔感なーし!
ストレートパーマかけちゃうのもありかもだけど
頭皮へのダメージが怖い!
年齢を重ねると薄毛問題も出てくるという
髪傷んで抜けない!?
もういいや このくせ毛と生きていく運命なんだわ…
しばっちゃえばなんとかなる〜
と半ば諦めの境地でいたのでした

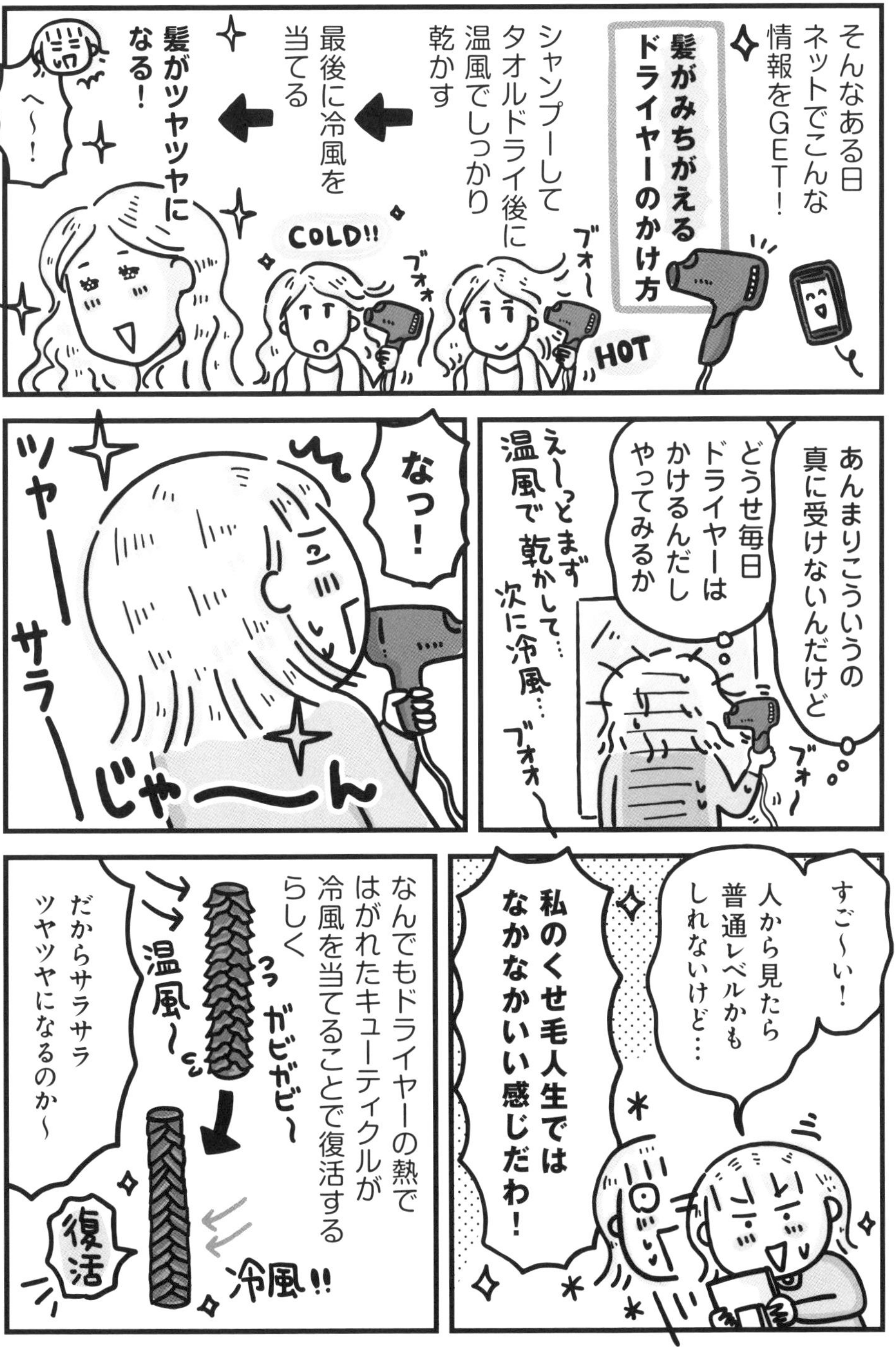
そんなある日 ネットでこんな 情報をGET!
髪がみちがえる ドライヤーのかけ方
シャンプーして タオルドライ後に 温風でしっかり 乾かす
ブオ〜
HOT
最後に冷風を 当てる
COLD!!
ブオォ
髪がツヤツヤに なる!
へ〜!
あんまりこういうの 真に受けないんだけど
どうせ毎日 ドライヤーは かけるんだし やってみるか
えーっとまず 温風で乾かして… 次に冷風…
ブオ〜
ブオォ〜
なっ!
ツヤーー サラーー
じゃ〜〜ん
すご〜い! 人から見たら 普通レベルかも しれないけど…
私のくせ毛人生では なかなかいい感じだわ!
なんでもドライヤーの熱で はがれたキューティクルが 冷風を当てることで復活する らしく
ガビガビ〜
温風〜
冷風!!
復活
だからサラサラ ツヤツヤになるのか〜

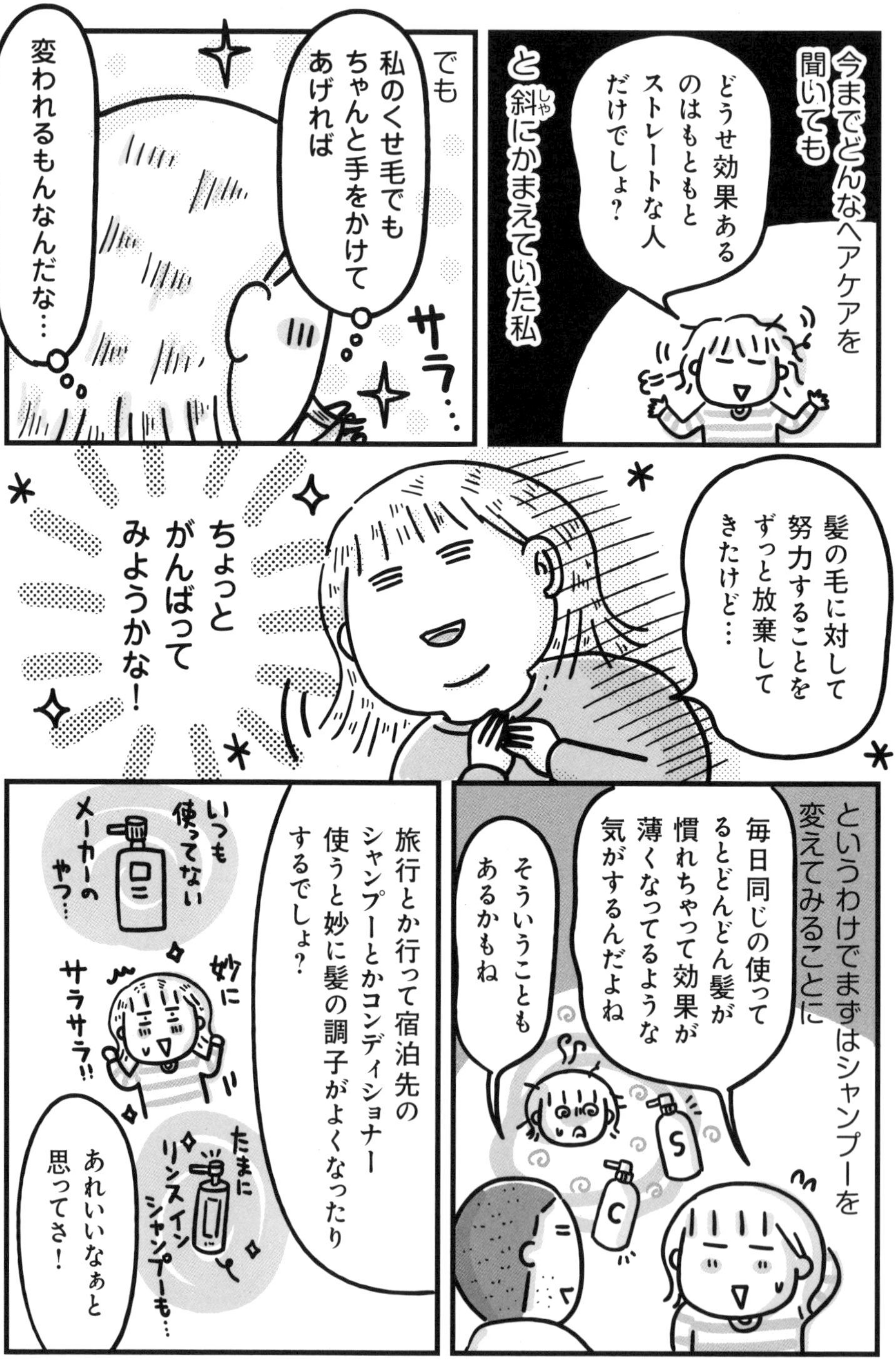

今までどんなヘアケアを聞いても
どうせ効果あるのはもともとストレートな人だけでしょ？
と斜《しゃ》にかまえていた私
でも
私のくせ毛でもちゃんと手をかけてあげれば
変われるもんなんだな…
サラ…
髪の毛に対して努力することをずっと放棄してきたけど…
ちょっとがんばってみようかな！
というわけでまずはシャンプーを変えてみることに
毎日同じの使ってるとどんどん髪が慣れちゃって効果が薄くなってるような気がするんだよね
そういうこともあるかもね
S
C
旅行とか行って宿泊先のシャンプーとかコンディショナー使うと妙に髪の調子がよくなったりするでしょ？
いつも使ってないメーカーのやつ…
妙にサラサラ!!
たまにリンスインシャンプーも…
あれいいなぁと思ってさ！

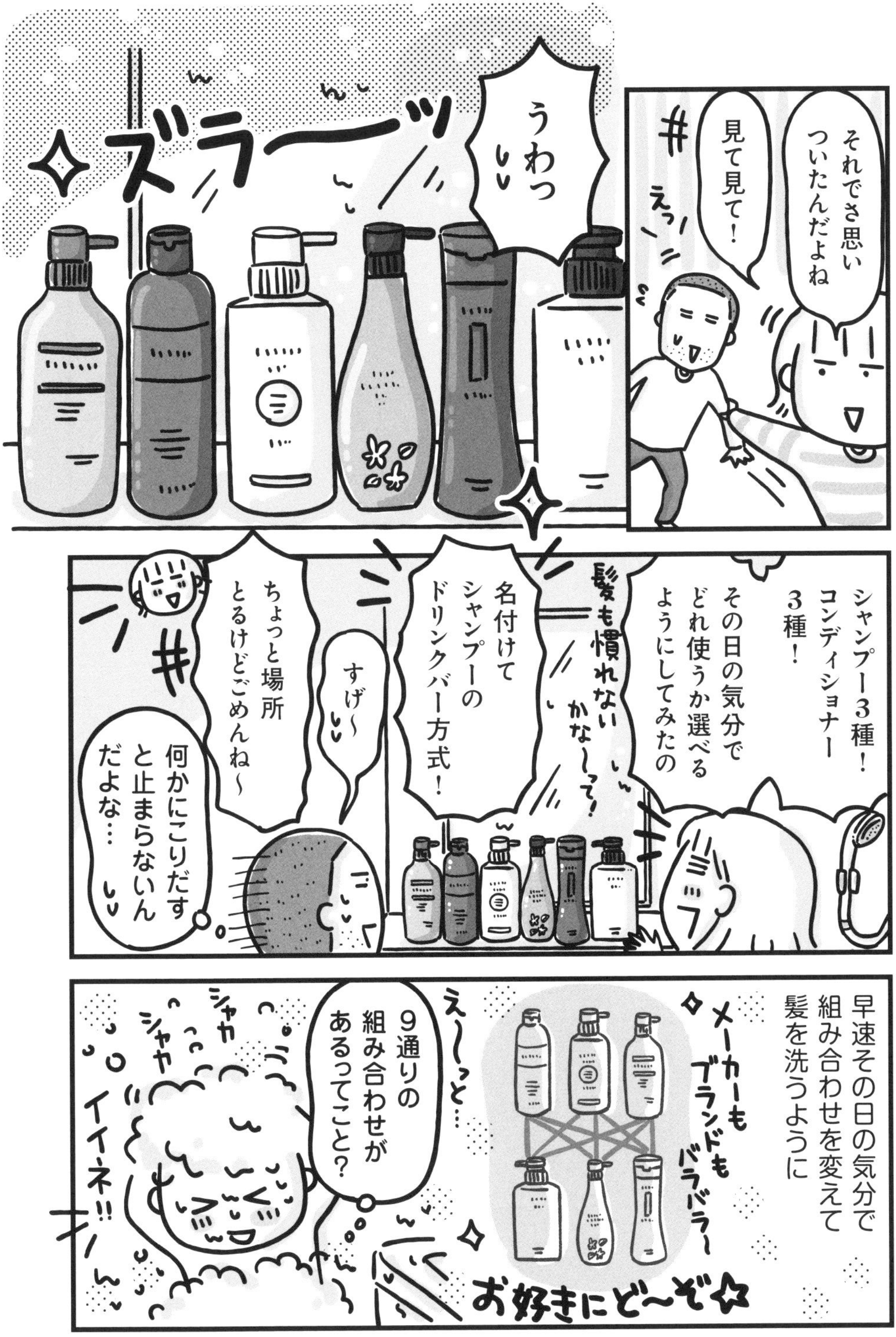
それでさ思いついたんだよね
見て見て!
えっ
ズラーッ
うわっ
シャンプー3種!
コンディショナー3種!
その日の気分でどれ使うか選べるようにしてみたの
髪も慣れないかな〜って!
名付けてシャンプーのドリンクバー方式!
すげ〜
ちょっと場所とるけどごめんね〜
何かにこりだすと止まらないんだよな…
早速その日の気分で組み合わせを変えて髪を洗うように
メーカーもブランドもバラバラ〜
お好きにど〜ぞ
えーっと…
9通りの組み合わせがあるってこと?
シャカシャカ
イイネ!!

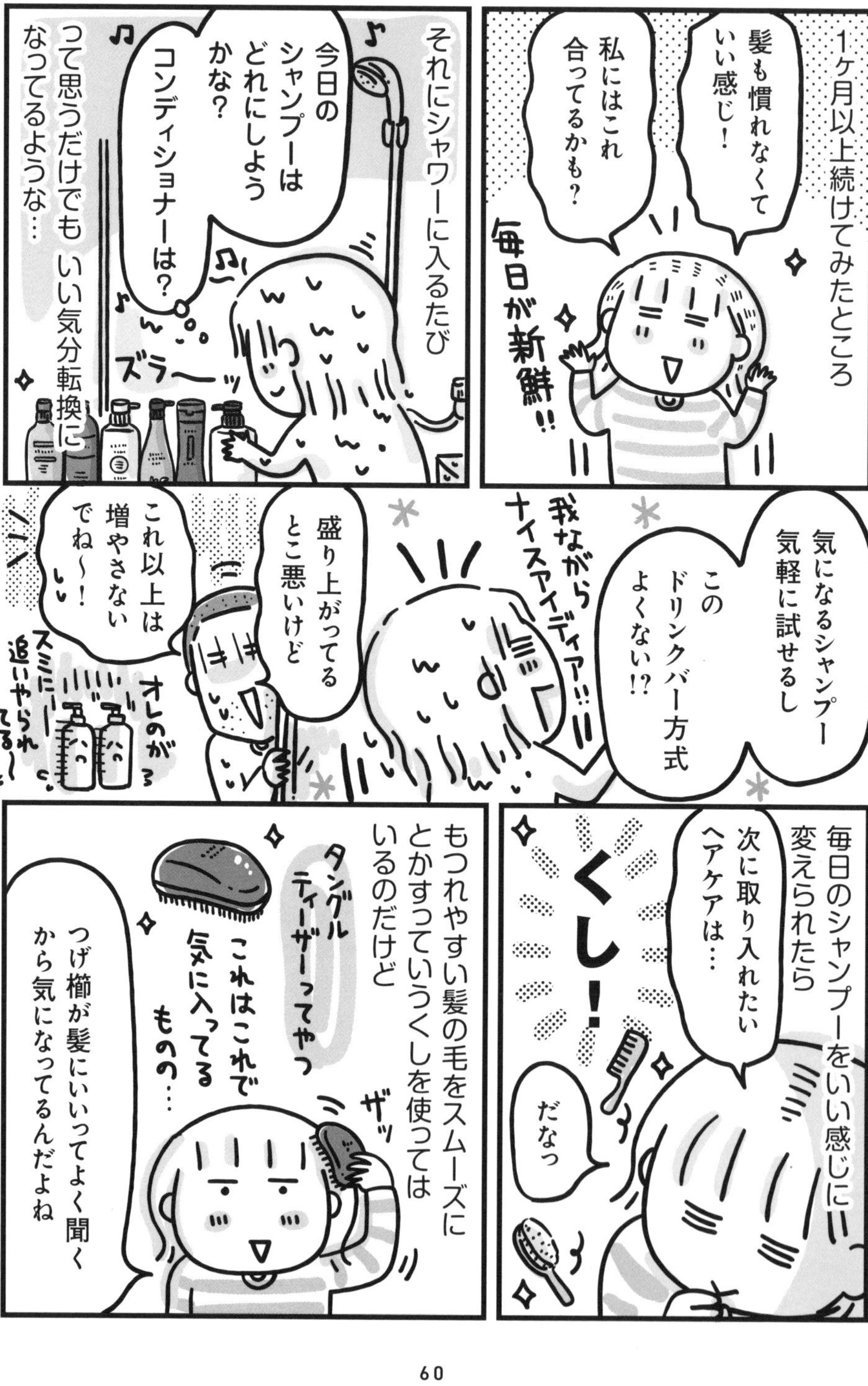
1ケ月以上続けてみたところ
髪も慣れなくて いい感じ！
私にはこれ 合ってるかも？
毎日が新鮮!!
それにシャワーに入るたび
今日のシャンプーはどれにしようかな？
コンディショナーは？
ズラ〜ッ
って思うだけでも いい気分転換になってるような…
気になるシャンプー気軽に試せるし
このドリンクバー方式よくない!?
我ながらナイスアイディア!!
盛り上がってるとこ悪いけど
これ以上は増やさないでね〜！
オレのがスミに追いやられてる〜
毎日のシャンプーをいい感じに変えられたら
次に取り入れたいヘアケアは…
くし！
だなっ
もつれやすい髪の毛をスムーズにとかすっていうくしを使ってはいるのだけど
タングルティーザーってやつ
これはこれで気に入ってるものの…
ザッ
つげ櫛が髪にいいってよく聞くから気になってるんだよね

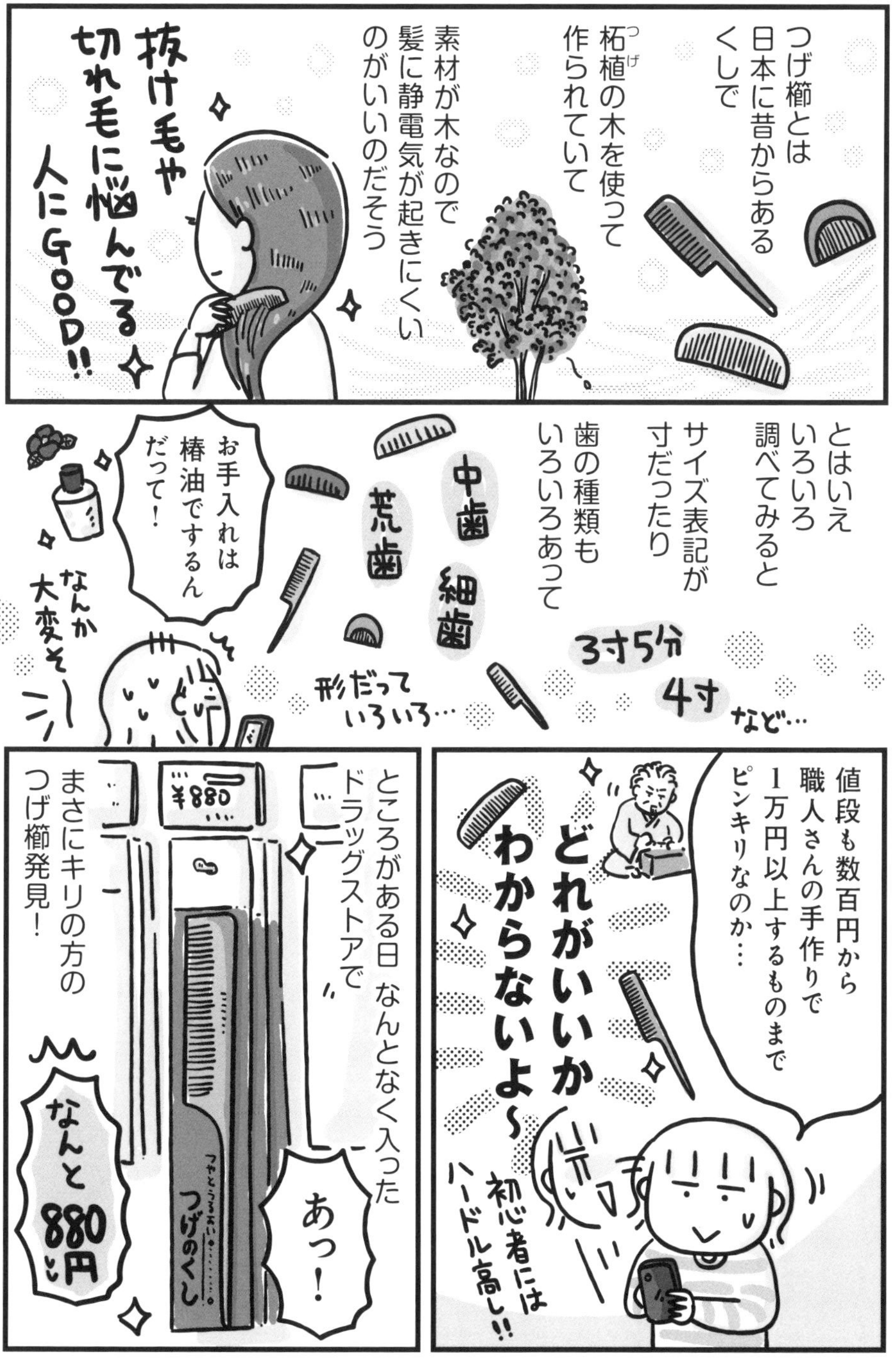
つげ櫛とは日本に昔からあるくしで
柘植《つげ》の木を使って作られていて
素材が木なので髪に静電気が起きにくいのがいいのだそう
抜け毛や切れ毛に悩んでる人にGOOD!!
とはいえいろいろ調べてみると
サイズ表記が寸だったり
歯の種類もいろいろあって
中歯
荒歯
細歯
3寸5分
4寸
など…
形だっていろいろ…
お手入れは椿油でするんだって!
なんか大変そ〜
値段も数百円から職人さんの手作りで1万円以上するものまでピンキリなのか…
どれがいいかわからないよ〜
初心者にはハードル高し!!
ところがある日 なんとなく入ったドラッグストアで
まさにキリの方のつげ櫛発見!
¥880
ツヤとうるおい つげのくし
あっ!
なんと880円

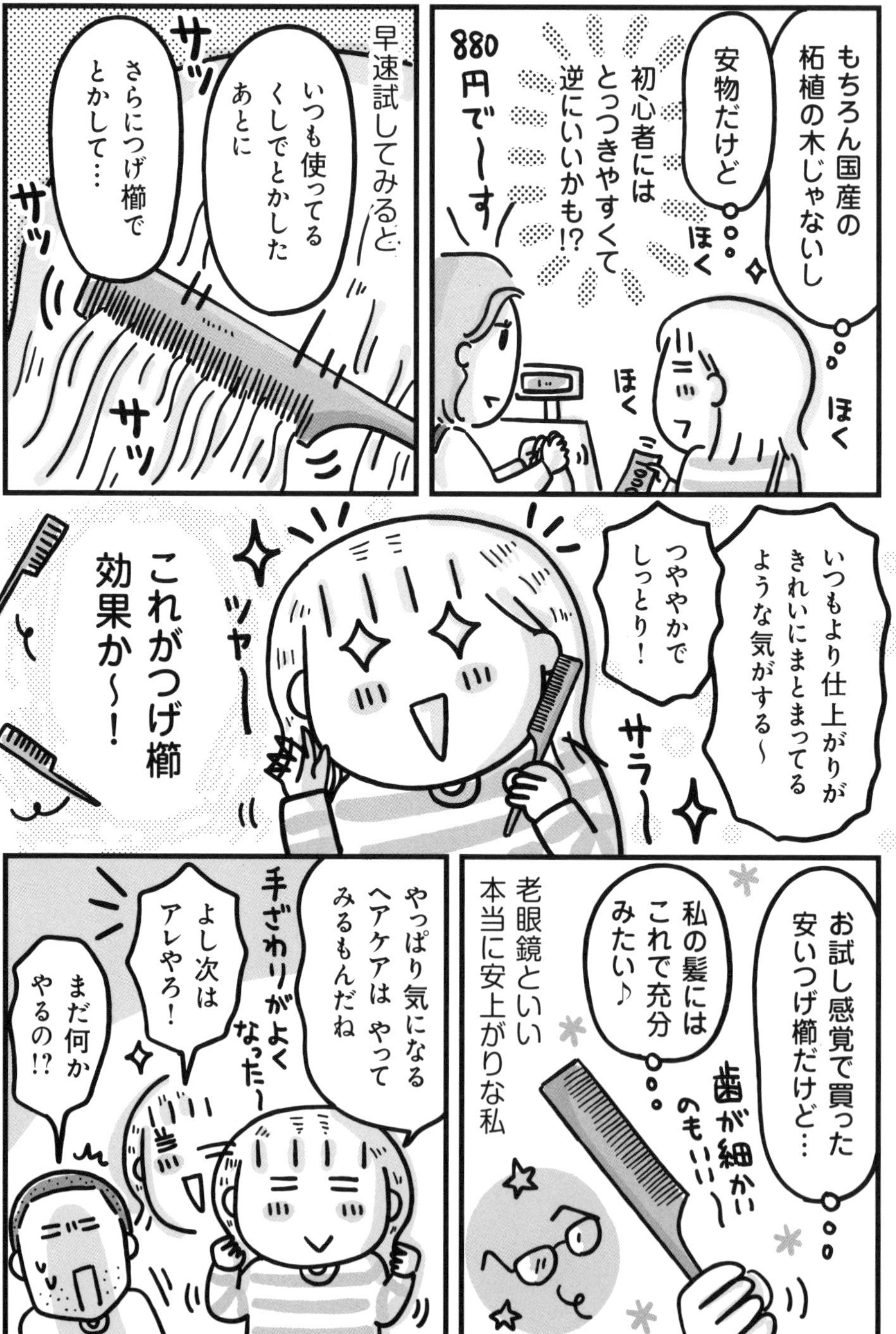
もちろん国産の柘植の木じゃないし
安物だけど
ほく ほく ほく
初心者にはとっつきやすくて逆にいいかも!?
880円で〜す
早速試してみると
いつも使ってるくしでとかしたあとに
さらにつげ櫛でとかして…
サッ サッ サッ
いつもより仕上がりがきれいにまとまってるような気がする〜
つややかでしっとり!
サラ〜
ツヤ〜
これがつげ櫛効果か〜!
お試し感覚で買った安いつげ櫛だけど…
私の髪にはこれで充分みたい♪
歯が細かいのもいい〜
老眼鏡といい本当に安上がりな私
やっぱり気になるヘアケアはやってみるもんだね
手ざわりがよくなった〜
よし次はアレやろ!
まだ何かやるの!?

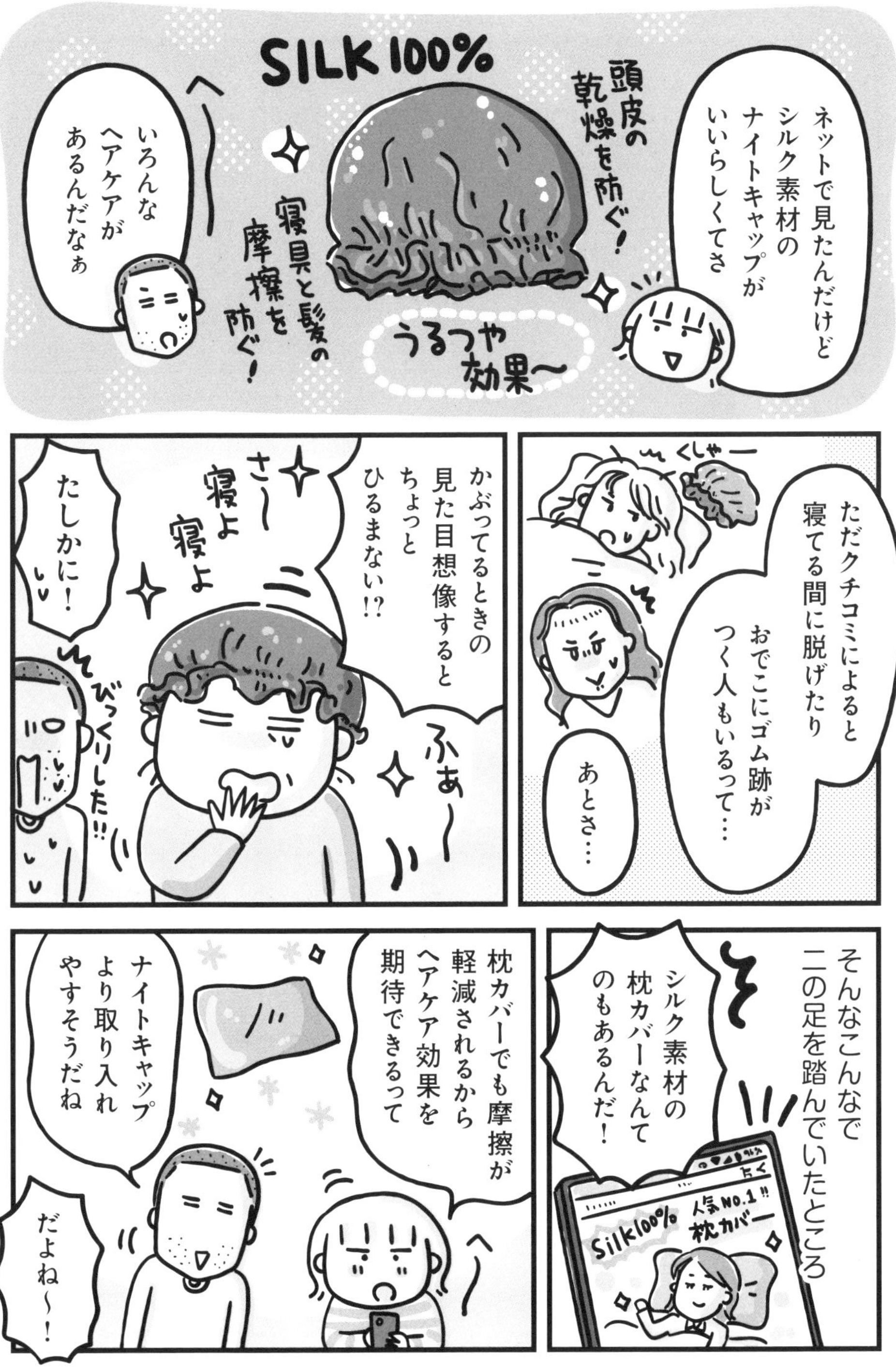
ネットで見たんだけど
シルク素材の
ナイトキャップが
いいらしくてさ
頭皮の乾燥を防ぐ!
SILK 100%
寝具と髪の摩擦を防ぐ!
うるつや効果〜
いろんな
ヘアケアが
あるんだなぁ
へ〜
くしゃー
ただクチコミによると
寝てる間に脱げたり
おでこにゴム跡が
つく人もいるって…
あとさ…
かぶってるときの
見た目想像すると
ちょっと
ひるまない!?
さ〜
寝よ
寝よ
ふあ〜
たしかに!
びっくりした!!
そんなこんなで
二の足を踏んでいたところ
シルク素材の
枕カバーなんて
のもあるんだ!
Silk100%
人気NO.1!!
枕カバー
枕カバーでも摩擦が
軽減されるから
ヘアケア効果を
期待できるって
へ〜
ナイトキャップ
より取り入れ
やすそうだね
だよね〜!

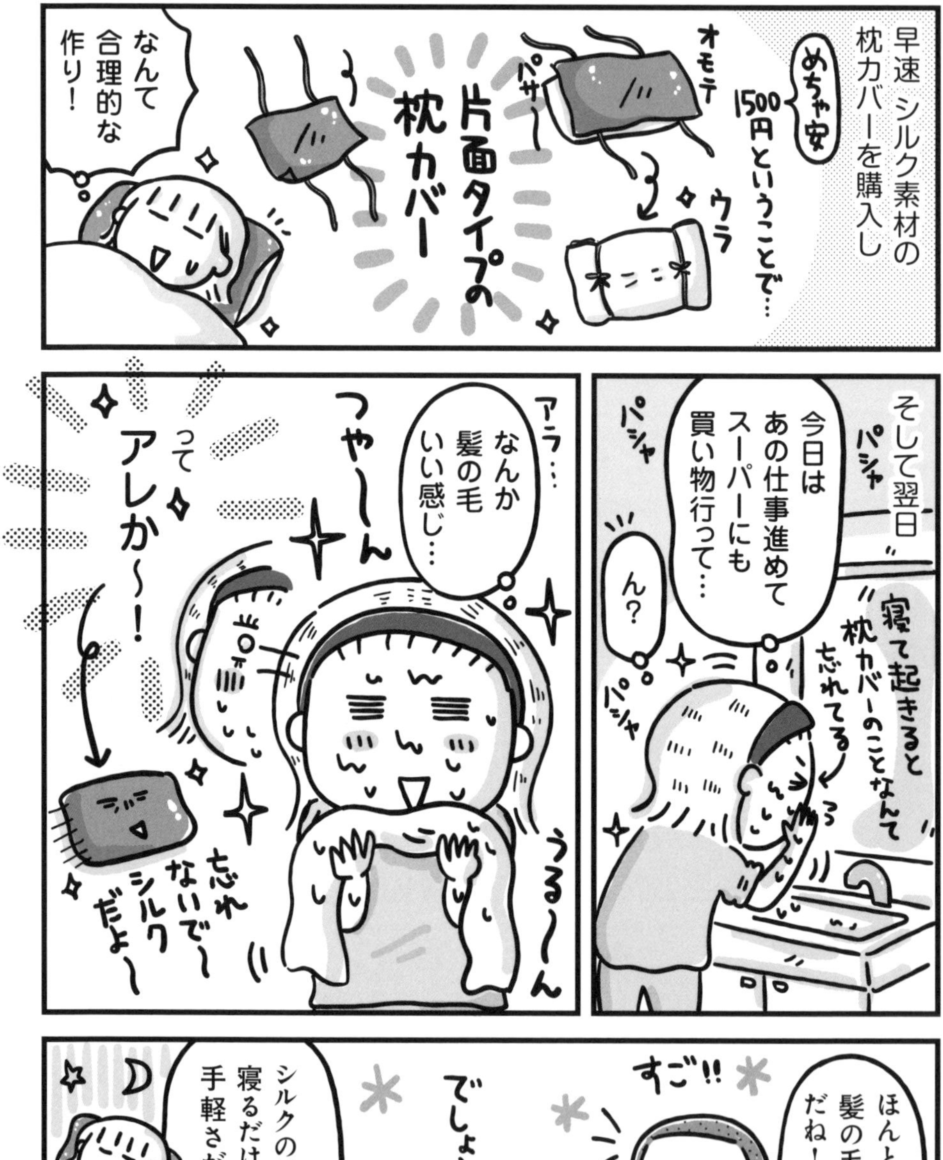
早速 シルク素材の枕カバーを購入し
めちゃ安
1500円ということで…
オモテ
ウラ
パサ～
片面タイプの枕カバー
なんて合理的な作り！
そして翌日
パシャ
今日はあの仕事進めてスーパーにも買い物行って…
パシャ
寝て起きると枕カバーのことなんて忘れてる
ん？
パシャ
アラ…
なんか髪の毛いい感じ…
つや～～ん
ってアレか～～！
うる～～ん
忘れないで～シルクだよ～
ほんと髪の毛ツヤツヤだね！
すご!!
でしょ～
シルクの枕カバーは寝るだけでOKだから手軽さがいいよね～～！
ぐ～

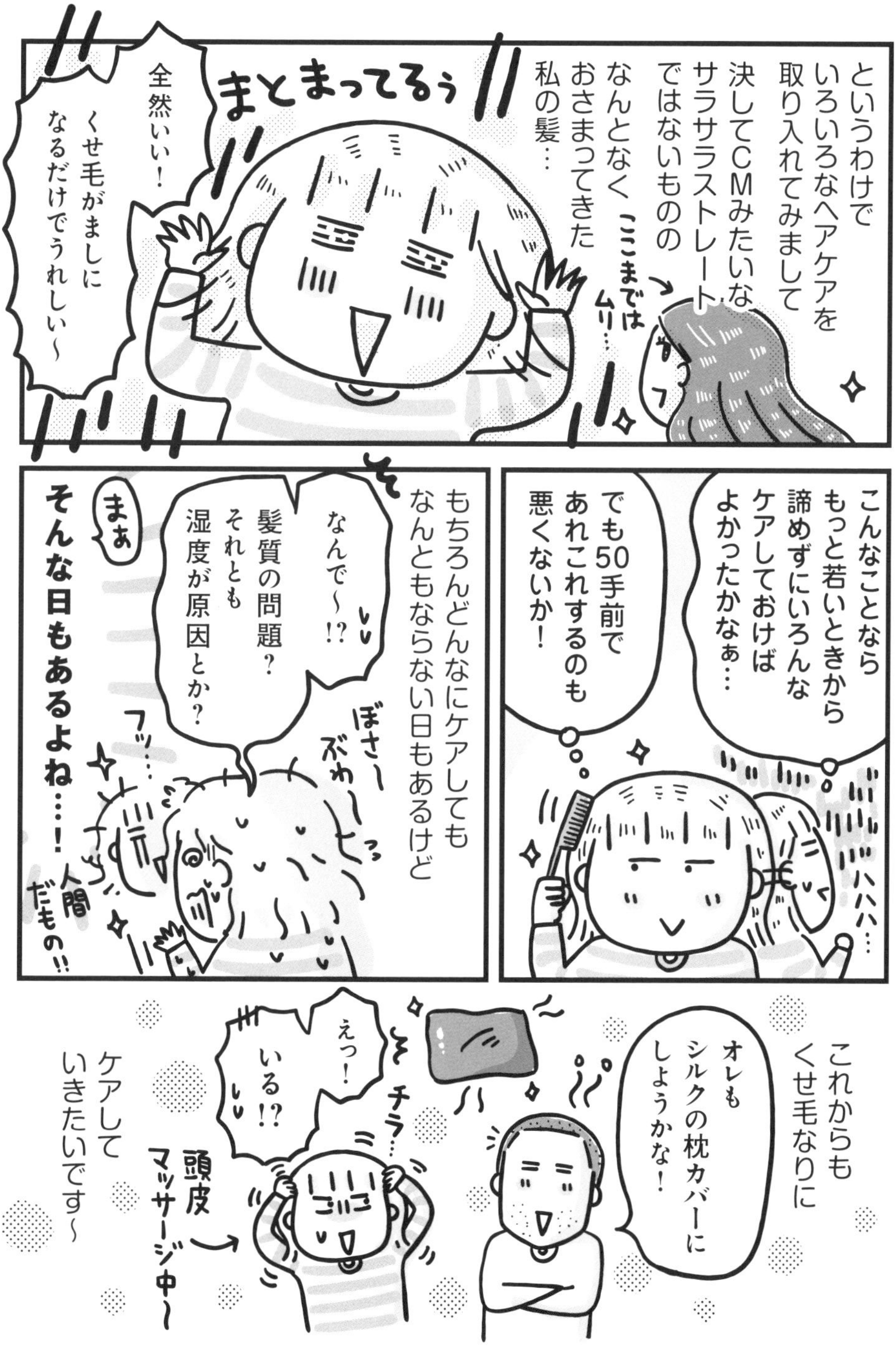
というわけで
いろいろなヘアケアを
取り入れてみまして
決してCMみたいな
サラサラストレート
ではないものの
なんとなく
おさまってきた
私の髪…
ここまではムリ…
まとまってるぅ
全然いい！
くせ毛がましに
なるだけでうれしい〜
こんなことなら
もっと若いときから
諦めずにいろんな
ケアしておけば
よかったかなぁ…
でも50手前で
あれこれするのも
悪くないか！
ハハハ…
もちろんどんなにケアしても
なんともならない日もあるけど
なんで〜!?
髪質の問題？
それとも
湿度が原因とか？
ぼさ〜
ぶわ〜
フッ…
まぁ
そんな日もあるよね…！
人間だもの!!
これからも
くせ毛なりに
オレも
シルクの枕カバーに
しようかな！
チラ…
えっ！
いる!?
頭皮マッサージ中〜
ケアして
いきたいです〜

アロマで気分転換

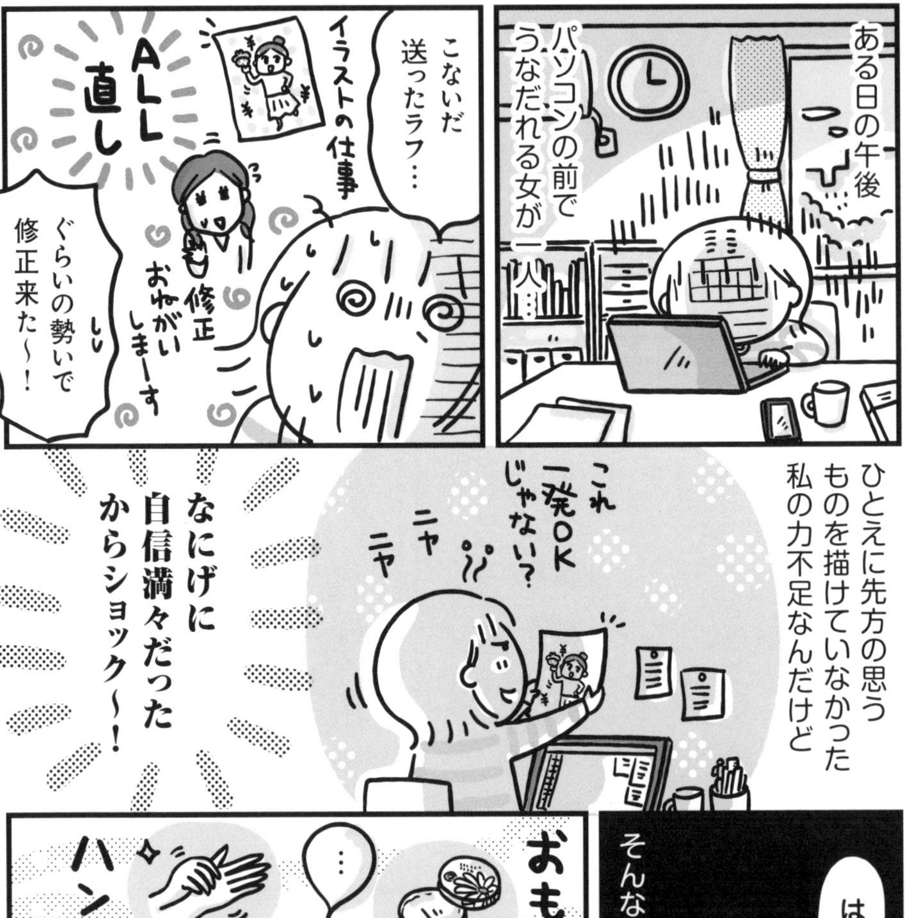
ある日の午後
パソコンの前でうなだれる女が一人…
こないだ送ったラフ…
イラストの仕事
修正おねがいしまーす
ALL直し
ぐらいの勢いで修正来た〜!
ひとえに先方の思うものを描けていなかった私の力不足なんだけど
これ一発OKじゃない?
ニヤニヤ
なにげに自信満々だったからショック〜!
そんなときは…
はぁ
修正しなきゃだけど…
なんだか落ち込んじゃうな
おもむろに
せっせ
ぬりぬり
せっせ
…
せっせ せっせ
ハンドクリームぬりぬり〜

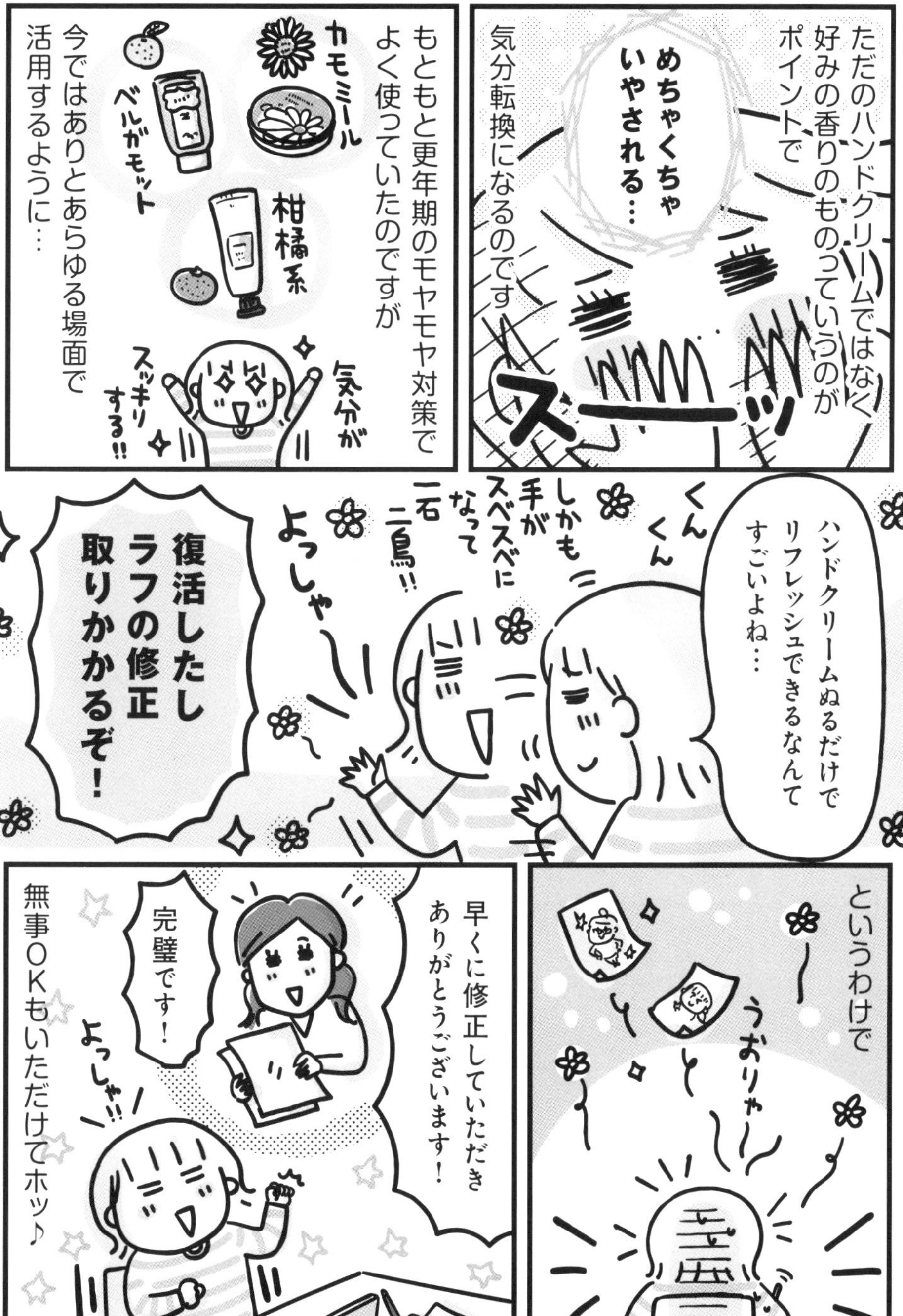
ただのハンドクリームではなく
好みの香りのものっていうのが
ポイントで
めちゃくちゃ
いやされる…
スーーーッ
気分転換になるのです
もともと更年期のモヤモヤ対策で
よく使っていたのですが
カモミール
ベルガモット
柑橘系
気分が
スッキリする!!
今ではありとあらゆる場面で
活用するように…
くんくん
ハンドクリームぬるだけで
リフレッシュできるなんて
すごいよね…
しかも手がスベスベになって
一石二鳥!!
よっしゃ～
復活したし
ラフの修正
取りかかるぞ！
というわけで
うおりゃ～
早くに修正していただき
ありがとうございます！
完璧です！
よっしゃ!!
無事OKもいただけてホッ♪

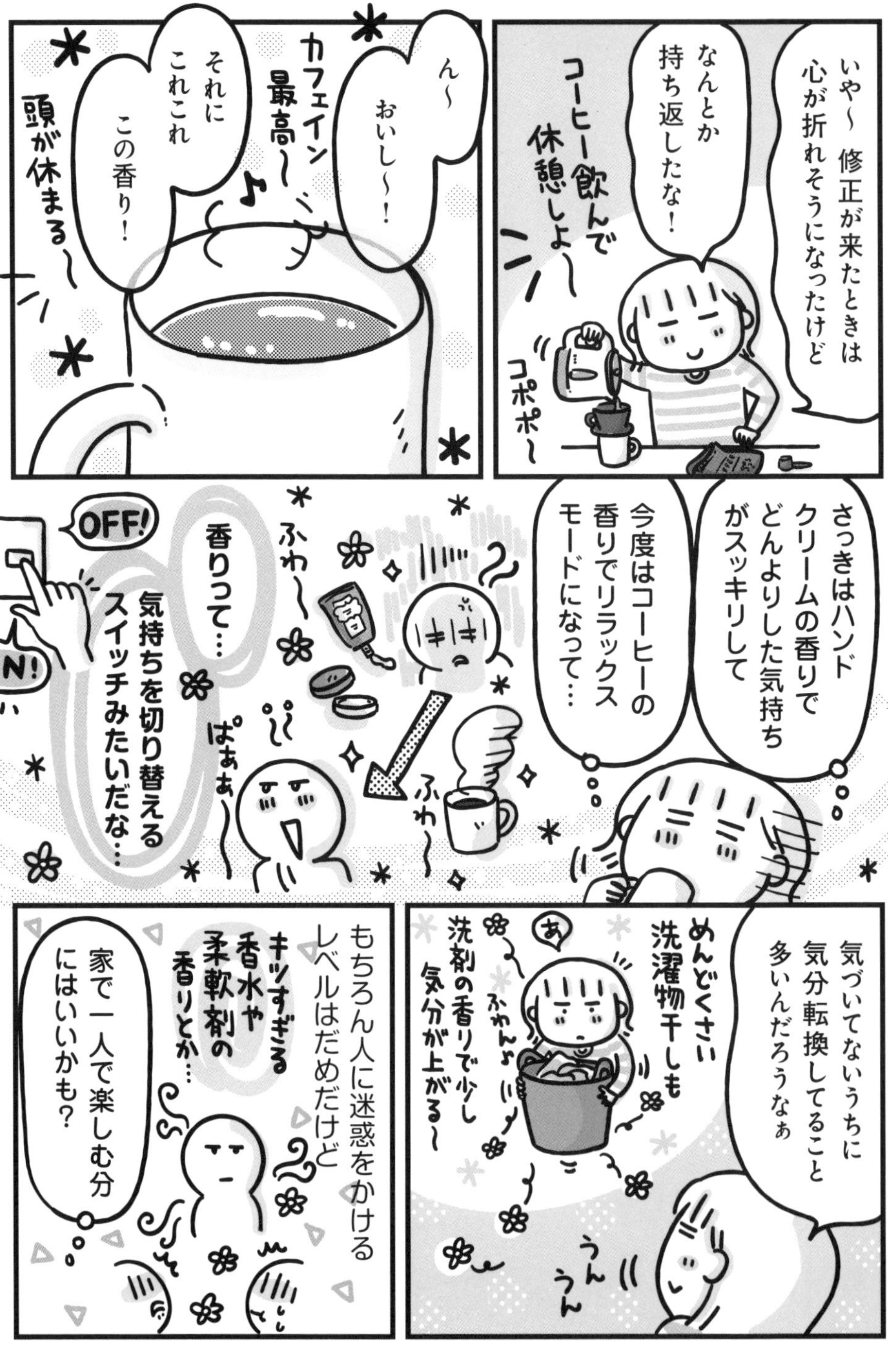
いや～ 修正が来たときは
心が折れそうになったけど
なんとか
持ち返したな！
コーヒー飲んで
休憩しよ～
コポポ～
ん～
おいし～！
カフェイン
最高～
それに
これこれ
この香り！
頭が休まる～
さっきはハンド
クリームの香りで
どんよりした気持ち
がスッキリして
今度はコーヒーの
香りでリラックス
モードになって…
香
ふわ～
ふわ～
ぱぁぁ～
香りって…
気持ちを切り替える
スイッチみたいだな…
OFF!
ON!
気づいてないうちに
気分転換してること
多いんだろうなぁ
あ
めんどくさい
洗濯物干しも
洗剤の香りで少し
気分が上がる～
うん
うん
もちろん人に迷惑をかける
レベルはだめだけど
キツすぎる
香水や
柔軟剤の
香りとか…
家で一人で楽しむ分
にはいいかも？

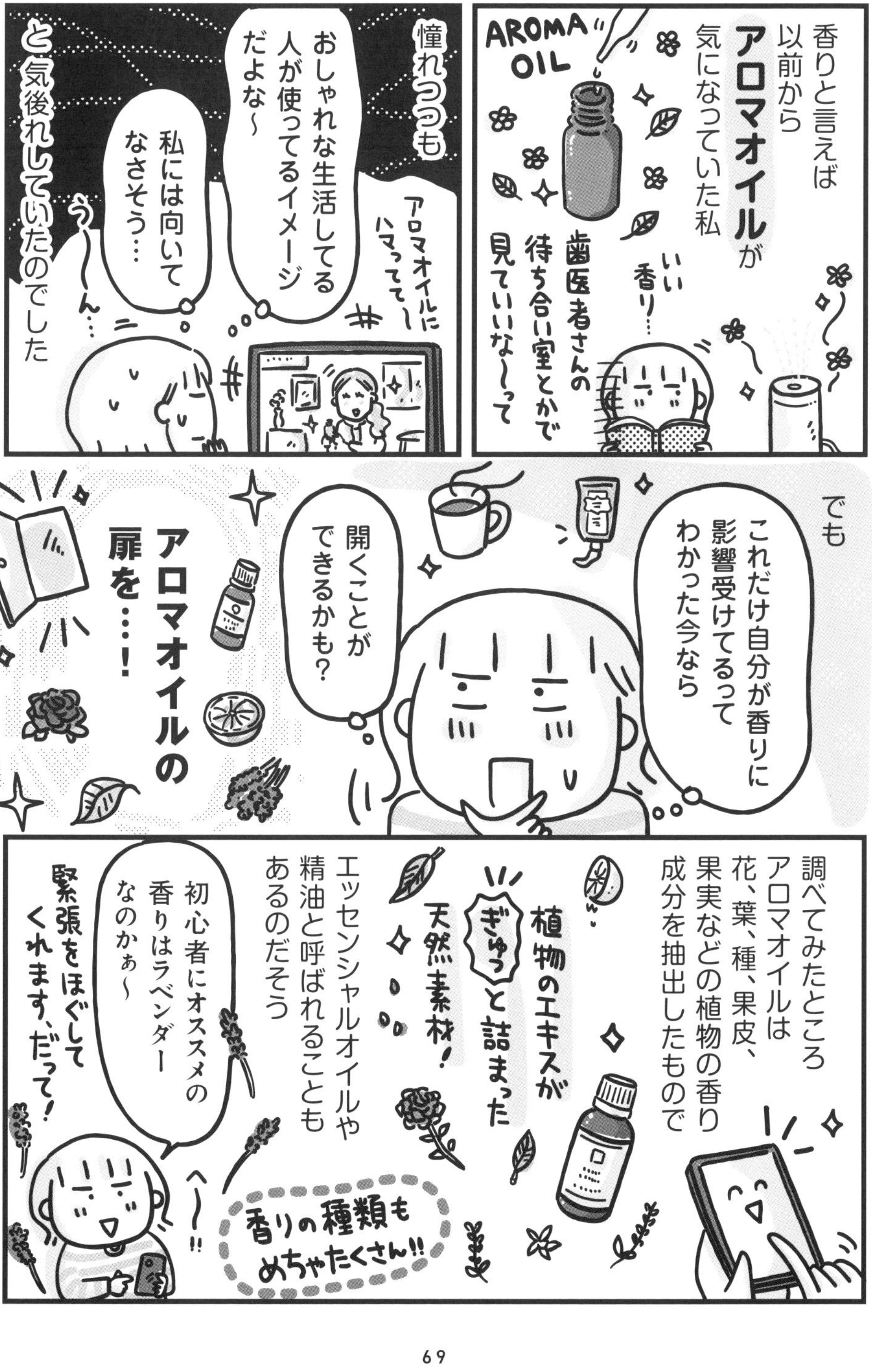
香りと言えば
以前から
アロマオイルが
気になっていた私
AROMA OIL
歯医者さんの
待ち合い室とかで
見ていいな～って
いい
香り…
憧れつつも
おしゃれな生活してる
人が使ってるイメージ
だよな～
アロマオイルに
ハマってて～
私には向いて
なさそう…
う～ん…
と気後れしていたのでした
でも
これだけ自分が香りに
影響受けてるって
わかった今なら
開くことが
できるかも?
アロマオイルの
扉を…!
調べてみたところ
アロマオイルは
花、葉、種、果皮、
果実などの植物の香り
成分を抽出したもので
植物のエキスが
ぎゅっと詰まった
天然素材!
エッセンシャルオイルや
精油と呼ばれることも
あるのだそう
初心者にオススメの
香りはラベンダー
なのかぁ～
緊張をほぐして
くれます、だって!
へ～～!!
香りの種類も
めちゃたくさん!!

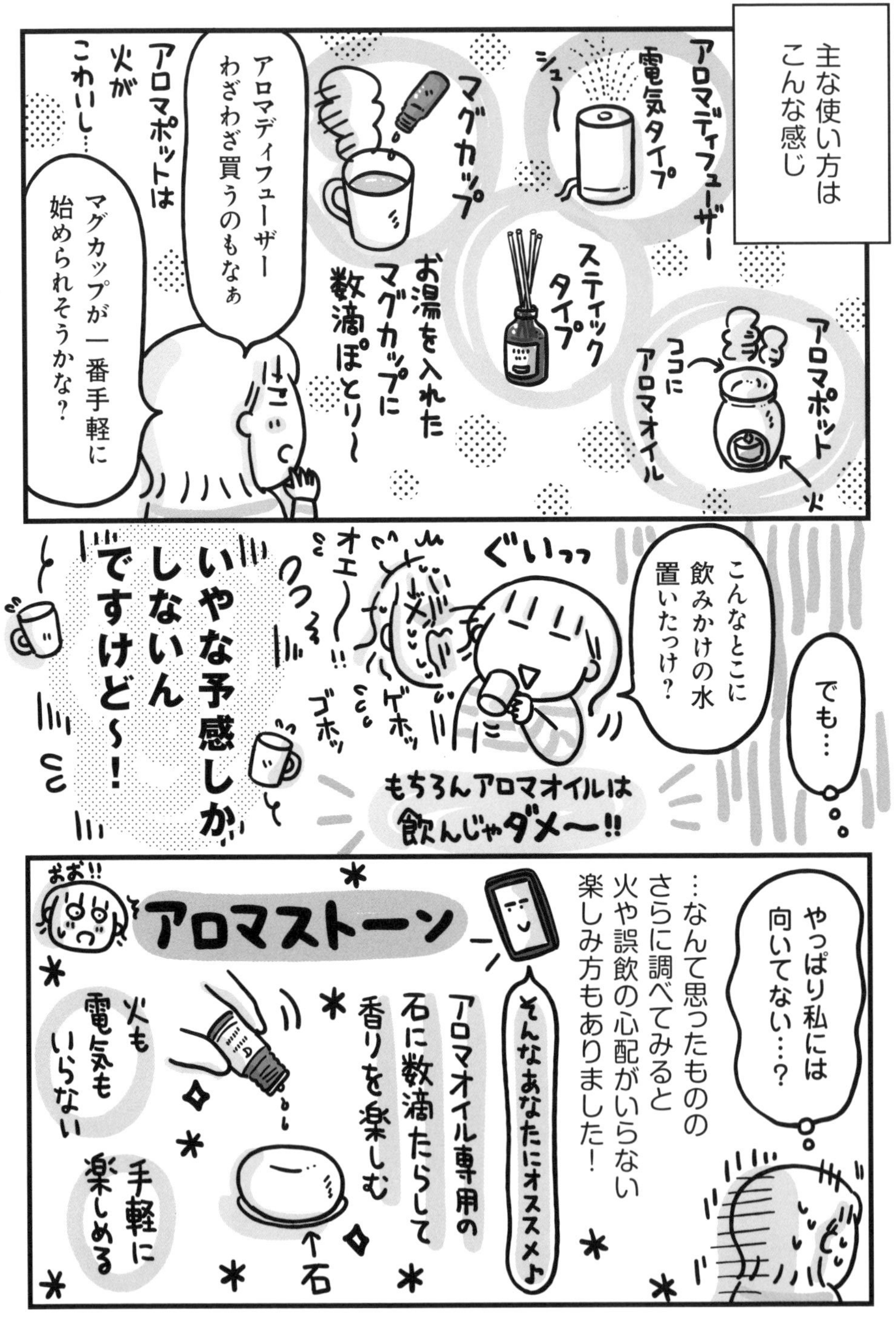
主な使い方は
こんな感じ
アロマディフューザー
電気タイプ
シュ〜
スティックタイプ
アロマポット
ココにアロマオイル
火
マグカップ
お湯を入れたマグカップに数滴ぽとり〜
アロマディフューザーわざわざ買うのもなぁ
アロマポットは火がこわいし…
マグカップが一番手軽に始められそうかな？
でも…
こんなとこに飲みかけの水置いたっけ？
ぐいっっ
オエ〜!!
ゲホッ
ゴホッ
もちろんアロマオイルは飲んじゃダメ〜!!
いやな予感しかしないんですけど〜!
やっぱり私には向いてない…？
…なんて思ったもののさらに調べてみると火や誤飲の心配がいらない楽しみ方もありました！
おお!!
アロマストーン
そんなあなたにオススメよ♪
アロマオイル専用の石に数滴たらして香りを楽しむ
石
火も電気もいらない
手軽に楽しめる

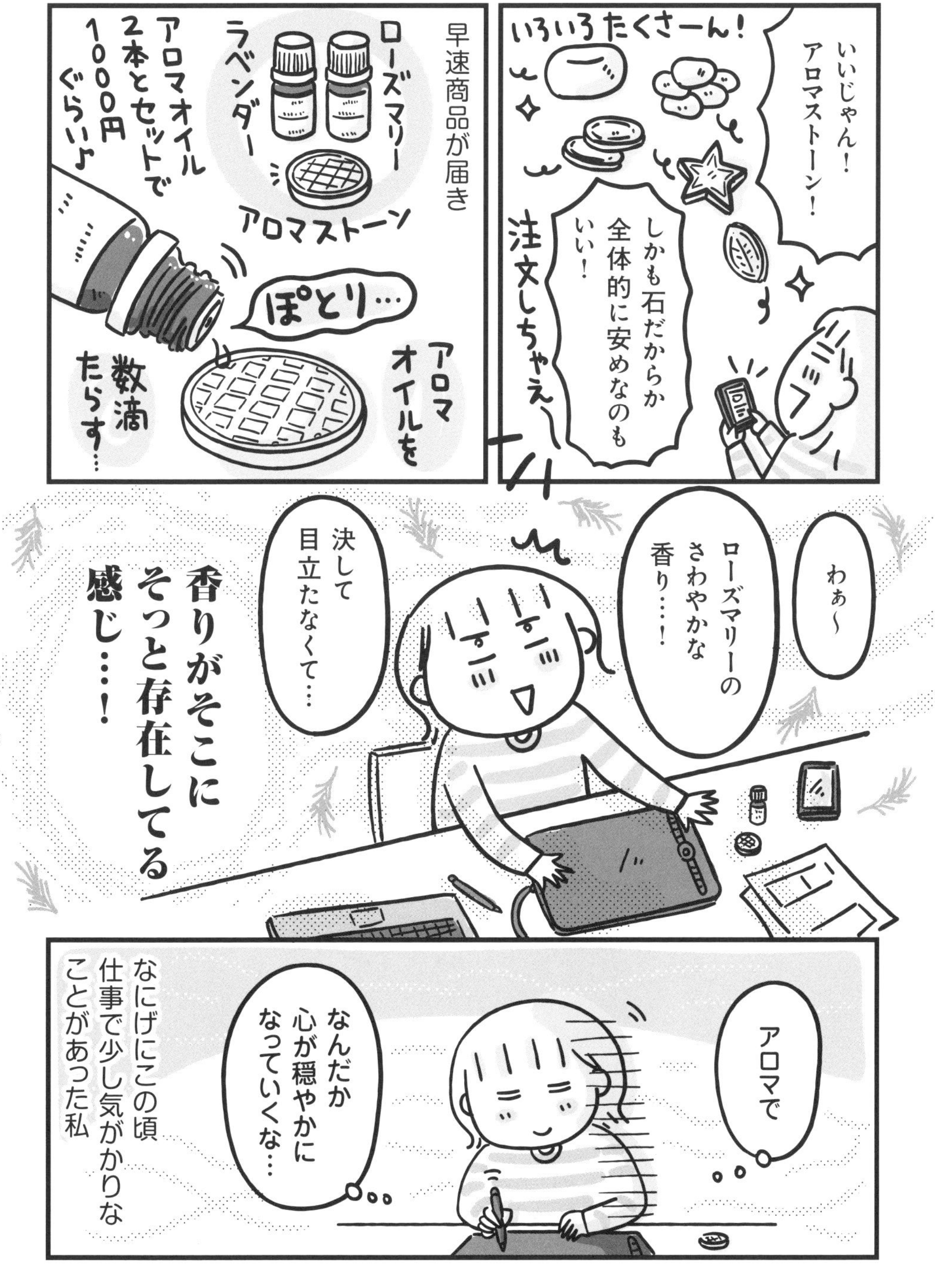
いいじゃん！
アロマストーン！
いろいろたくさーん！
しかも石だからか
全体的に安めなのも
いい！
注文しちゃえ〜
早速商品が届き
ローズマリー
ラベンダー
アロマオイル
2本とセットで
1000円
ぐらい♪
アロマストーン
ぽとり…
アロマ
オイルを
数滴
たらす…
わぁ〜
ローズマリーの
さわやかな
香り…！
決して
目立たなくて…
香りがそこに
そっと存在してる
感じ…！
アロマで
なんだか
心が穏やかに
なっていくな…
なにげにこの頃
仕事で少し気がかりな
ことがあった私

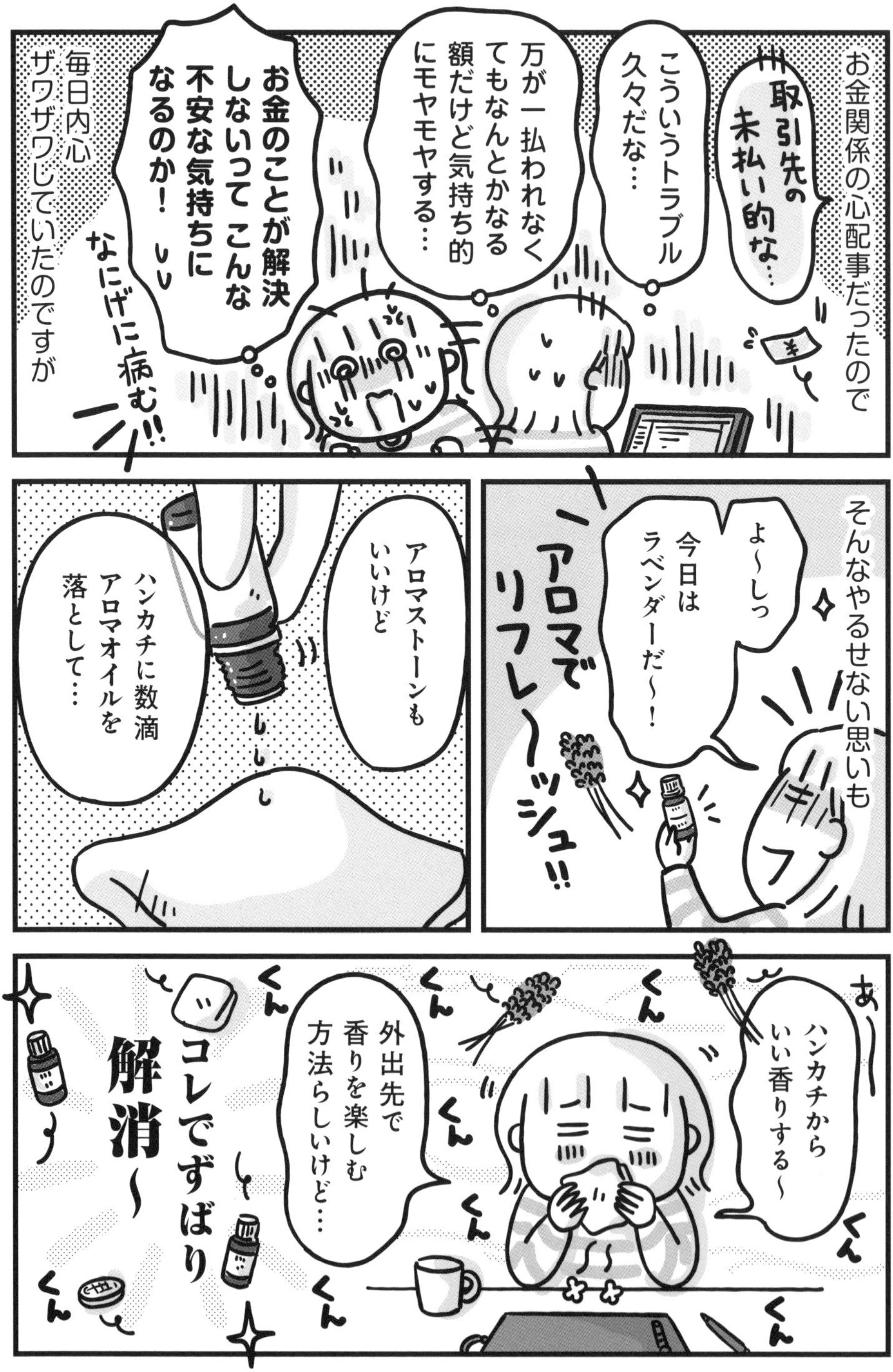
お金関係の心配事だったので
取引先の未払い的な…
こういうトラブル久々だな…
万が一払われなくてもなんとかなる額だけど気持ち的にモヤモヤする…
お金のことが解決しないって こんな不安な気持ちになるのか!
なにげに病む!!
毎日内心ザワザワしていたのですが
そんなやるせない思いも
よ〜しっ 今日はラベンダーだ〜!
アロマでリフレ〜ッシュ!!
アロマストーンもいいけど
ハンカチに数滴アロマオイルを落として…
あ〜
ハンカチからいい香りする〜
くん くん くん くん
外出先で香りを楽しむ方法らしいけど…
くん くん くん くん
コレでずばり解消〜

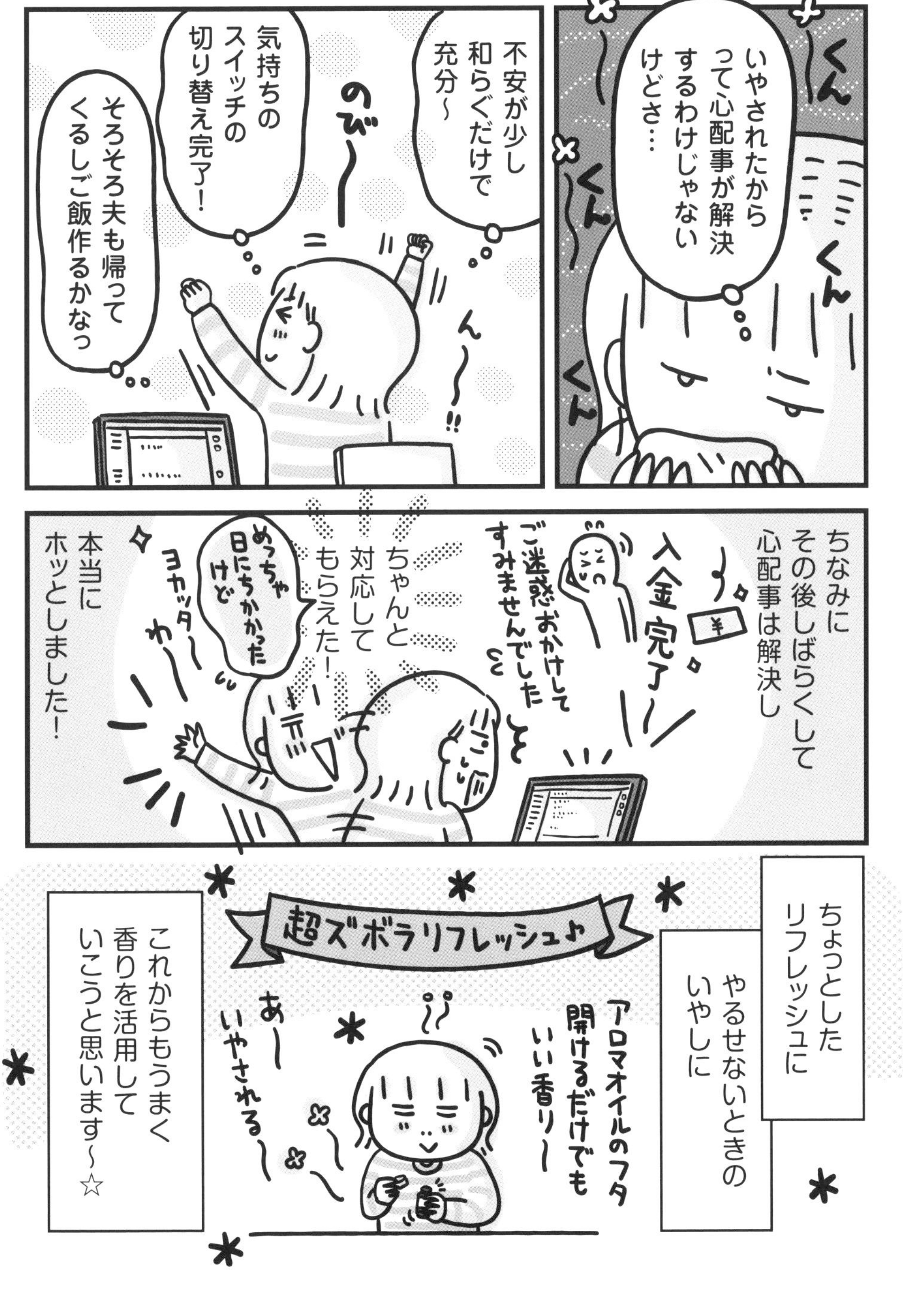
くん
くん
くん
くん
いやされたからって心配事が解決するわけじゃないけどさ…
不安が少し和らぐだけで充分～
のび～
気持ちのスイッチの切り替え完了!
ん～～!!
そろそろ夫も帰ってくるしご飯作るかなっ
ちなみにその後しばらくして心配事は解決し
入金完了～
¥
ご迷惑おかけしてすみませんでした
ちゃんと対応してもらえた!
めっちゃ日にちかかったけど
ヨカッタ～
わ～
本当にホッとしました!
ちょっとしたリフレッシュに
やるせないときのいやしに
超ズボラリフレッシュ♪
アロマオイルのフタ開けるだけでもいい香り～
あ～いやされる～
これからもうまく香りを活用していこうと思います～☆

美眉になりたい！

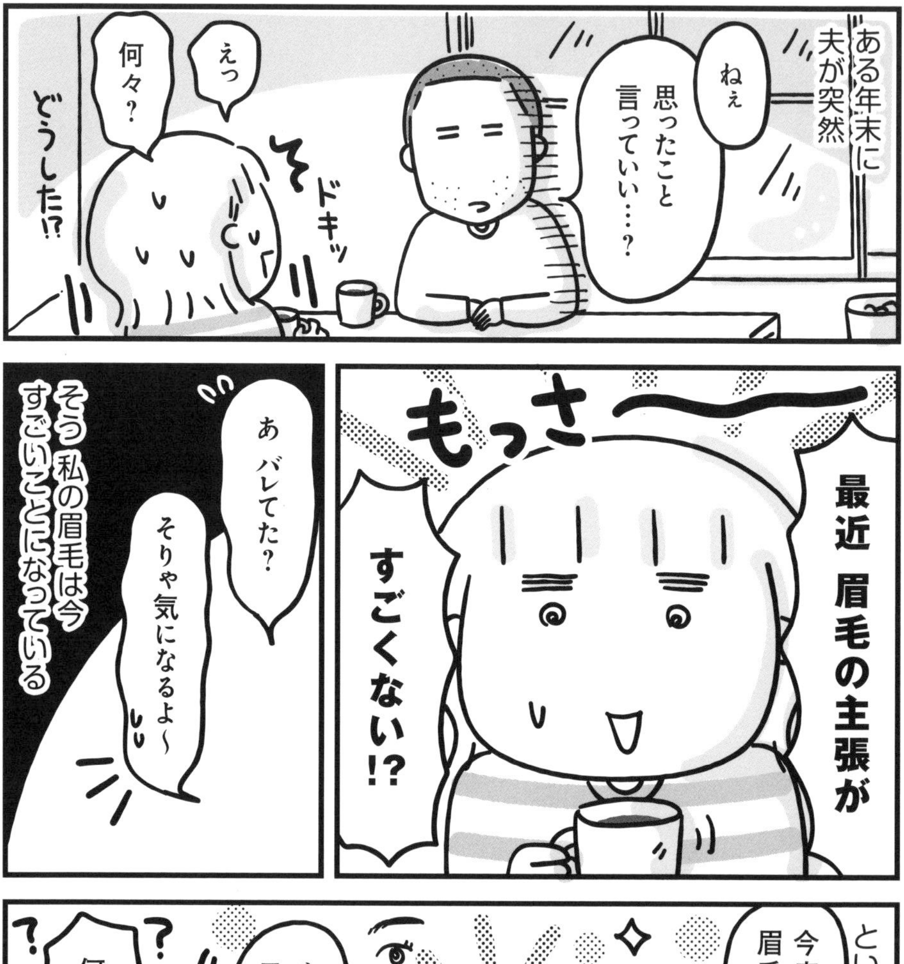

ある年末に夫が突然
ねぇ
思ったこと言っていい…？
ドキッ
えっ
何々？
どうした⁉
もっさ――
最近 眉毛の主張が
すごくない⁉
あ バレてた？
そりゃ気になるよ～
そう 私の眉毛は今 すごいことになっている
というのも
今度さ～ 眉毛専用サロンで
ワックス脱毛
やろうと思ってて！
何それ？

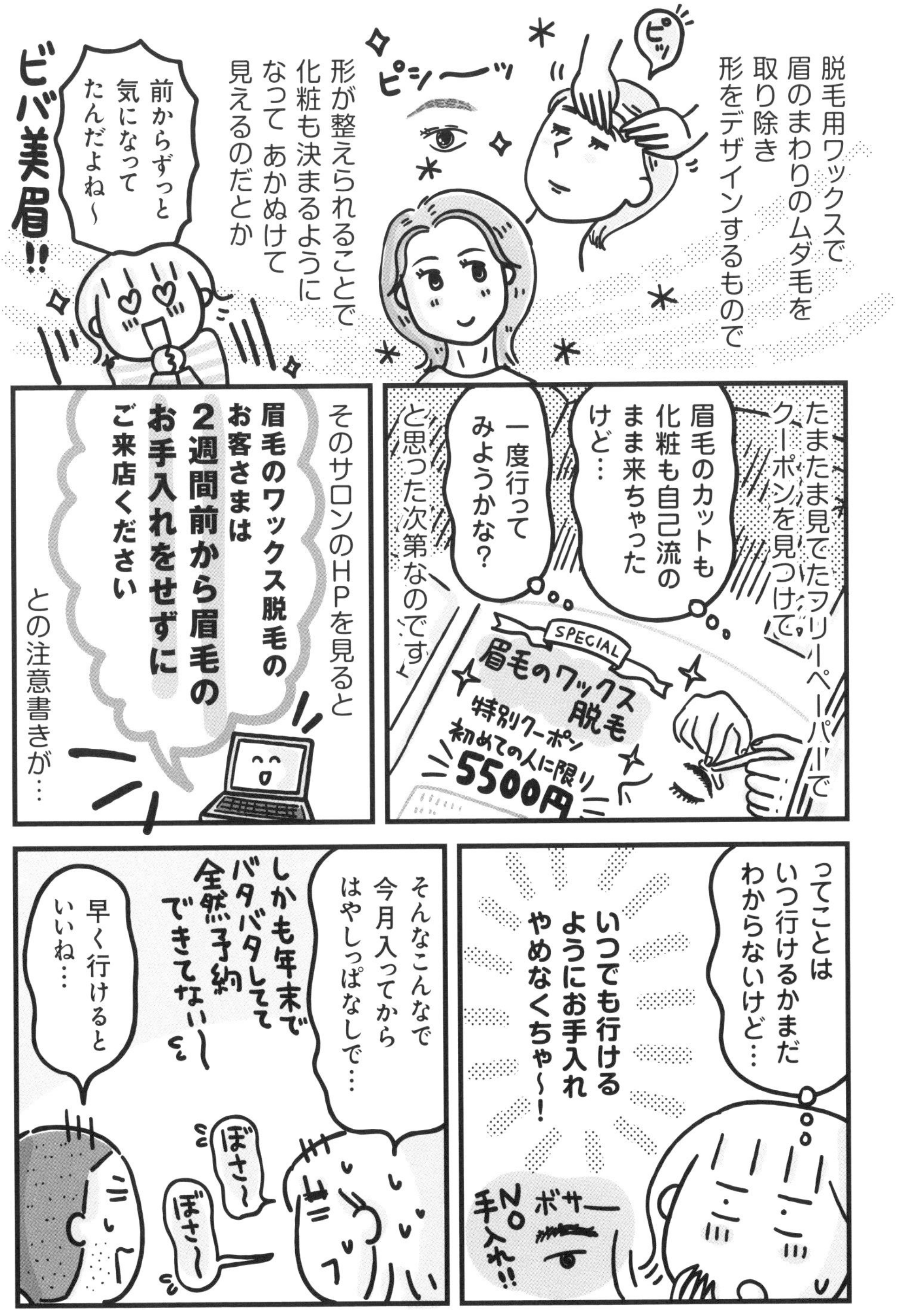
脱毛用ワックスで眉のまわりのムダ毛を取り除き形をデザインするもので
ピッ
ピシ〜ーッ
形が整えられることで化粧も決まるようになって あかぬけて見えるのだとか
前からずっと気になってたんだよね〜
ビバ美眉!!
たまたま見てたフリーペーパーでクーポンを見つけて
眉毛のカットも化粧も自己流のまま来ちゃったけど…
一度行ってみようかな？
と思った次第なのです
SPECIAL
眉毛のワックス脱毛
特別クーポン
初めての人に限り
5500円
そのサロンのHPを見ると
眉毛のワックス脱毛のお客さまは2週間前から眉毛のお手入れをせずにご来店ください
との注意書きが…
ってことはいつ行けるかまだわからないけど…
いつでも行けるようにお手入れやめなくちゃ〜！
ボサー
No手入れ!!
そんなこんなで今月入ってからはやしっぱなしで…
しかも年末でバタバタしてて全然予約できてない〜
ぼさ〜
ぼさ〜
早く行けるといいね…

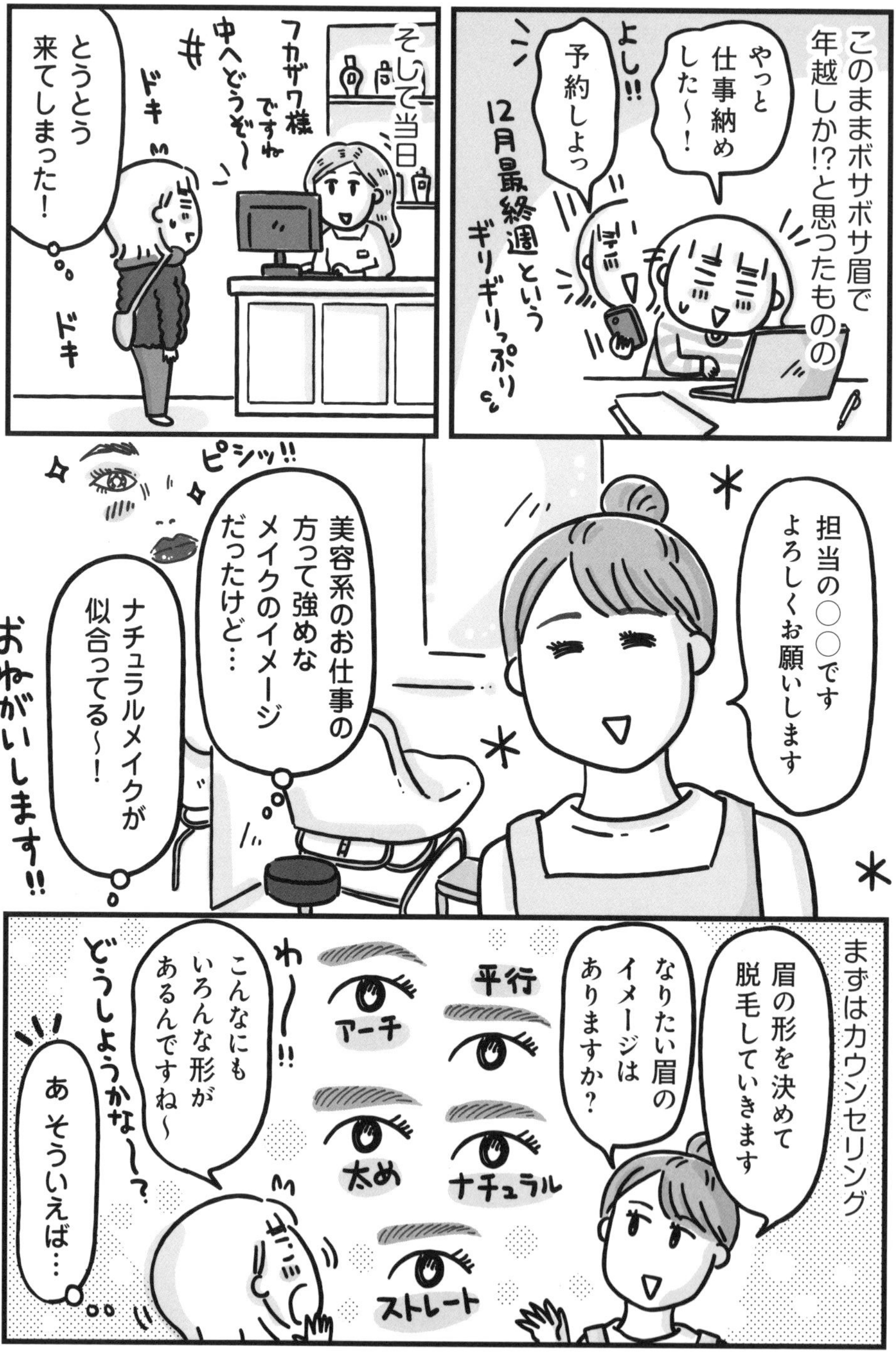
このままボサボサ眉で年越しか!?と思ったものの
やっと仕事納めした〜!
よし!!
予約しよっ
12月最終週というギリギリっぷり
そして当日
フカザワ様ですね
中へどうぞ〜
ドキ
ドキ
とうとう来てしまった!
担当の○○です よろしくお願いします
ピシッ!!
美容系のお仕事の方って強めなメイクのイメージだったけど…
ナチュラルメイクが似合ってる〜!
おねがいします!!
まずはカウンセリング
眉の形を決めて脱毛していきます
なりたい眉のイメージはありますか?
平行
アーチ
太め
ナチュラル
ストレート
わ〜!!
こんなにもいろんな形があるんですね〜
どうしようかな〜?
あ そういえば…

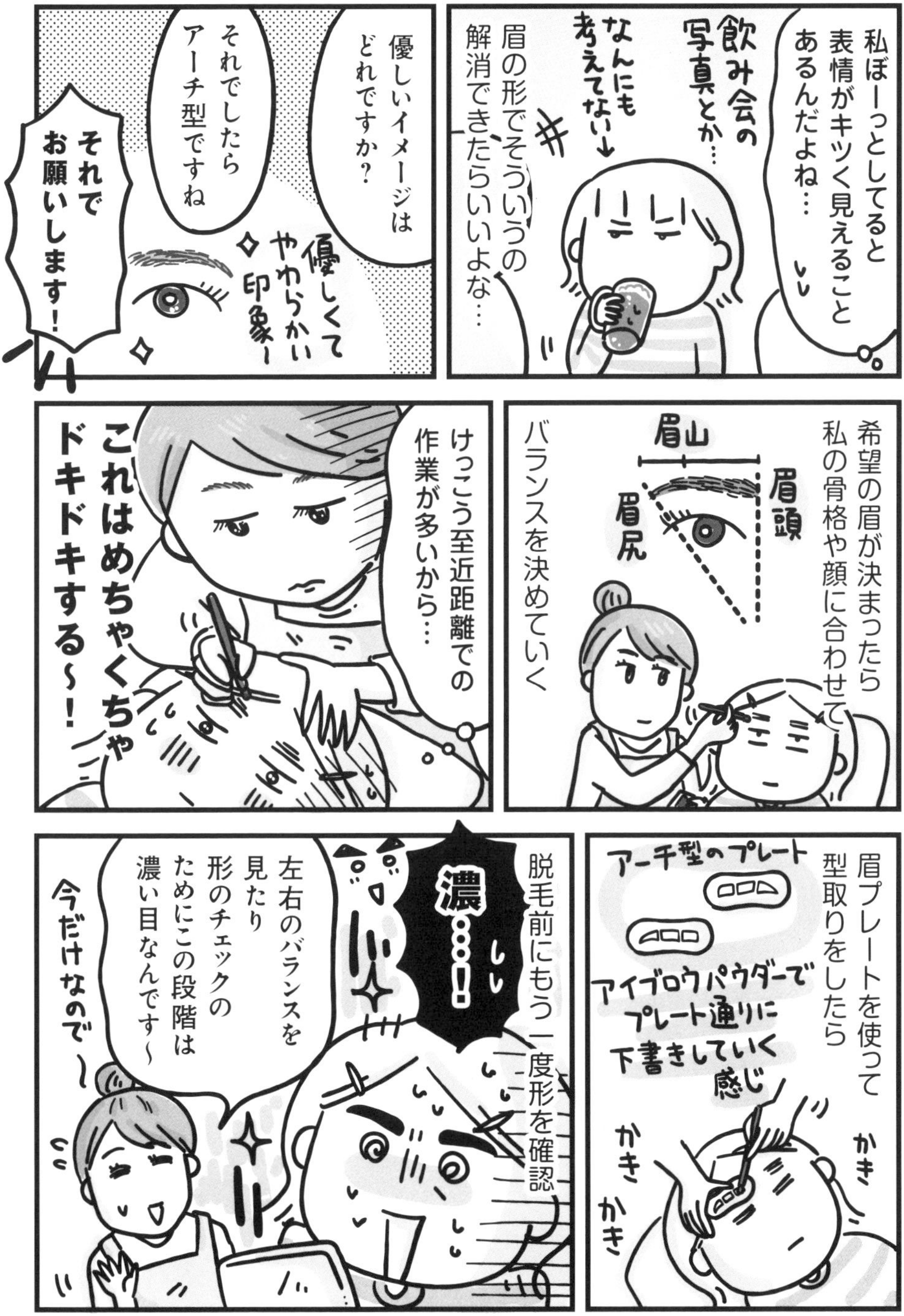
私ぼーっとしてると表情がキツく見えることあるんだよね…
飲み会の写真とか…
なんにも考えてない↓
眉の形でそういうの解消できたらいいよな…
優しいイメージはどれですか？
それでしたらアーチ型ですね
優しくてやわらかい印象～
それでお願いします！
希望の眉が決まったら私の骨格や顔に合わせてバランスを決めていく
眉山
眉頭
眉尻
けっこう至近距離での作業が多いから…
これはめちゃくちゃドキドキする～！
眉プレートを使って型取りをしたら
アーチ型のプレート
アイブロウパウダーでプレート通りに下書きしていく感じ
かきかき
かきかき
脱毛前にもう一度形を確認
濃…！
左右のバランスを見たり形のチェックのためにこの段階は濃い目なんです～
今だけなので～

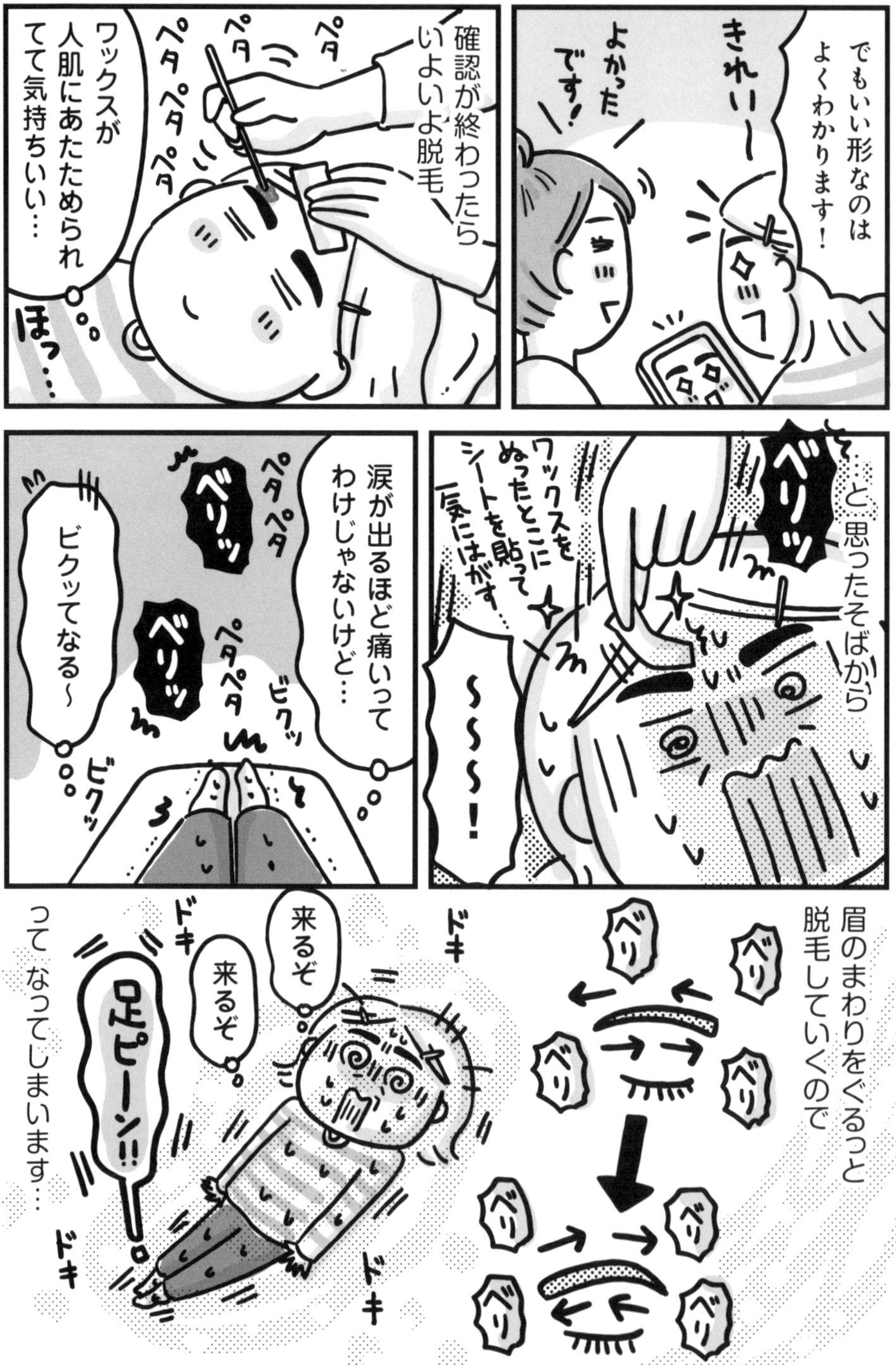
でもいい形なのは
よくわかります!
きれい〜
よかったです!
確認が終わったら
いよいよ脱毛
ペタ
ペタ
ペタペタペタ
ワックスが
人肌にあたためられ
てて気持ちいい…
ほっ…
ベリッ
…と思ったそばから
ワックスを
ぬったとこに
シートを貼って
一気にはがす…
〜〜〜!
涙が出るほど痛いって
わけじゃないけど…
ペタペタ
ベリッ
ペタペタ
ベリッ
ビクッ
ビクッ
ビクッてなる〜
眉のまわりをぐるっと
脱毛していくので
ベリ
ベリ
ベリ
ベリ
ベリ
ベリ
ベリ
ベリ
ドキ
来るぞ
来るぞ
ドキ
足ピーン!!
ドキ
ドキ
ってなってしまいます…

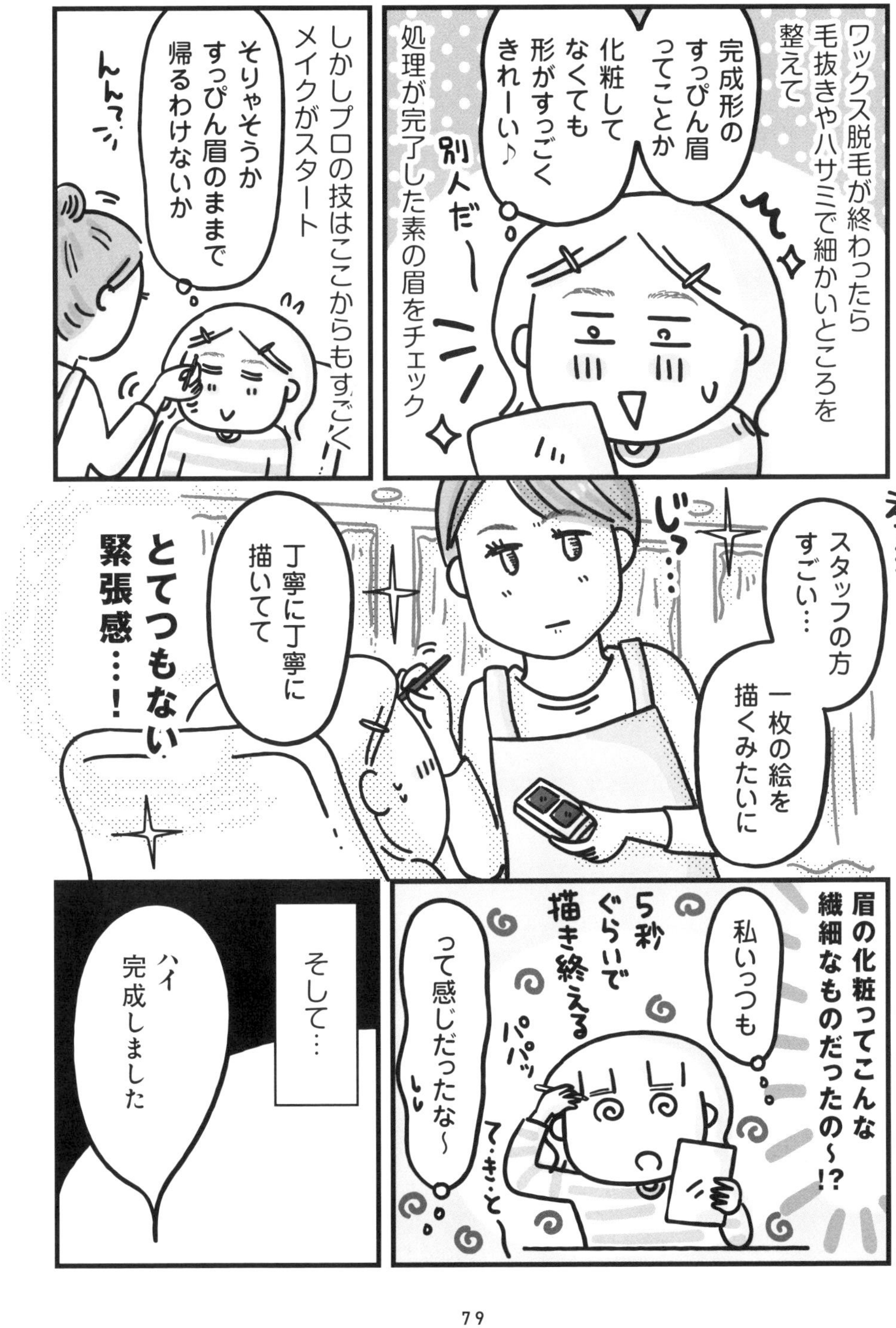
ワックス脱毛が終わったら
毛抜きやハサミで細かいところを
整えて
完成形のすっぴん眉ってことか
化粧してなくても形がすっごくきれーい♪
別人だ〜
処理が完了した素の眉をチェック
しかしプロの技はここからもすごく
メイクがスタート
そりゃそうかすっぴん眉のままで帰るわけないか
んん？
えっ…
スタッフの方すごい…
一枚の絵を描くみたいに
じっ…
丁寧に丁寧に描いてて
とてつもない緊張感…！
眉の化粧ってこんな繊細なものだったの〜!?
私いっつも
5秒ぐらいで描き終える
パパッ
って感じだったな〜
て・き・と〜
そして…
ハイ 完成しました

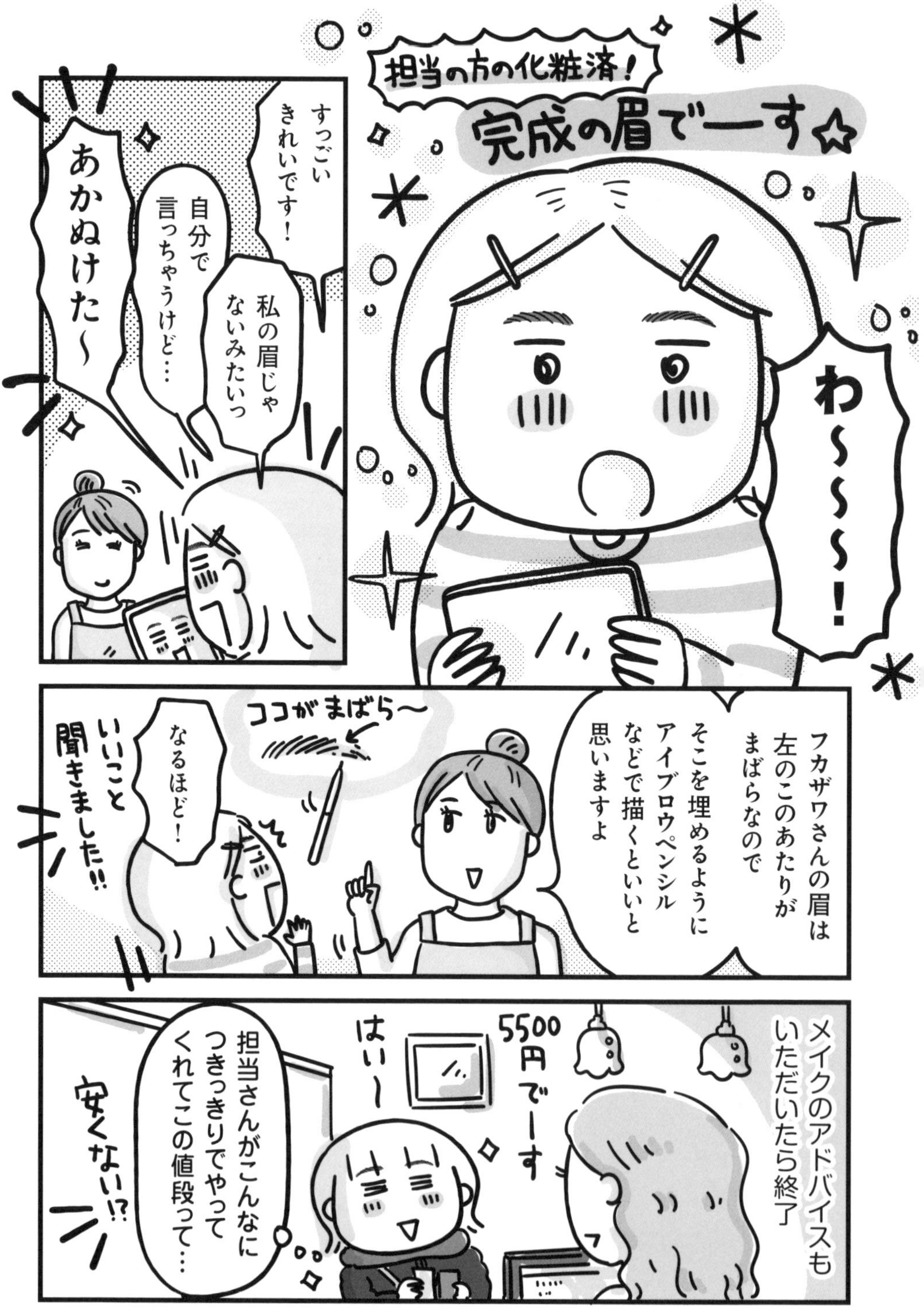

担当の方の化粧済！
完成の眉でーす☆
わ〜〜〜！
すっごいきれいです！
私の眉じゃないみたいっ
自分で言っちゃうけど…
あかぬけた〜
フカザワさんの眉は左のこのあたりがまばらなので
そこを埋めるようにアイブロウペンシルなどで描くといいと思いますよ
ココがまばら〜
なるほど！
いいこと聞きました!!
メイクのアドバイスもいただいたら終了
5500円でーす
はい〜
担当さんがこんなにつきっきりでやってくれてこの値段って…
安くない!?

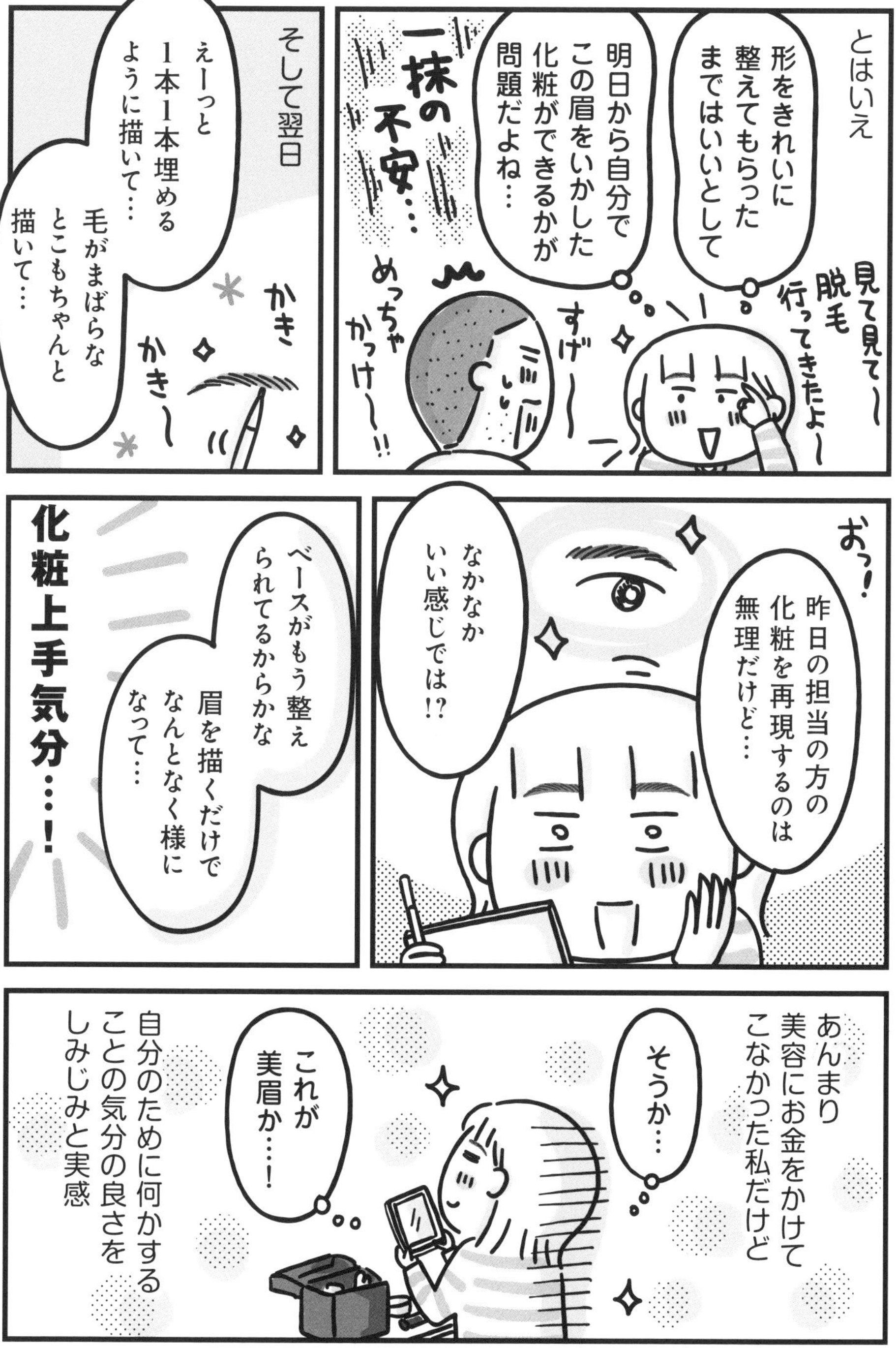
とはいえ
見て見て〜
脱毛行ってきたよ〜
形をきれいに整えてもらったまではいいとして
明日から自分でこの眉をいかした化粧ができるかが問題だよね…
すげ〜
一抹の不安…
めっちゃかっけ〜!!
そして翌日
えーっと1本1本埋めるように描いて…
毛がまばらなとこもちゃんと描いて…
かき
かき〜
おっ!
昨日の担当の方の化粧を再現するのは無理だけど…
なかなかいい感じでは!?
ベースがもう整えられてるからかな
眉を描くだけでなんとなく様になって…
化粧上手気分…!
あんまり美容にお金をかけてこなかった私だけど
そうか…
これが美眉か…!
自分のために何かすることの気分の良さをしみじみと実感

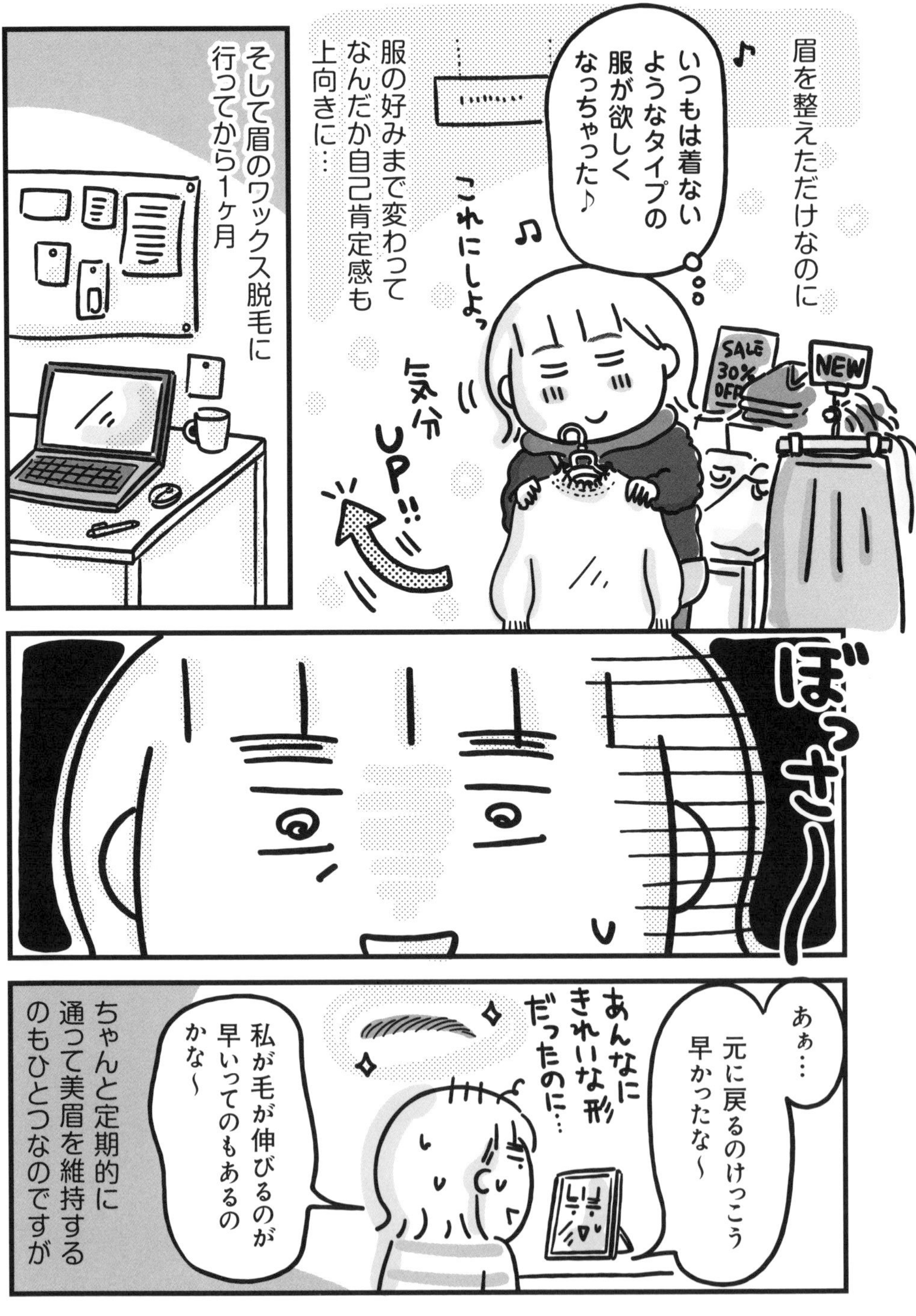
眉を整えただけなのに
いつもは着ないようなタイプの服が欲しくなっちゃった♪
これにしよっ
SALE 30% OFF
NEW
気分UP!!
服の好みまで変わってなんだか自己肯定感も上向きに…
そして眉のワックス脱毛に行ってから1ヶ月
ぼっさ～
あぁ…
元に戻るのけっこう早かったな～
あんなにきれいな形だったのに…
私が毛が伸びるのが早いってのもあるのかな～
ちゃんと定期的に通って美眉を維持するのもひとつなのですが

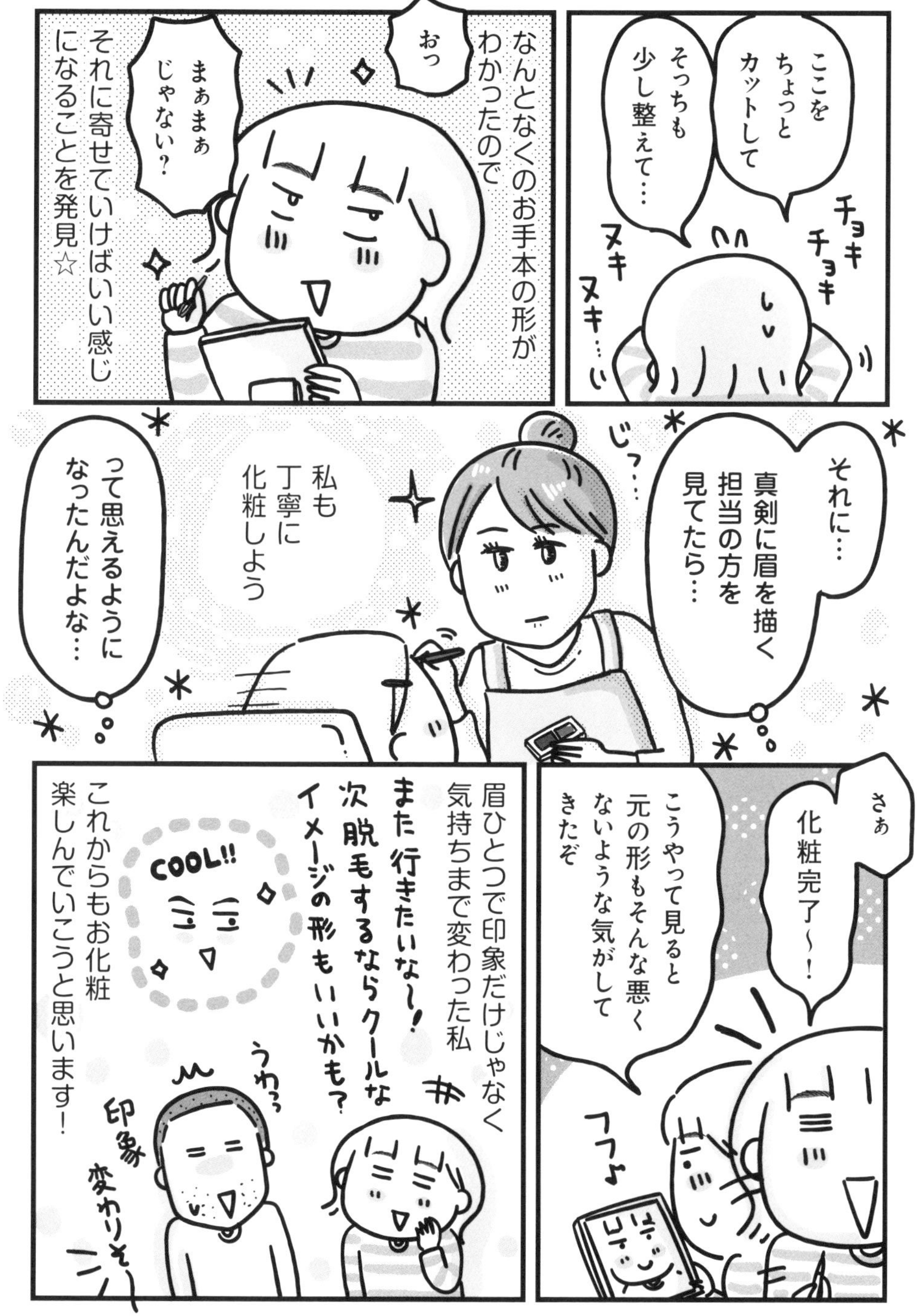
ここをちょっとカットして
そっちも少し整えて…
チョキチョキ
ヌキヌキ…
なんとなくのお手本の形がわかったので
おっ
まぁまぁじゃない？
それに寄せていけばいい感じになることを発見☆
それに…真剣に眉を描く担当の方を見てたら…
じっ…
私も丁寧に化粧しよう
って思えるようになったんだよな…
さぁ
化粧完了〜！
こうやって見ると元の形もそんな悪くないような気がしてきたぞ
眉ひとつで印象だけじゃなく気持ちまで変わった私
また行きたいな〜！
次脱毛するならクールなイメージの形もいいかも？
COOL!!
うわっっ
印象変わりそ〜
これからもお化粧楽しんでいこうと思います！

貧乏性のビューラー選び

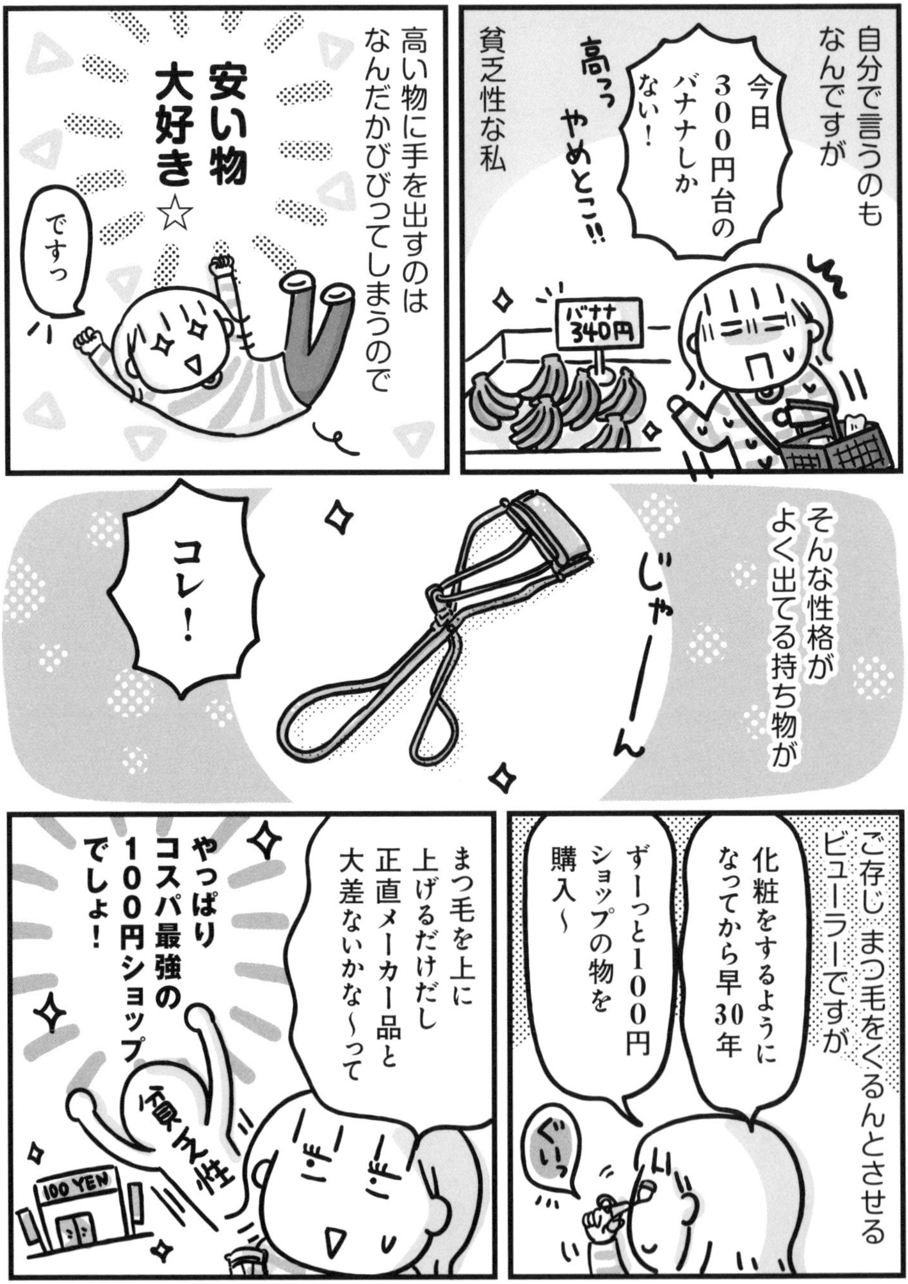

自分で言うのも なんですが
今日 300円台の バナナしか ない！
高っっ やめとこ!!
バナナ 340円
貧乏性な私
高い物に手を出すのは なんだかびびってしまうので
安い物 大好き☆
ですっ
そんな性格が よく出てる持ち物が
じゃーーん
コレ！
ご存じ まつ毛をくるんとさせる ビューラーですが
化粧をするように なってから早30年
ずーっと100円 ショップの物を 購入〜
ぐいっ
まつ毛を上に 上げるだけだし 正直メーカー品と 大差ないかな〜って
やっぱり コスパ最強の 100円ショップ でしょ！
貧乏性
100 YEN

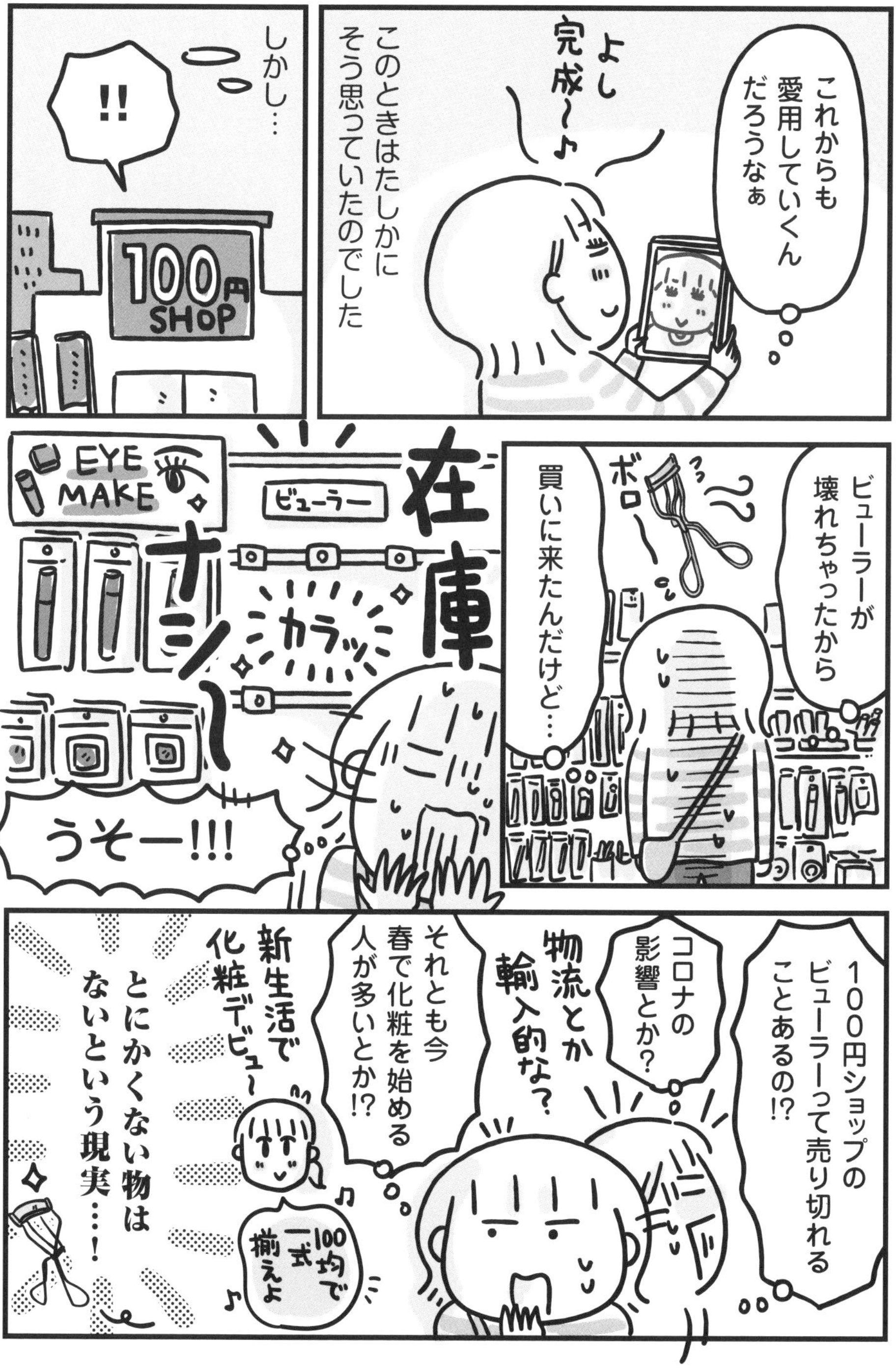
これからも愛用していくんだろうなぁ
よし完成〜♪
このときはたしかにそう思っていたのでした
しかし…
!!
100円 SHOP
ビューラーが壊れちゃったから
ボロ〜
買いに来たんだけど…
EYE MAKE
ビューラー
在庫ナシ
カラッ
うそー!!!
100円ショップのビューラーって売り切れることあるの!?
コロナの影響とか?
物流とか輸入的な?
それとも今春で化粧を始める人が多いとか!?
新生活で化粧デビュ〜
100均で一式揃えよ
とにかくない物はないという現実…!

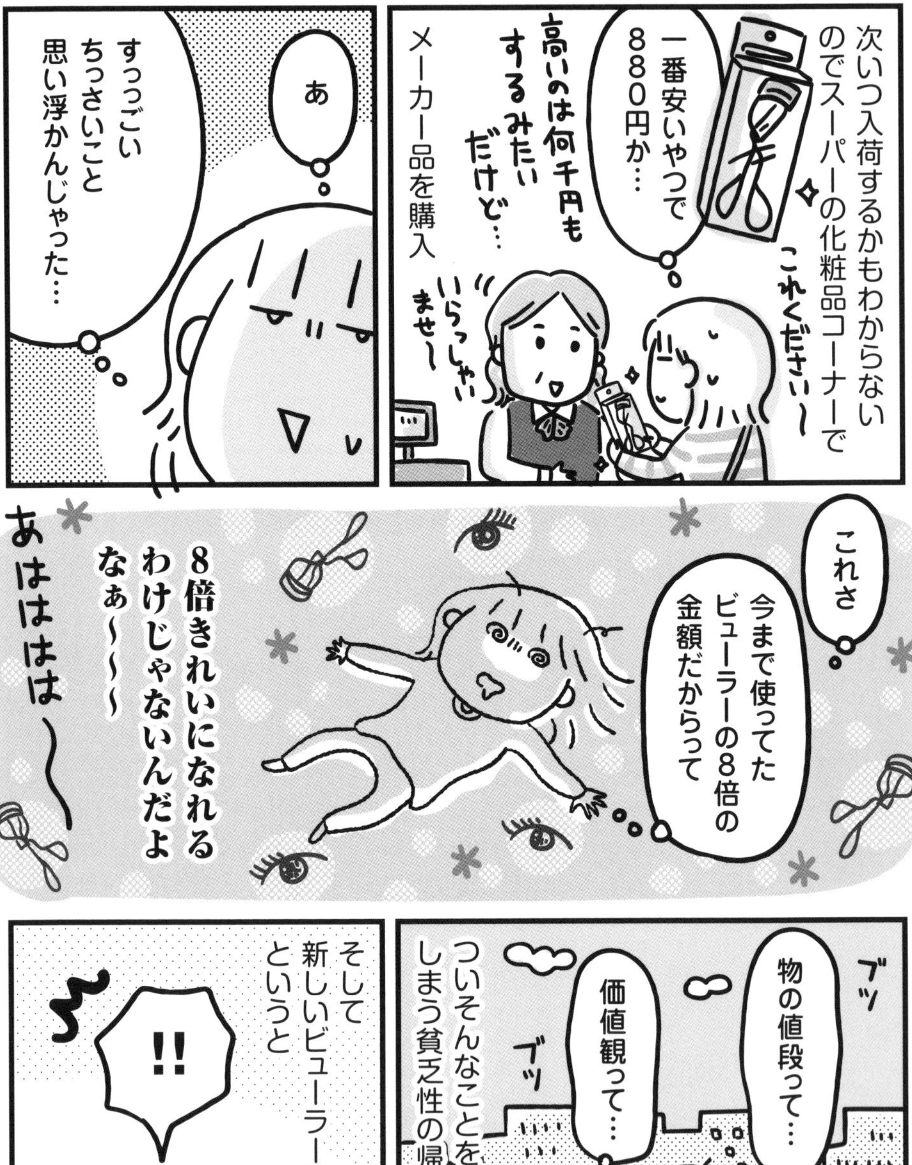
次いつ入荷するかもわからないのでスーパーの化粧品コーナーで
これください〜
一番安いやつで880円か…
高いのは何千円もするみたいだけど…
いらっしゃいませ〜
メーカー品を購入
あ
すっっごいちっさいこと思い浮かんじゃった…
これさ
今まで使ってたビューラーの8倍の金額だからって
8倍きれいになれるわけじゃないんだよなぁ〜〜〜
あはははは〜
ブッ
物の値段って…
ブッ
価値観って…
ついそんなことを考えてしまう貧乏性の帰り道…
そして新しいビューラーはというと
!!

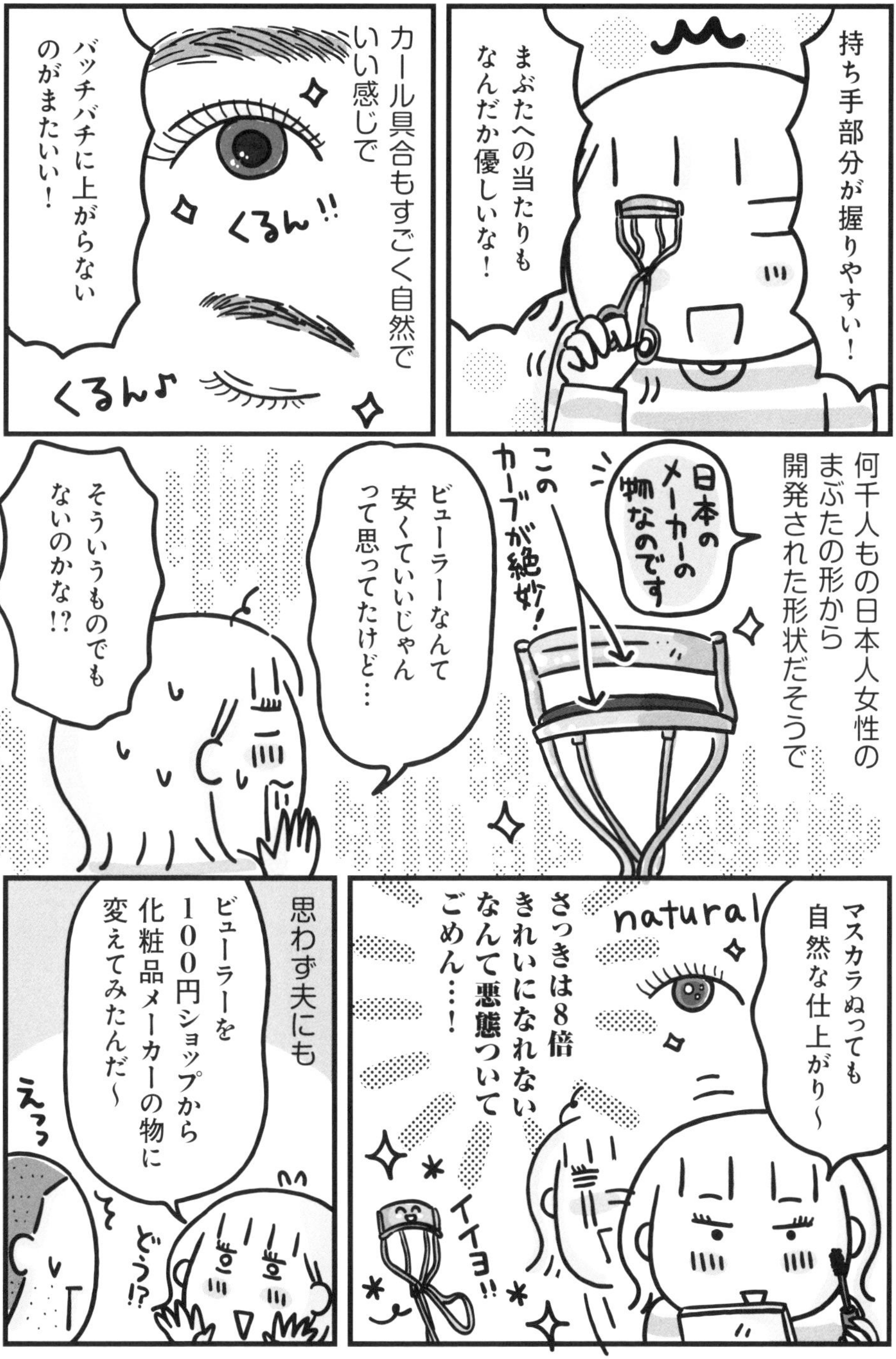
持ち手部分が握りやすい！
まぶたへの当たりもなんだか優しいな！
カール具合もすごく自然でいい感じで
バッチバチに上がらないのがまたいい！
くるん!!
くるん♪
何千人もの日本人女性のまぶたの形から開発された形状だそうで
日本のメーカーの物なのです
このカーブが絶妙！
ビューラーなんて安くていいじゃんって思ってたけど……
そういうものでもないのかな!?
マスカラぬっても自然な仕上がり～
natural
さっきは8倍きれいになれないなんて悪態ついてごめん…！
イイヨ!!
思わず夫にも
ビューラーを100円ショップから化粧品メーカーの物に変えてみたんだ～
どう!?
えっっ

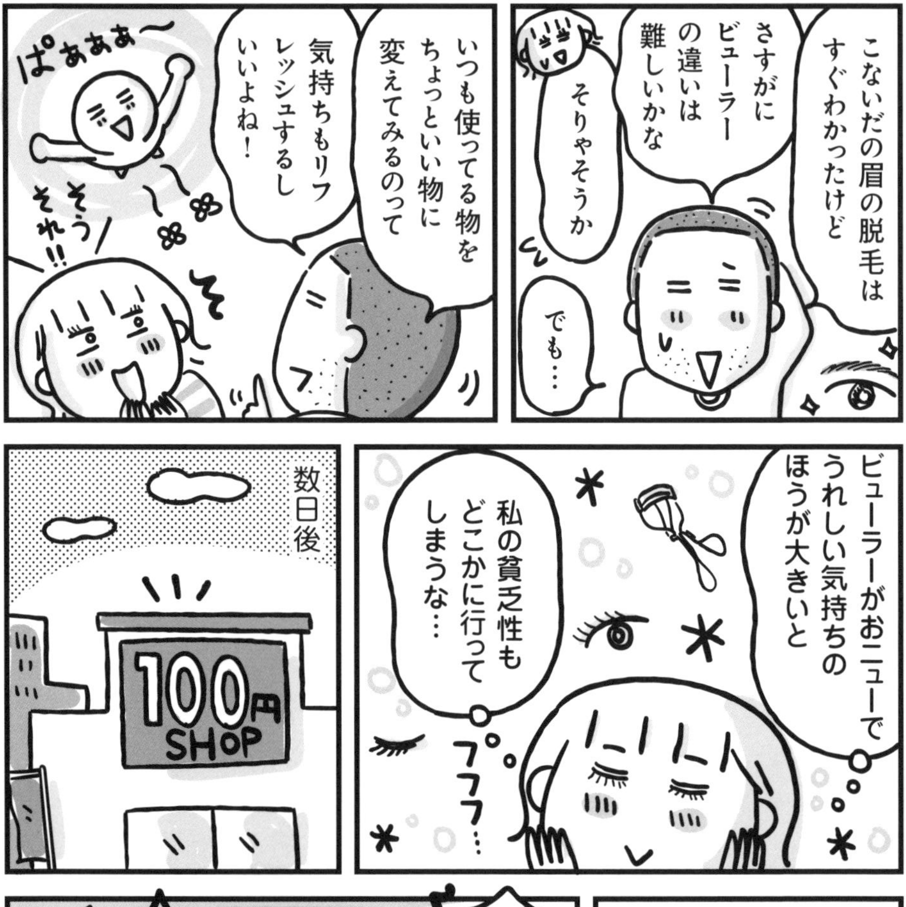
こないだの眉の脱毛はすぐわかったけど
さすがにビューラーの違いは難しいかな
そりゃそうか
でも…
いつも使ってる物をちょっといい物に変えてみるのって
気持ちもリフレッシュするしいいよね!
ぱあああ〜
そうそれ!!
ビューラーがおニューでうれしい気持ちのほうが大きいと
私の貧乏性もどこかに行ってしまうな…
フフフ…
数日後
100円
SHOP
……
ビューラー
めっちゃ入荷してるし
わりとすぐだったな…!
ズラーー

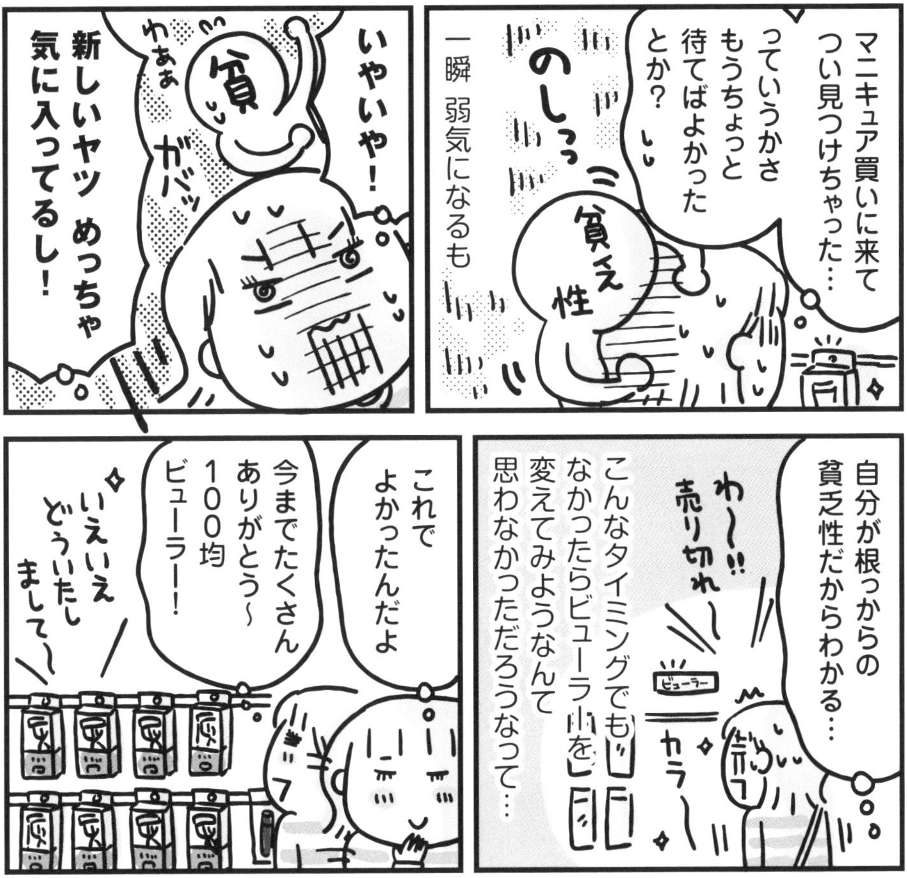
マニキュア買いに来て
つい見つけちゃった…
っていうかさ
もうちょっと
待てばよかった
とか？
のしっ
貧乏性
一瞬 弱気になるも
いやいや！
貧
わぁぁ
ガバッ
新しいヤツ めっちゃ
気に入ってるし！
自分が根っからの
貧乏性だからわかる…
わ〜!!
売り切れ〜
ビューラー
カラ〜
こんなタイミングでも
なかったらビューラーを
変えてみようなんて
思わなかっただろうなって…
これで
よかったんだよ
今までたくさん
ありがとう〜
100均
ビューラー！
いえいえ
どういたしまして〜

安くておトクな
買い物も
値段だけじゃない
買い物も

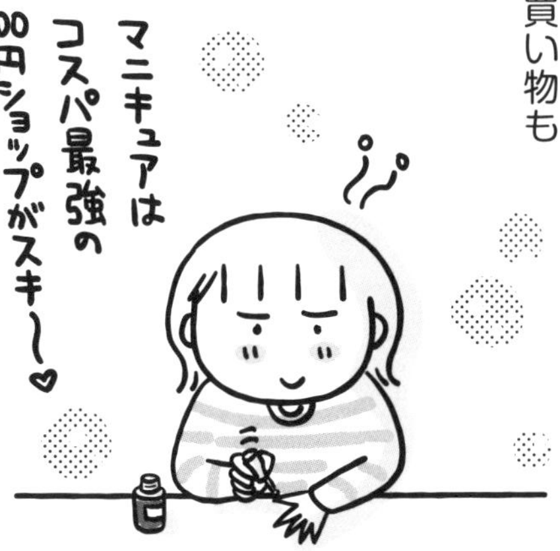
マニキュアは
コスパ最強の
100円ショップがスキ〜♡

臨機応変に選んで
いけたらいいなと
思っています☆

なんちゃって薬膳

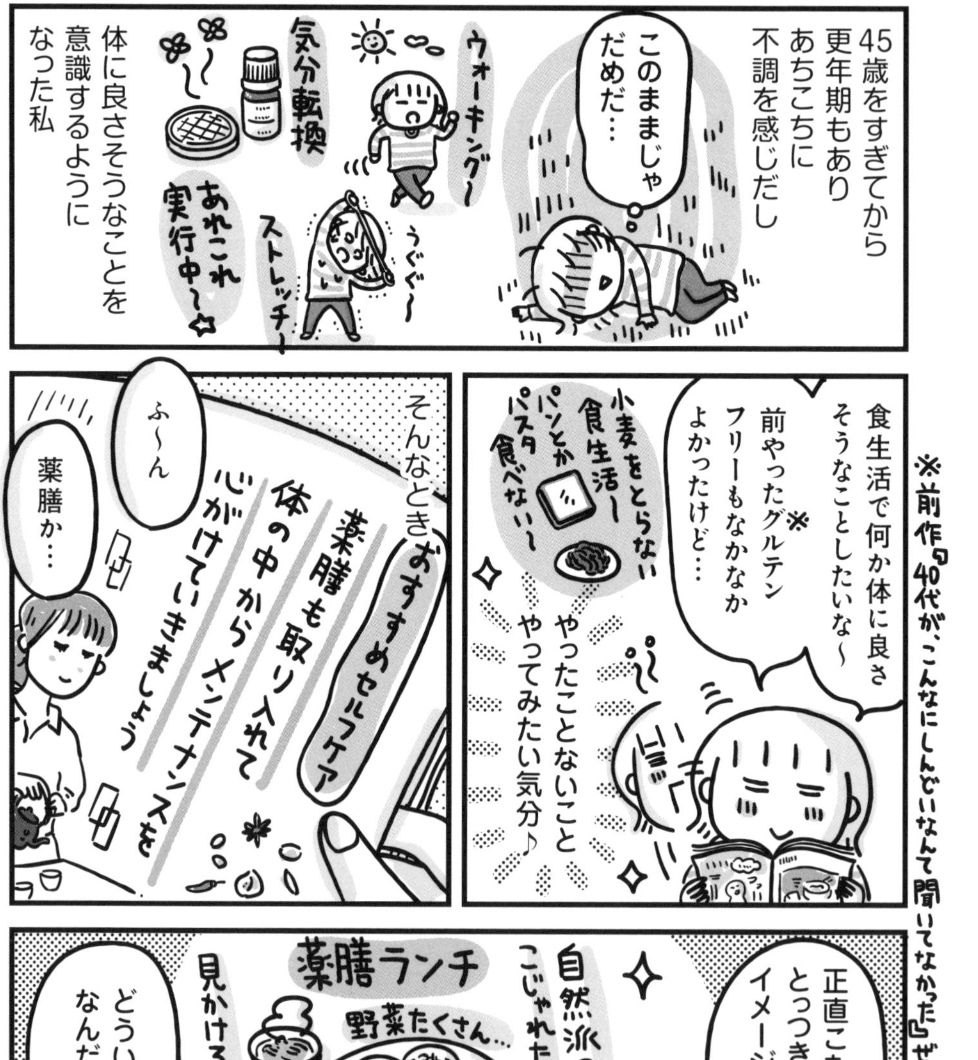

45歳をすぎてから更年期もありあちこちに不調を感じだし
このままじゃだめだ…
ウォーキング～
気分転換
うぐぐ～
ストレッチ～
あれこれ実行中～☆
体に良さそうなことを意識するようになった私
食生活で何か体に良さそうなことしたいな～
前やったグルテンフリー※もなかなかよかったけど…
小麦をとらない食生活～
パンとかパスタ食べない～
やったことないことやってみたい気分♪
※前作『40代が、こんなにしんどいなんて聞いてなかった』ぜひ見てください～☆
そんなとき
おすすめセルフケア
薬膳も取り入れて体の中からメンテナンスを心がけていきましょう
ふ～ん
薬膳か…
正直こむずかしくてとっつきにくいイメージなんだけど…
自然派のこじゃれたカフェとかで
薬膳ランチ
野菜たくさん…
薄味…
玄米…
体にいい食材…
見かけるこういうの…？
どういうことなんだろう？

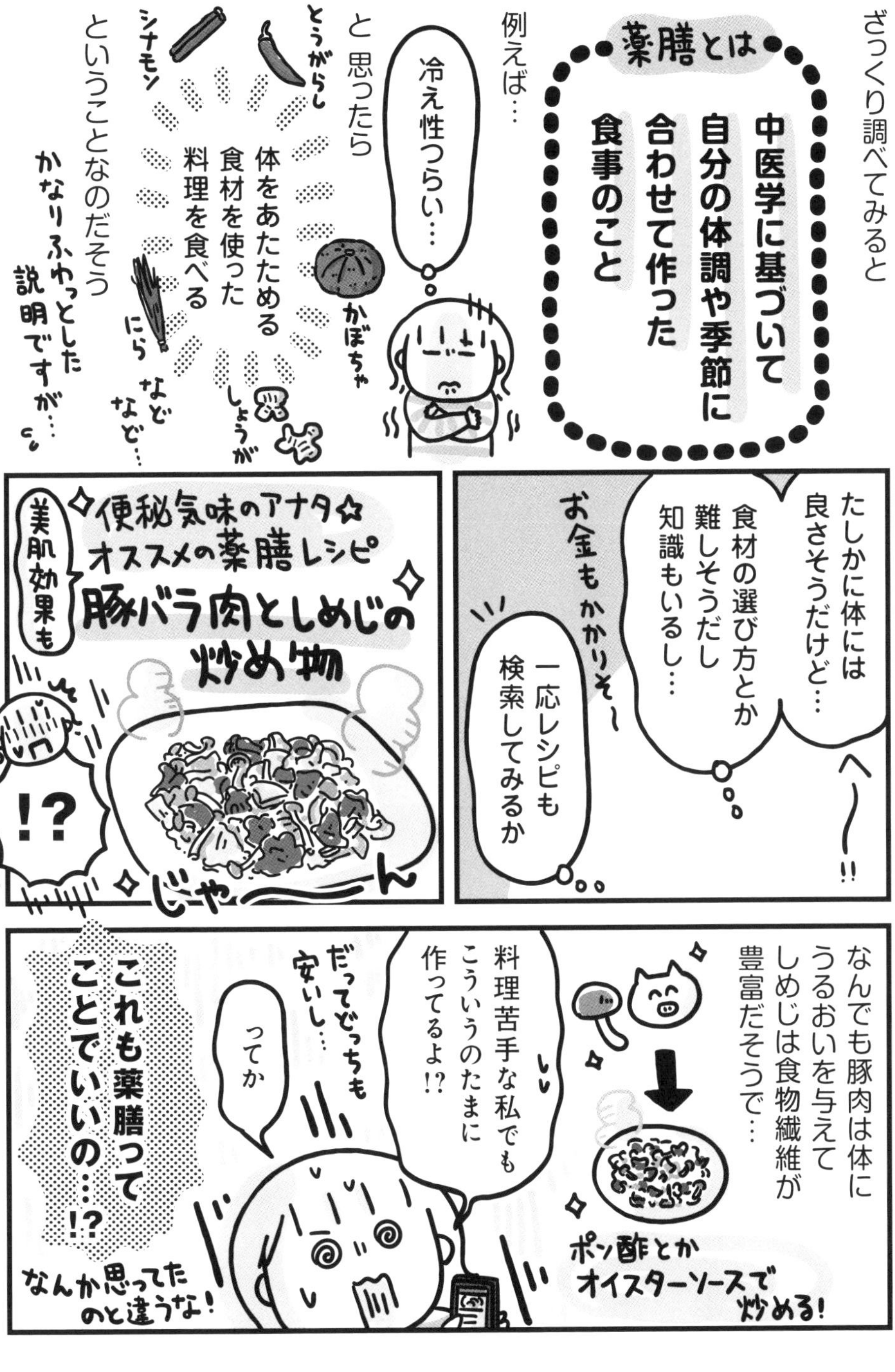

ざっくり調べてみると
薬膳とは
中医学に基づいて自分の体調や季節に合わせて作った食事のこと
例えば…
冷え性つらい…
と思ったら
とうがらし
体をあたためる食材を使った料理を食べる
かぼちゃ
しょうが
にら
シナモン
などなど…
ということなのだそう
かなりふわっとした説明ですが…
たしかに体には良さそうだけど…
食材の選び方とか難しそうだし知識もいるし…
お金もかかりそ～
へ～～!!
一応レシピも検索してみるか
便秘気味のアナタ☆オススメの薬膳レシピ
美肌効果も
豚バラ肉としめじの炒め物
じゃーーん
!?
なんでも豚肉は体にうるおいを与えてしめじは食物繊維が豊富だそうで…
ポン酢とかオイスターソースで炒める!
料理苦手な私でもこういうのたまに作ってるよ!?
だってどっちも安いし…
ってか
これも薬膳ってことでいいの…!?
なんか思ってたのと違うな!

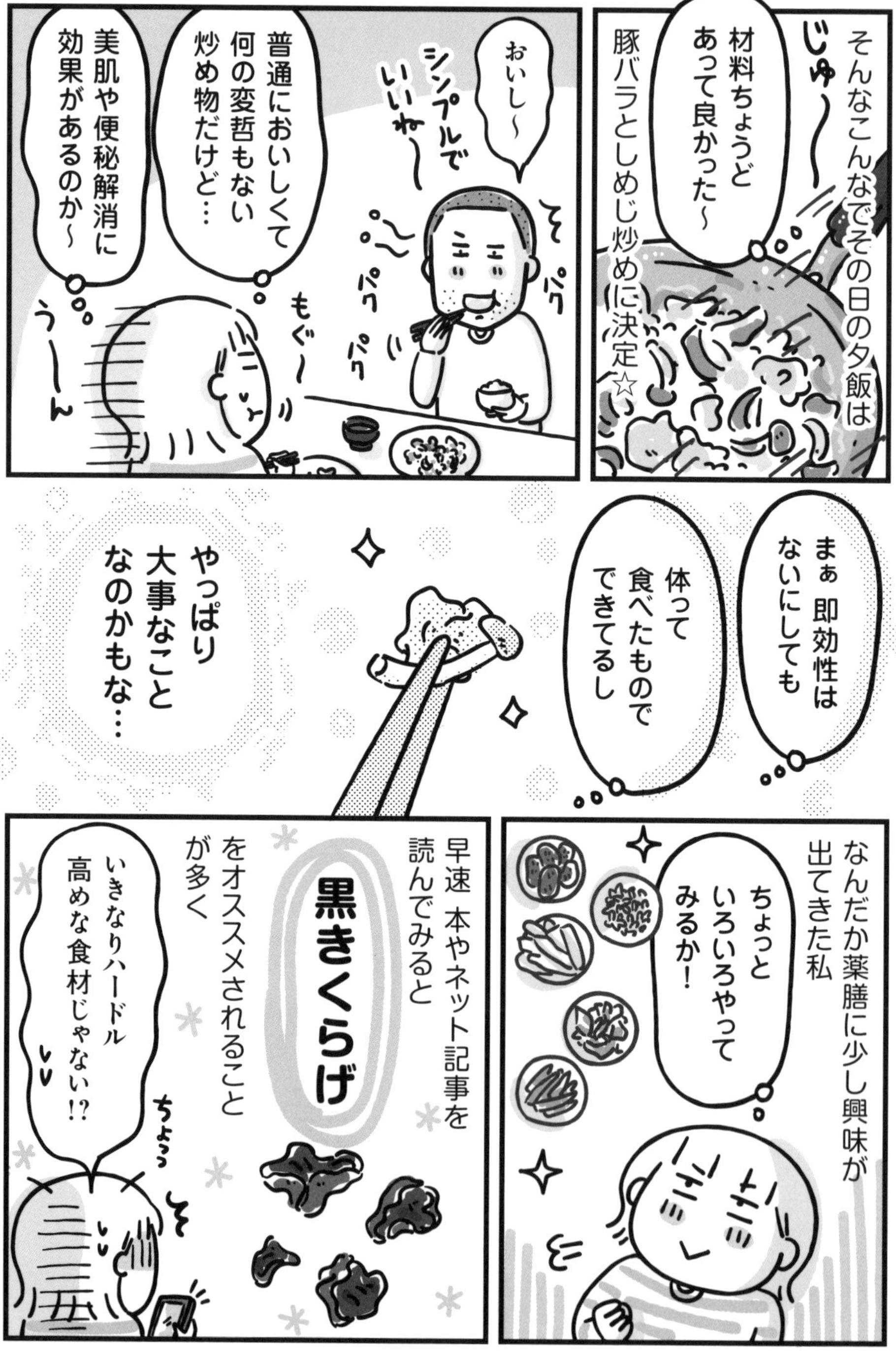

そんなこんなでその日の夕飯は
豚バラとしめじ炒めに決定☆
じゅ〜〜
材料ちょうどあって良かった〜
おいし〜
シンプルでいいね〜
パク パク パク
もぐ〜
普通においしくて何の変哲もない炒め物だけど…
美肌や便秘解消に効果があるのか〜
う〜〜ん
まぁ 即効性はないにしても
体って食べたものでできてるし
やっぱり大事なことなのかもな…
なんだか薬膳に少し興味が出てきた私
ちょっといろいろやってみるか!
早速 本やネット記事を読んでみると
黒きくらげ
をオススメされることが多く
いきなりハードル高めな食材じゃない!?
ちょっ

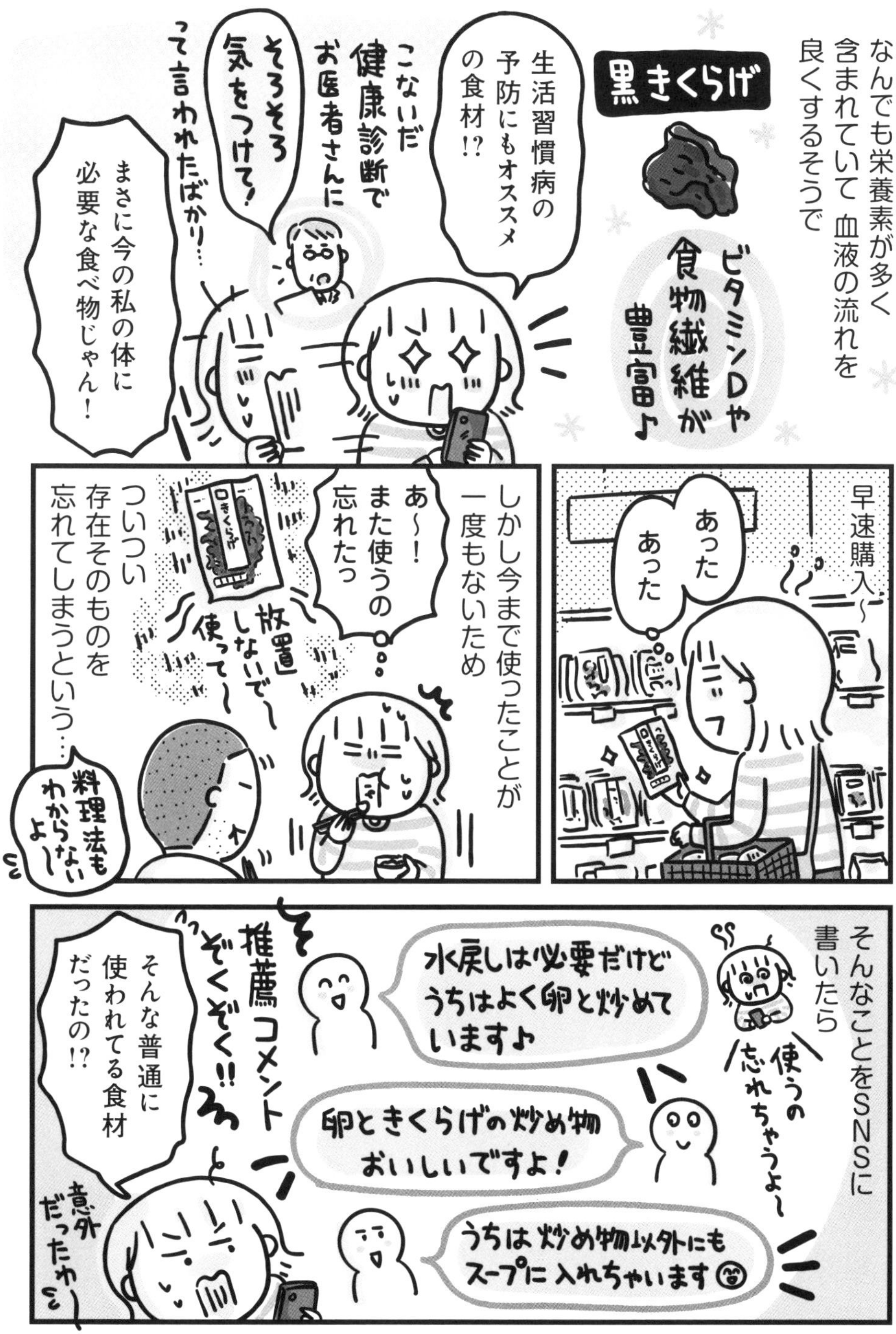
なんでも栄養素が多く含まれていて 血液の流れを良くするそうで
黒きくらげ
ビタミンDや食物繊維が豊富♪
生活習慣病の予防にもオススメの食材!?
こないだ健康診断でお医者さんに
そろそろ気をつけて!
って言われたばかり…
まさに今の私の体に必要な食べ物じゃん!
早速購入~
あった あった
しかし今まで使ったことが一度もないため
あ~! また使うの忘れたっ
放置しないで~ 使って~
ついつい存在そのものを忘れてしまうという…
料理法もわからないよ~
そんなことをSNSに書いたら
使うの忘れちゃうよ~
水戻しは必要だけど うちはよく卵と炒めています♪
推薦コメントぞくぞく!!
卵ときくらげの炒め物おいしいですよ!
うちは炒め物以外にもスープに入れちゃいます
そんな普通に使われてる食材だったの!?
意外だったか~

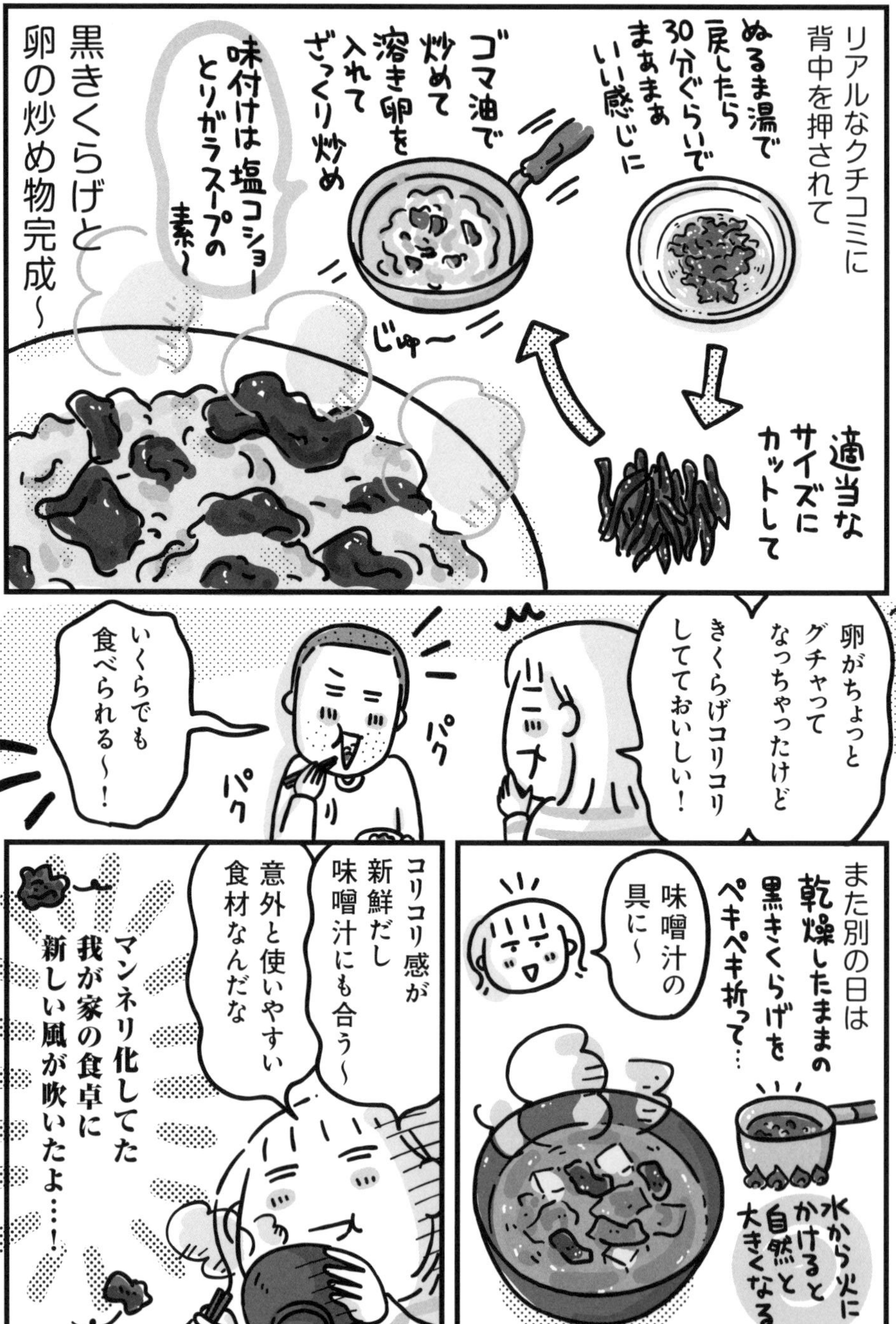

リアルなクチコミに背中を押されて
ぬるま湯で戻したら30分ぐらいでまあまあいい感じに
適当なサイズにカットして
ゴマ油で炒めて溶き卵を入れてざっくり炒め
じゅ～
味付けは塩コショーとりガラスープの素～
黒きくらげと卵の炒め物完成～
卵がちょっとグチャってなっちゃったけどきくらげコリコリしてておいしい！
パク
パク
いくらでも食べられる～！
また別の日は乾燥したままの黒きくらげをペキペキ折って…
味噌汁の具に～
水から火にかけると自然と大きくなる
コリコリ感が新鮮だし味噌汁にも合う～
意外と使いやすい食材なんだな
マンネリ化してた我が家の食卓に新しい風が吹いたよ…！

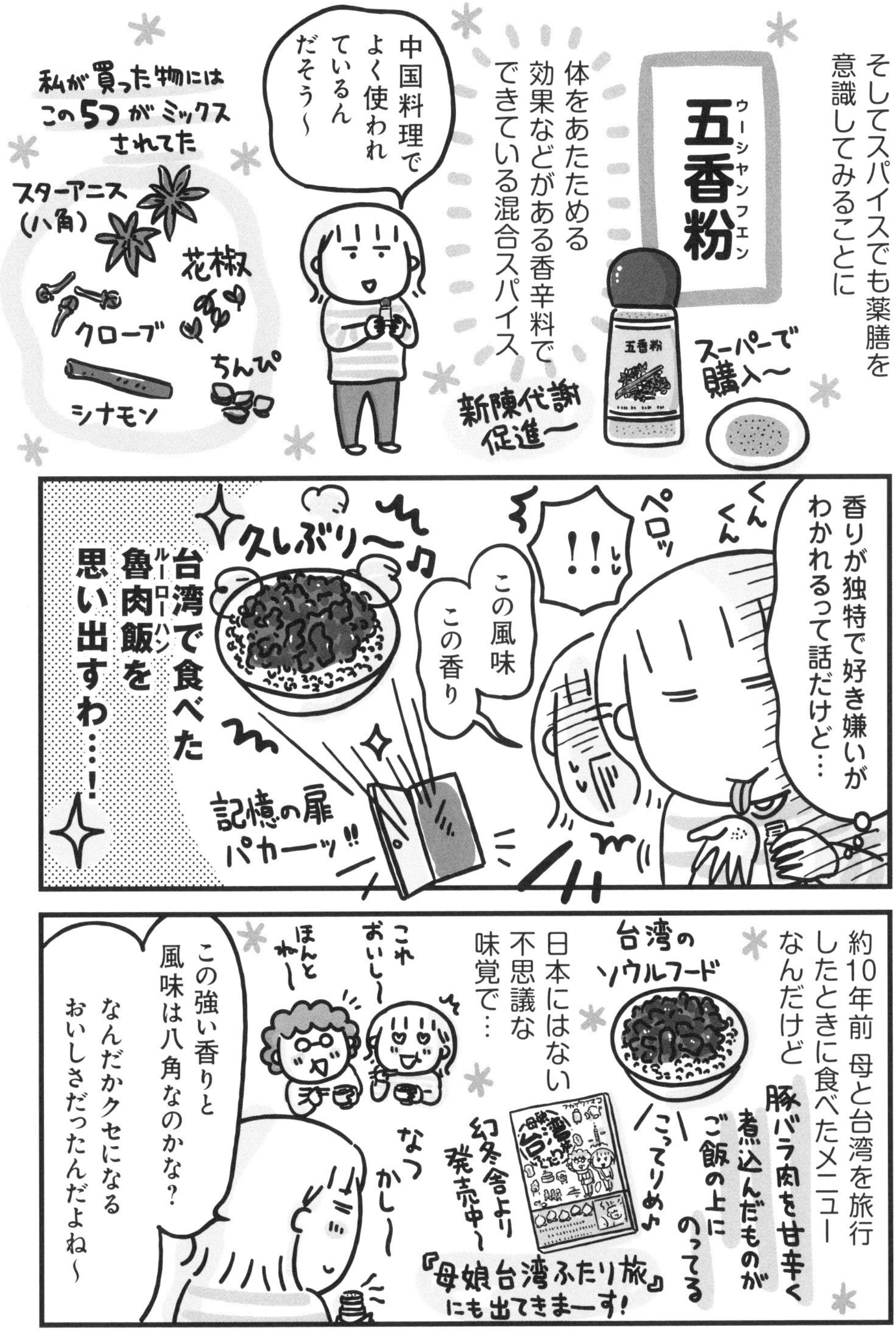
そしてスパイスでも薬膳を意識してみることに
五香粉《ウーシャンフェン》
スーパーで購入〜
五香粉
体をあたためる効果などがある香辛料でできている混合スパイス
新陳代謝促進〜
中国料理でよく使われているんだそう〜
私が買った物にはこの5つがミックスされてた
スターアニス（八角）
花椒
クローブ
ちんぴ
シナモン
香りが独特で好き嫌いがわかれるって話だけど…
くんくん
ペロッ
!!
この風味
この香り
久しぶり〜♫
台湾で食べた魯肉飯《ルーローハン》を思い出すわ…!
記憶の扉パカーッ!!
約10年前 母と台湾を旅行したときに食べたメニューなんだけど
豚バラ肉を甘辛く煮込んだものがご飯の上にのってる
台湾のソウルフード
こってりめ♪
日本にはない不思議な味覚で…
これおいしー
ほんとねー
幻冬舎より発売中〜
『母娘台湾ふたり旅』にも出てきまーす!
この強い香りと風味は八角なのかな?
なんだかクセになるおいしさだったんだよね〜
なつかしー

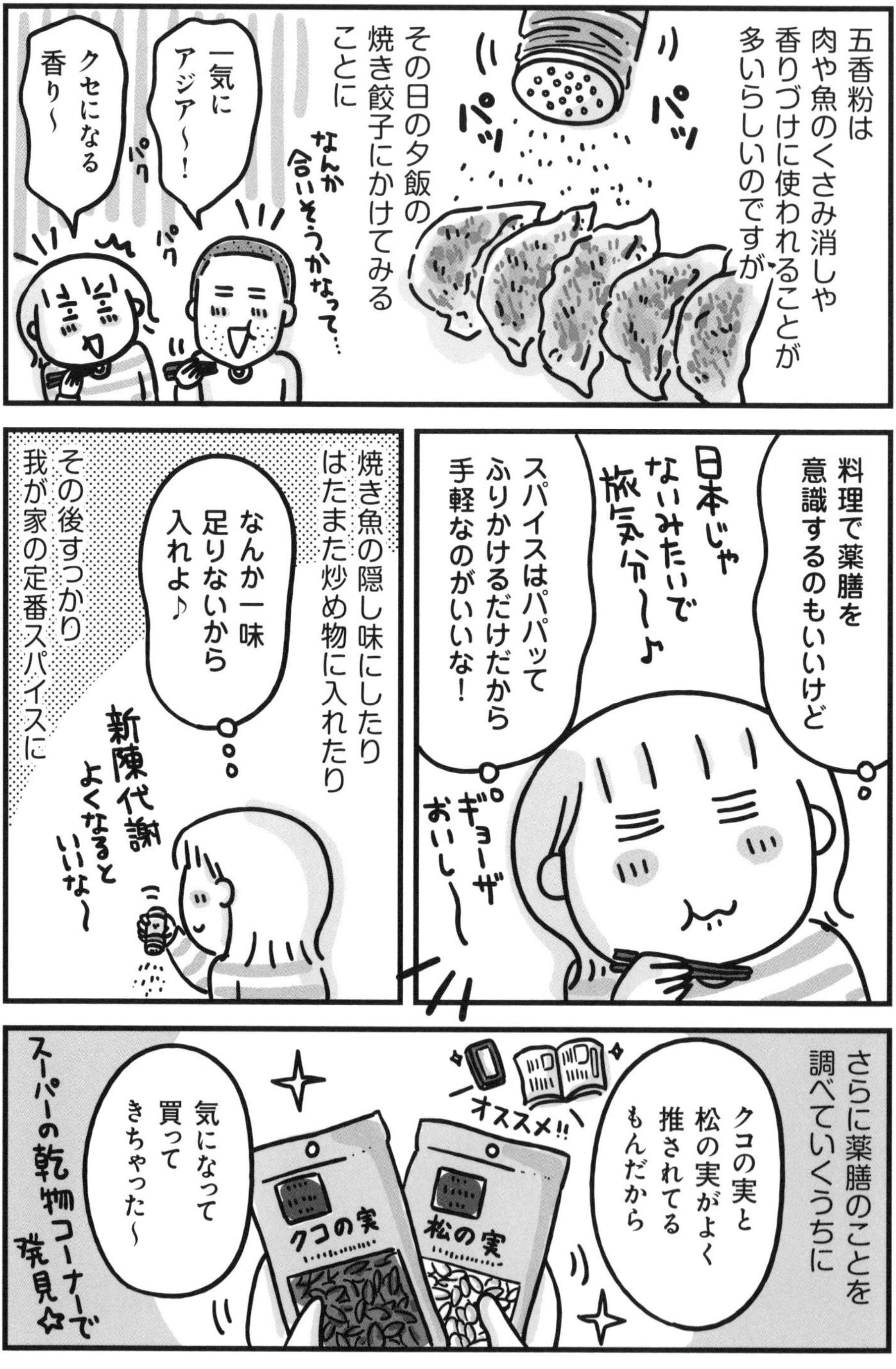
五香粉は
肉や魚のくさみ消しや
香りづけに使われることが
多いらしいのですが
パッ
パッ
その日の夕飯の
焼き餃子にかけてみる
ことに
なんか合いそうかなって…
一気に
アジア～!
パク
パク
クセになる
香り～
料理で薬膳を
意識するのもいいけど
日本じゃ
ないみたいで
旅気分～♪
スパイスはパパッて
ふりかけるだけだから
手軽なのがいいな!
ギョーザ
おいし～
焼き魚の隠し味にしたり
はたまた炒め物に入れたり
なんか一味
足りないから
入れよ♪
新陳代謝
よくなると
いいな～
その後すっかり
我が家の定番スパイスに
さらに薬膳のことを
調べていくうちに
クコの実と
松の実がよく
推されてる
もんだから
オススメ!!
松の実
クコの実
気になって
買って
きちゃった～
スーパーの乾物コーナーで
発見☆

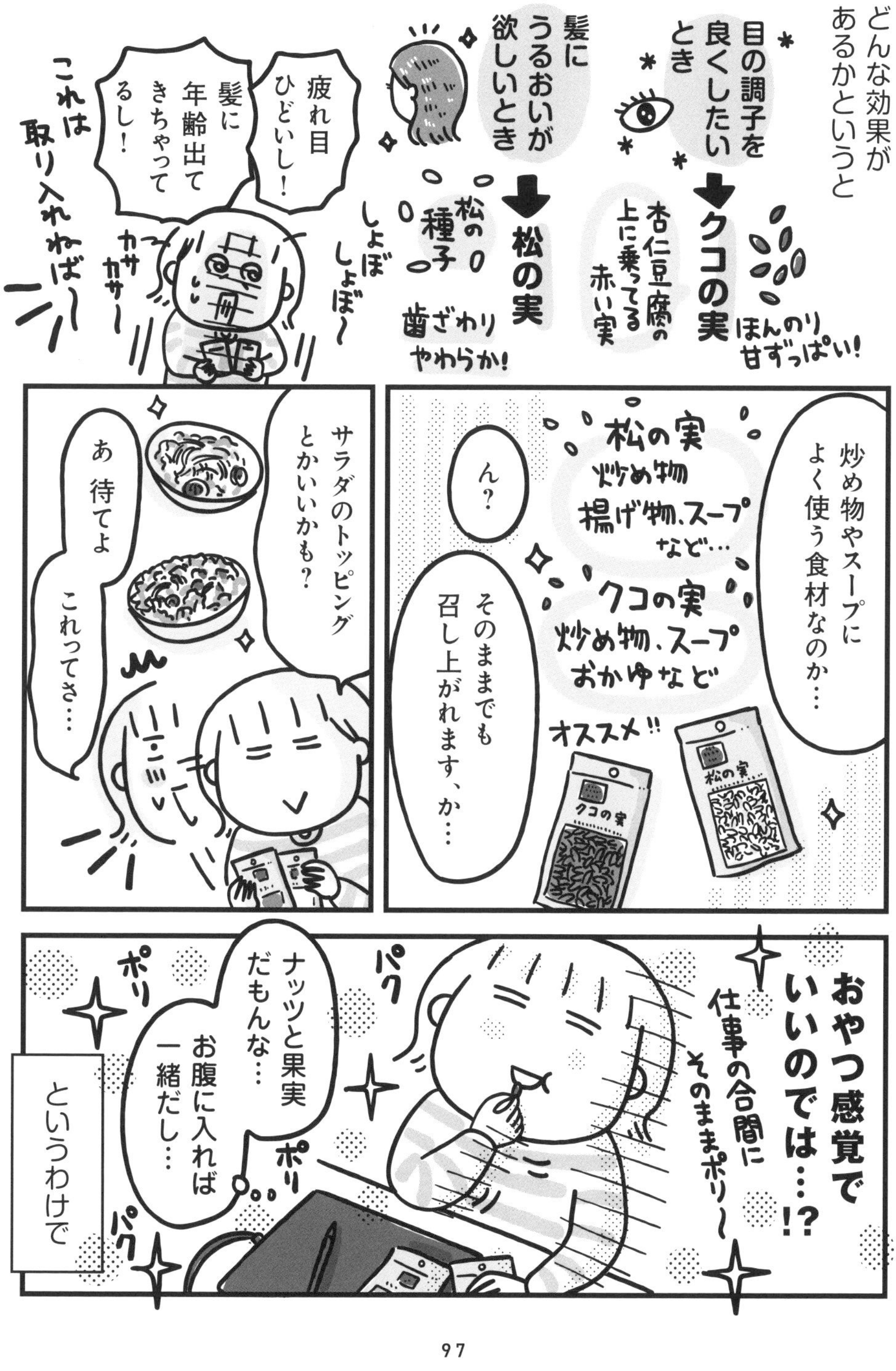
どんな効果があるかというと
目の調子を良くしたいとき
クコの実
杏仁豆腐の上に乗ってる赤い実
ほんのり甘ずっぱい!
髪にうるおいが欲しいとき
松の実
松の種子
歯ざわりやわらか!
しょぼしょぼ〜
疲れ目ひどいし!
髪に年齢出てきちゃってるし!
カサカサ〜
これは取り入れねば〜
炒め物やスープによく使う食材なのか…
松の実
炒め物
揚げ物、スープ
など…
クコの実
炒め物、スープ
おかゆなど
ん?
そのままでも召し上がれます、か…
オススメ!!
クコの実
松の実
サラダのトッピングとかいいかも?
あ 待てよ
これってさ…
おやつ感覚でいいのでは…!?
仕事の合間にそのままポリ〜
パク
ナッツと果実だもんな…
お腹に入れば一緒だし…
ポリ
ポリ
パク
というわけで

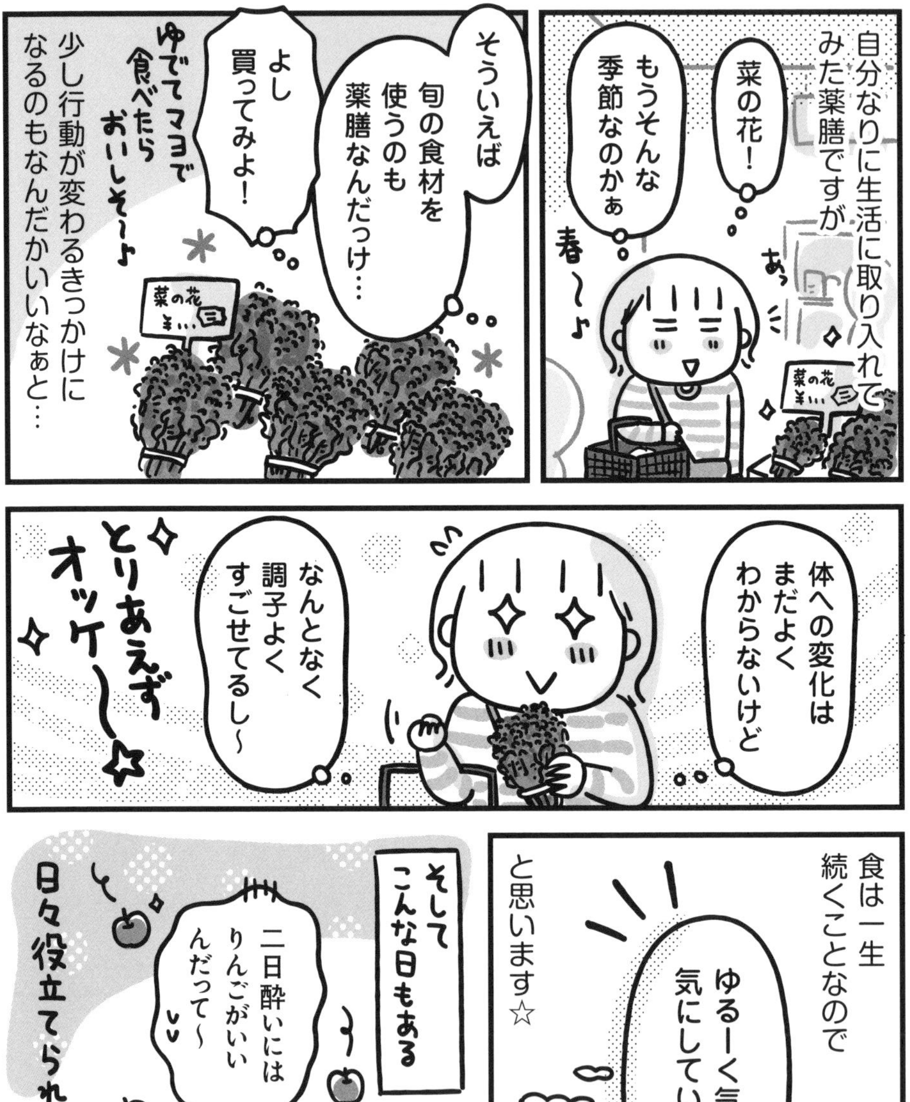
自分なりに生活に取り入れてみた薬膳ですが
菜の花！
もうそんな季節なのかぁ
あっ
春〜♪
菜の花 ¥…
そういえば旬の食材を使うのも薬膳なんだっけ…
よし買ってみよ！
ゆでてマヨで食べたらおいしそ〜♪
少し行動が変わるきっかけになるのもなんだかいいなぁと…
体への変化はまだよくわからないけど
なんとなく調子よくすごせてるし〜
とりあえずオッケ〜☆
食は一生続くことなので
ゆるーく気負わず気にしていこ！
と思います☆
そしてこんな日もある
二日酔いにはりんごがいいんだって〜
夕べ飲みすぎた
酒毒を解毒するとのこと！
日々役立てられるのであった…

第3章

ココロ

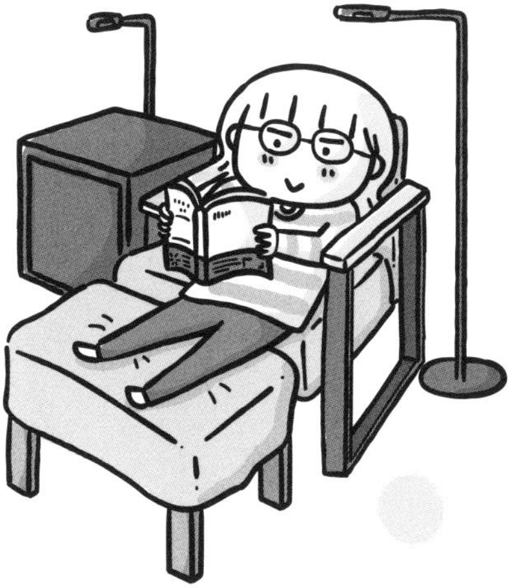

Chapter 3
KOKORO

ストレスとの付き合い方

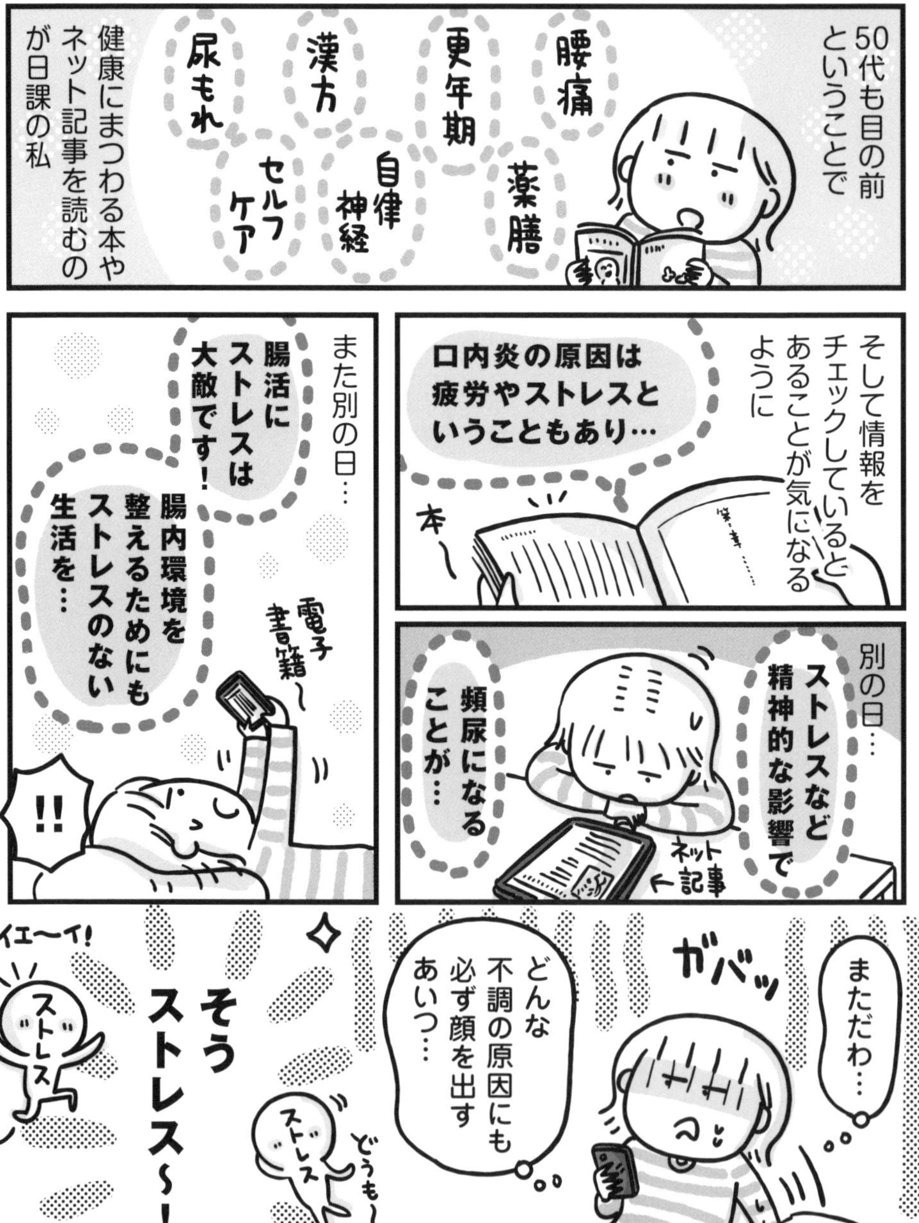

50代も目の前ということで
腰痛
更年期
漢方
尿もれ
薬膳
自律神経
セルフケア
健康にまつわる本やネット記事を読むのが日課の私
そして情報をチェックしているとあることが気になるように
口内炎の原因は疲労やストレスということもあり…
本〜
別の日…
ストレスなど精神的な影響で
頻尿になることが…
ネット記事
また別の日…
腸活にストレスは大敵です!
腸内環境を整えるためにもストレスのない生活を…
電子書籍〜
!!
ガバッ
まただわ…
どんな不調の原因にも必ず顔を出すあいつ…
そうストレス〜!
イエ〜イ!
ストレス
どうも〜
ストレス

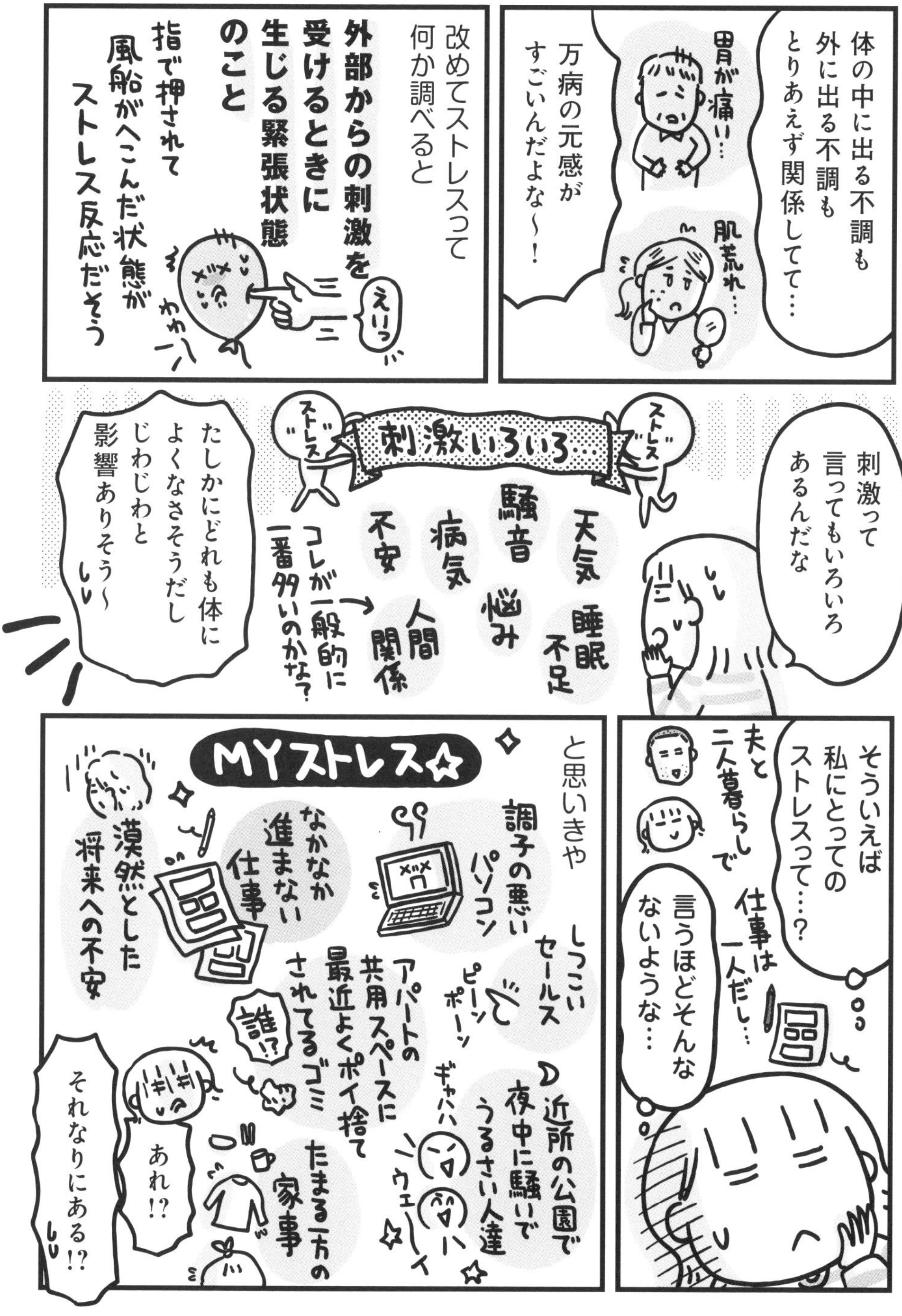
体の中に出る不調も
外に出る不調も
とりあえず関係してて…
胃が痛い…
肌荒れ…
万病の元感が
すごいんだよな〜！
改めてストレスって
何か調べると
外部からの刺激を
受けるときに
生じる緊張状態
のこと
えいっ
指で押されて
風船がへこんだ状態が
ストレス反応だそう
わわ…
刺激って
言ってもいろいろ
あるんだな
ストレス
刺激いろいろ…
ストレス
天気
騒音
病気
不安
睡眠不足
悩み
人間関係
コレが一般的に一番多いのかな？
たしかにどれも体に
よくなさそうだし
じわじわと
影響ありそう〜
そういえば
私にとっての
ストレスって…？
夫と
二人暮らしで
仕事は
一人だし…
言うほどそんな
ないような…
と思いきや
MYストレス☆
調子の悪いパソコン
なかなか進まない仕事
漠然とした将来への不安
しつこいセールス
ピーンポーン
アパートの共用スペースに最近よくポイ捨てされてるゴミ
誰!?
近所の公園で夜中に騒いでうるさい人達
ギャハハ
ウェーイ
たまる一方の家事
あれ!?
それなりにある!?

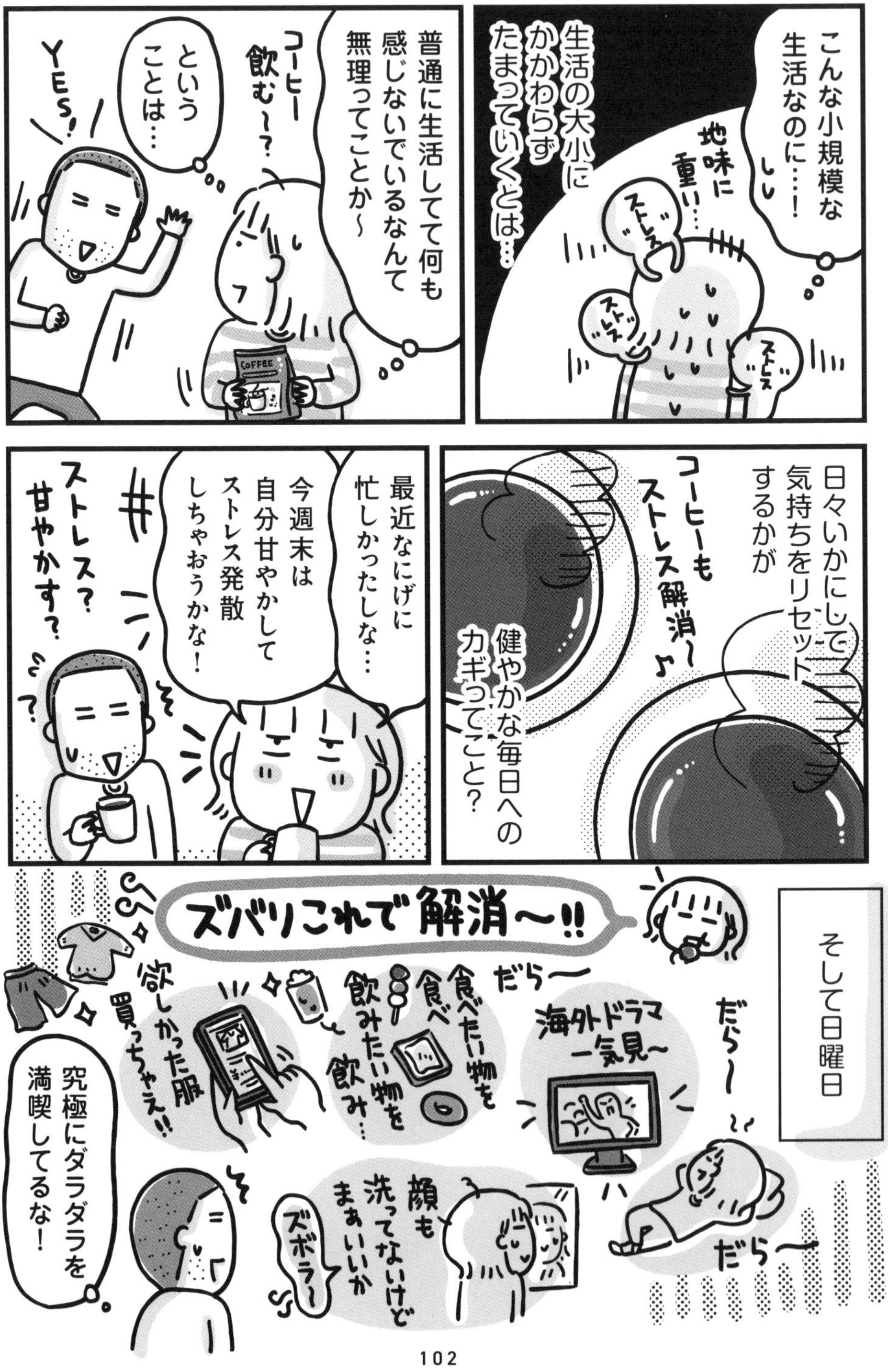
こんな小規模な生活なのに…！
地味に重い…
ストレス
ストレス
ストレス
生活の大小にかかわらずたまっていくとは…
普通に生活してて何も感じないでいるなんて無理ってことか〜
コーヒー飲む〜？
ということは…
YES！
COFFEE
日々いかにして気持ちをリセットするかが
コーヒーもストレス解消〜♪
健やかな毎日へのカギってこと？
最近なにげに忙しかったしな…
今週末は自分甘やかしてストレス発散しちゃおうかな！
ストレス？甘やかす？？
そして日曜日
ズバリこれで解消〜!!
だら〜
海外ドラマ一気見〜
食べたい物を食べ飲みたい物を飲み…
欲しかった服買っちゃえ!!
だら〜
だら〜
顔も洗ってないけどまぁいいか
ズボラ〜
究極にダラダラを満喫してるな！

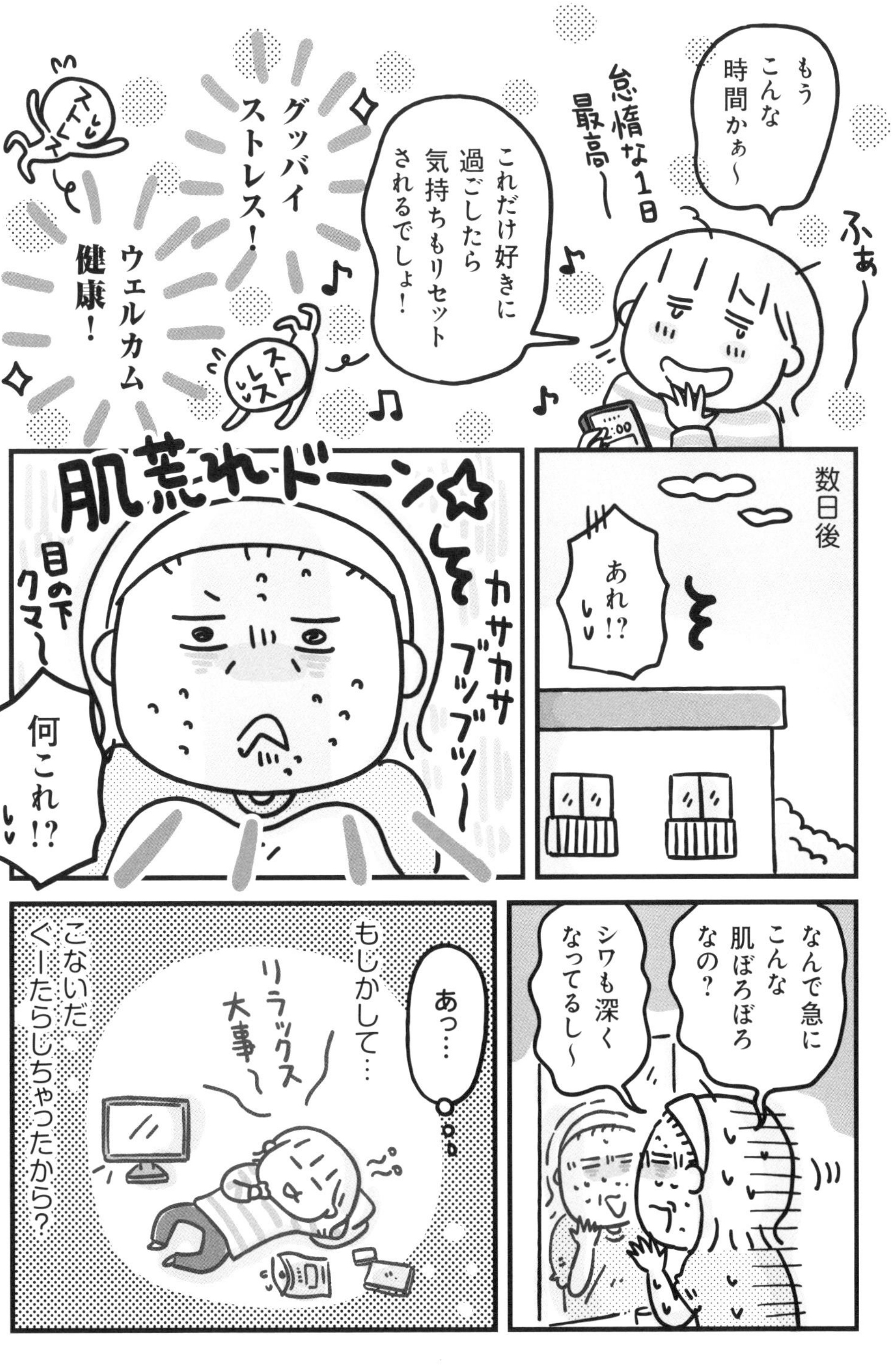
もうこんな時間かぁ〜
怠惰な1日最高〜
ふぁ〜
これだけ好きに過ごしたら気持ちもリセットされるでしょ！
グッバイストレス！
ウェルカム健康！
ストレス
ストレス
数日後
あれ!?
肌荒れドーン☆
カサカサ
ブツブツ〜
目の下クマ〜
何これ!?
なんで急にこんな肌ぼろぼろなの？
シワも深くなってるし〜
あっ…
もしかして…
リラックス大事〜
こないだぐーたらしちゃったから？

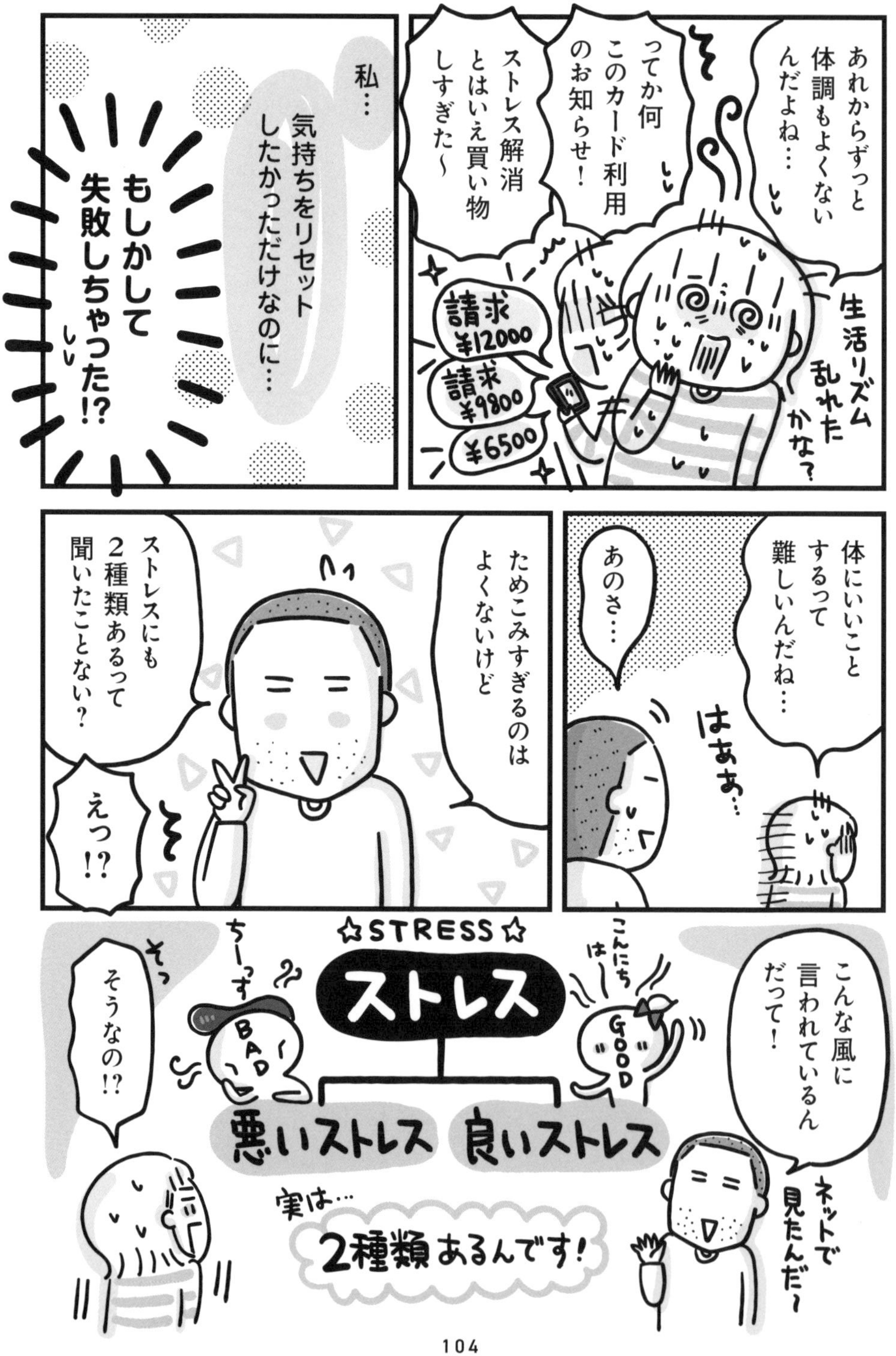
あれからずっと体調もよくないんだよね…
ってか何このカード利用のお知らせ！
ストレス解消とはいえ買い物しすぎた〜
生活リズム乱れたかな？
請求¥12000
請求¥9800
¥6500
私…
気持ちをリセットしたかっただけなのに…
もしかして失敗しちゃった!?
体にいいことするって難しいんだね…
はぁぁ…
あのさ…
ためこみすぎるのはよくないけど
ストレスにも2種類あるって聞いたことない？
えっ!?
こんな風に言われているんだって！
ネットで見たんだ〜
☆STRESS☆
ストレス
こんにちは〜
GOOD
ちーっす
BAD
悪いストレス
良いストレス
実は…
2種類あるんです！
そうなの!?
そっ

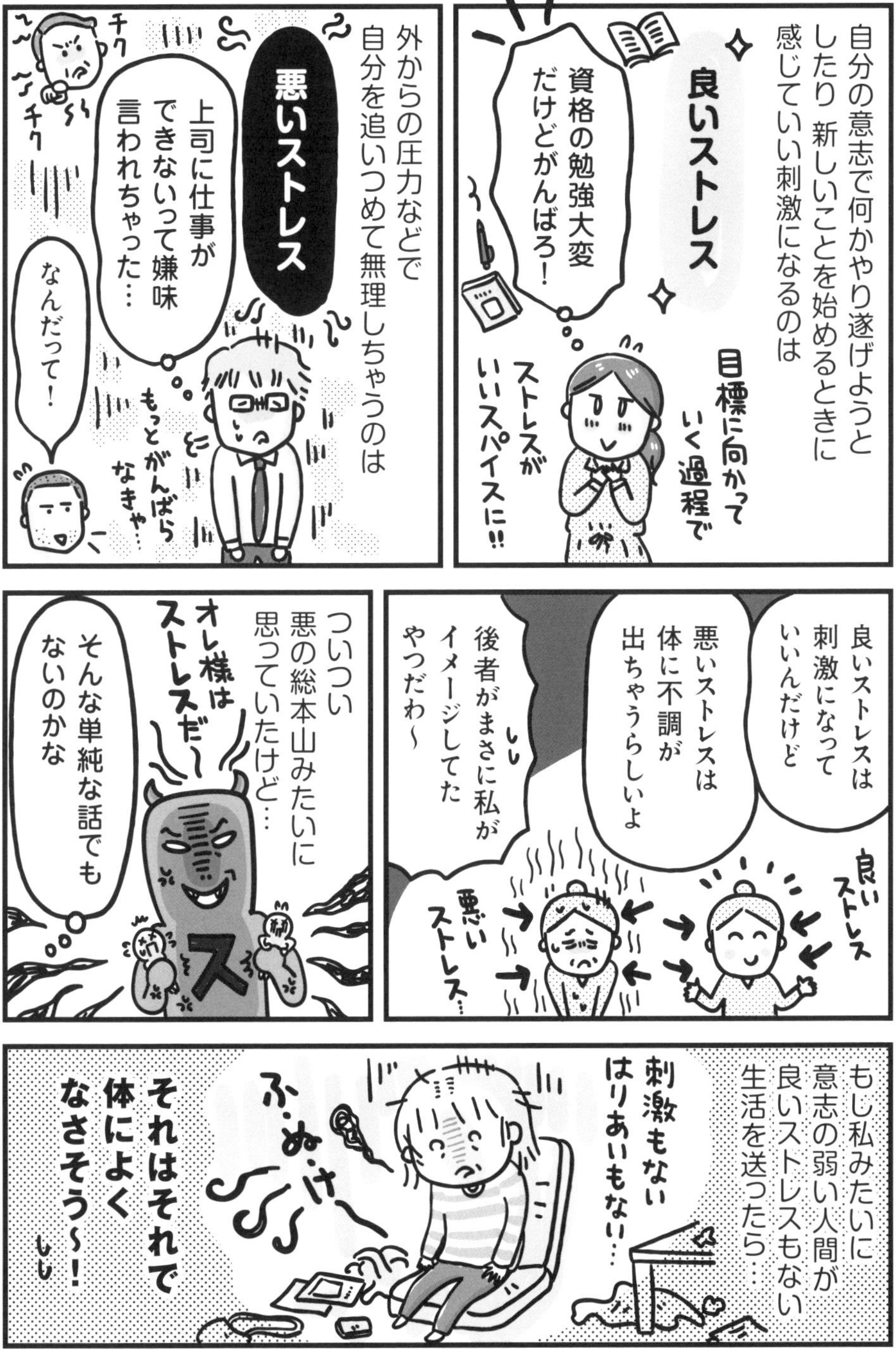
自分の意志で何かやり遂げようとしたり 新しいことを始めるときに感じていい刺激になるのは
良いストレス
資格の勉強大変だけどがんばろ！
目標に向かっていく過程で
ストレスがいいスパイスに!!
外からの圧力などで自分を追いつめて無理しちゃうのは
悪いストレス
上司に仕事ができないって嫌味言われちゃった…
チクチク
もっとがんばらなきゃ…
なんだって！
良いストレスは刺激になっていいんだけど
悪いストレスは体に不調が出ちゃうらしいよ
後者がまさに私がイメージしてたやつだわ〜
良いストレス
悪いストレス…
ついつい悪の総本山みたいに思っていたけど…
オレ様はストレスだ〜
ス
そんな単純な話でもないのかな
もし私みたいに意志の弱い人間が良いストレスもない生活を送ったら…
刺激もないはりあいもない…
ふ・ぬ・け〜
それはそれで体によくなさそう〜！

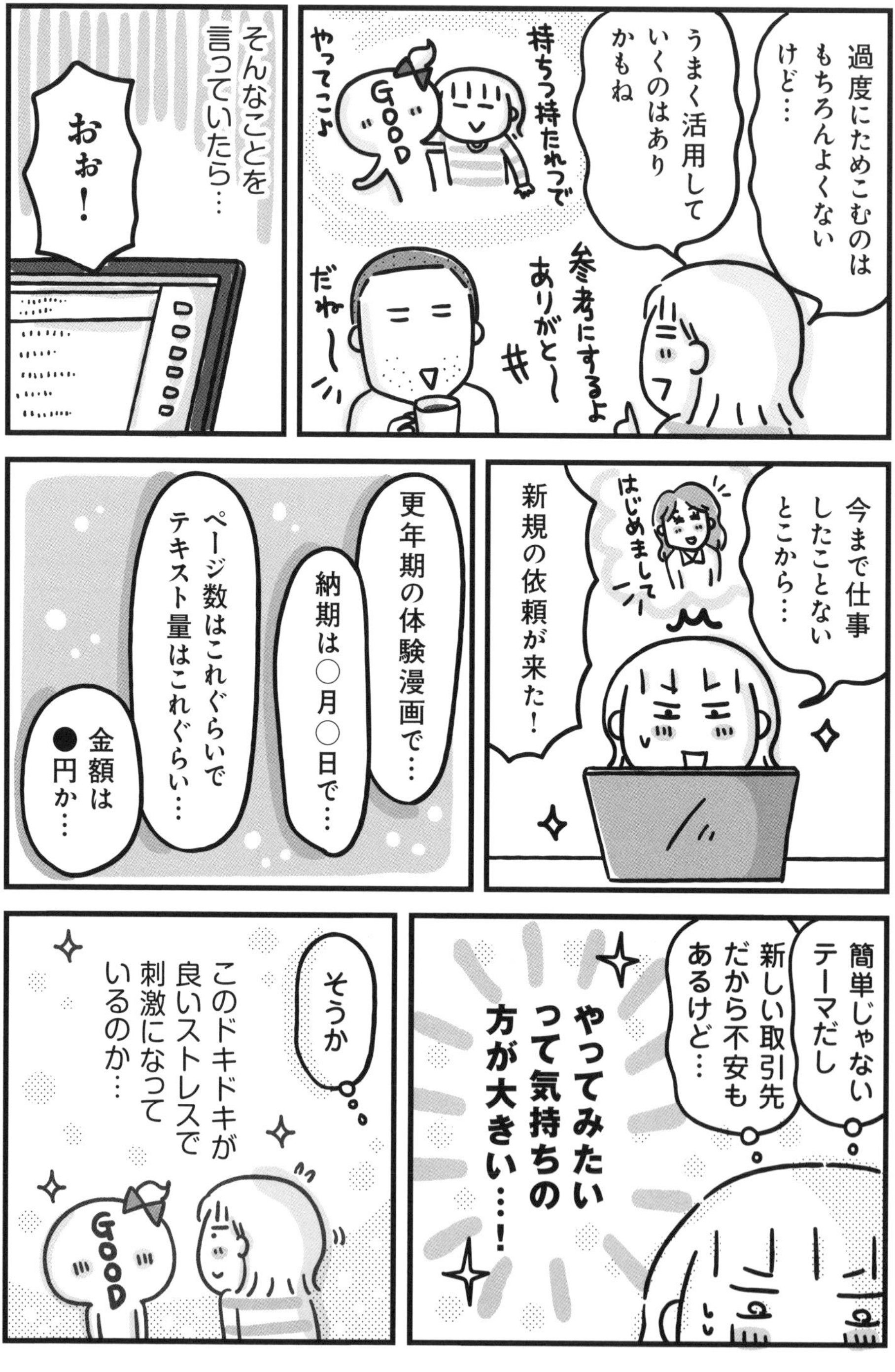

過度にためこむのはもちろんよくないけど…
うまく活用していくのはありかもね
持ちつ持たれつで
GOOD
やってこ♪
参考にするよありがとー
だねー
そんなことを言っていたら…
おお！
今まで仕事したことないとこから…
はじめまして
新規の依頼が来た！
更年期の体験漫画で…
納期は◯月◯日で…
ページ数はこれぐらいでテキスト量はこれぐらい…
金額は●円か…
簡単じゃないテーマだし
新しい取引先だから不安もあるけど…
やってみたいって気持ちの方が大きい…！
そうか
このドキドキが良いストレスで刺激になっているのか…
GOOD

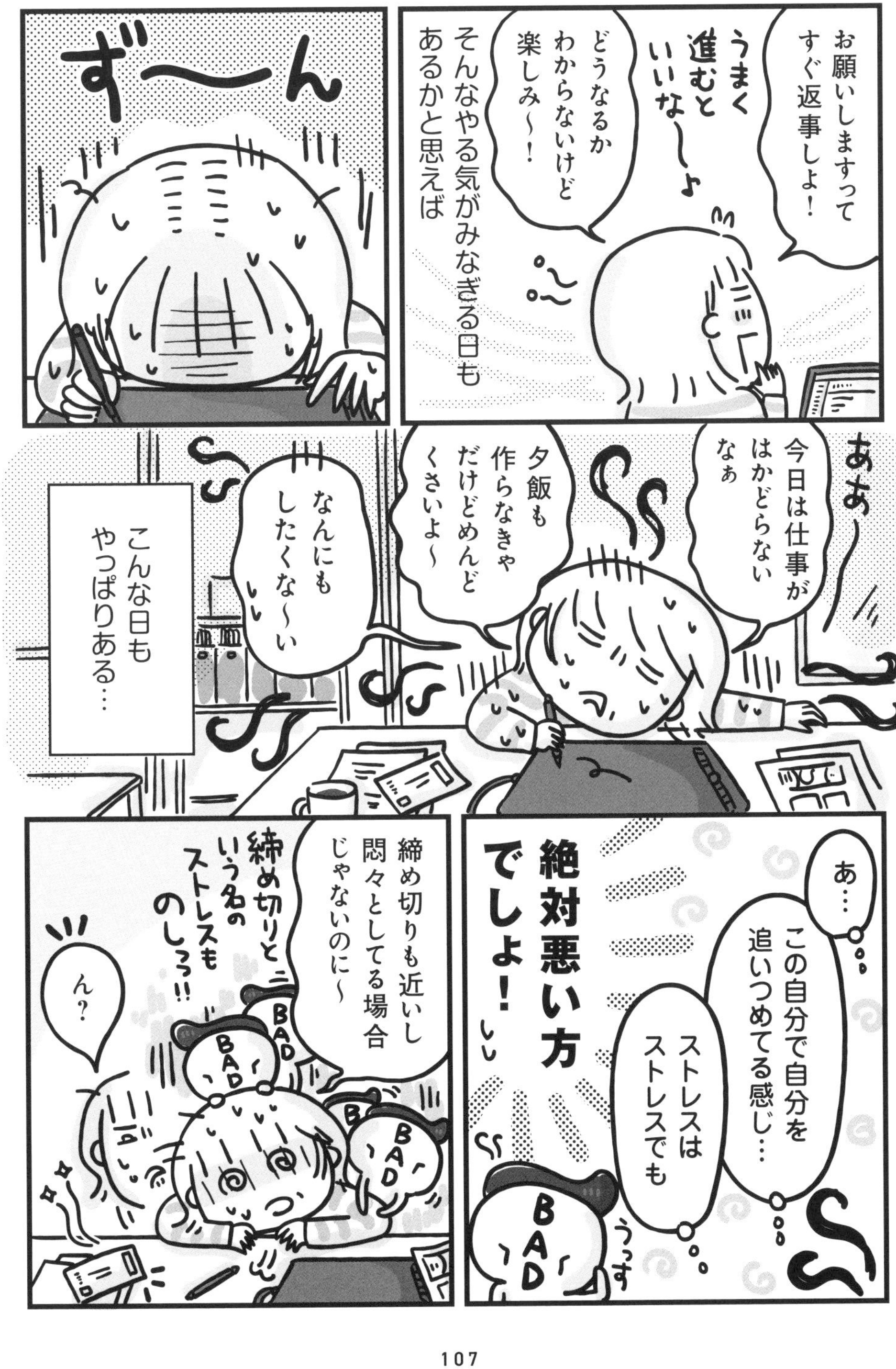
お願いしますって すぐ返事しよ！
うまく 進むと いいな～♪
どうなるか わからないけど 楽しみ～！
そんなやる気がみなぎる日も あるかと思えば
ず～ん
ああ～
今日は仕事が はかどらない なぁ
夕飯も 作らなきゃ だけどめんど くさいよ～
なんにも したくな～い
こんな日も やっぱりある…
あ…
この自分で自分を 追いつめてる感じ…
ストレスは ストレスでも
絶対悪い方 でしょ！
BAD
うっす
締め切りも近いし 悶々としてる場合 じゃないのに～
締め切りと いう名の ストレスも のしっっ!!
BAD
BAD
BAD
BAD
ん？

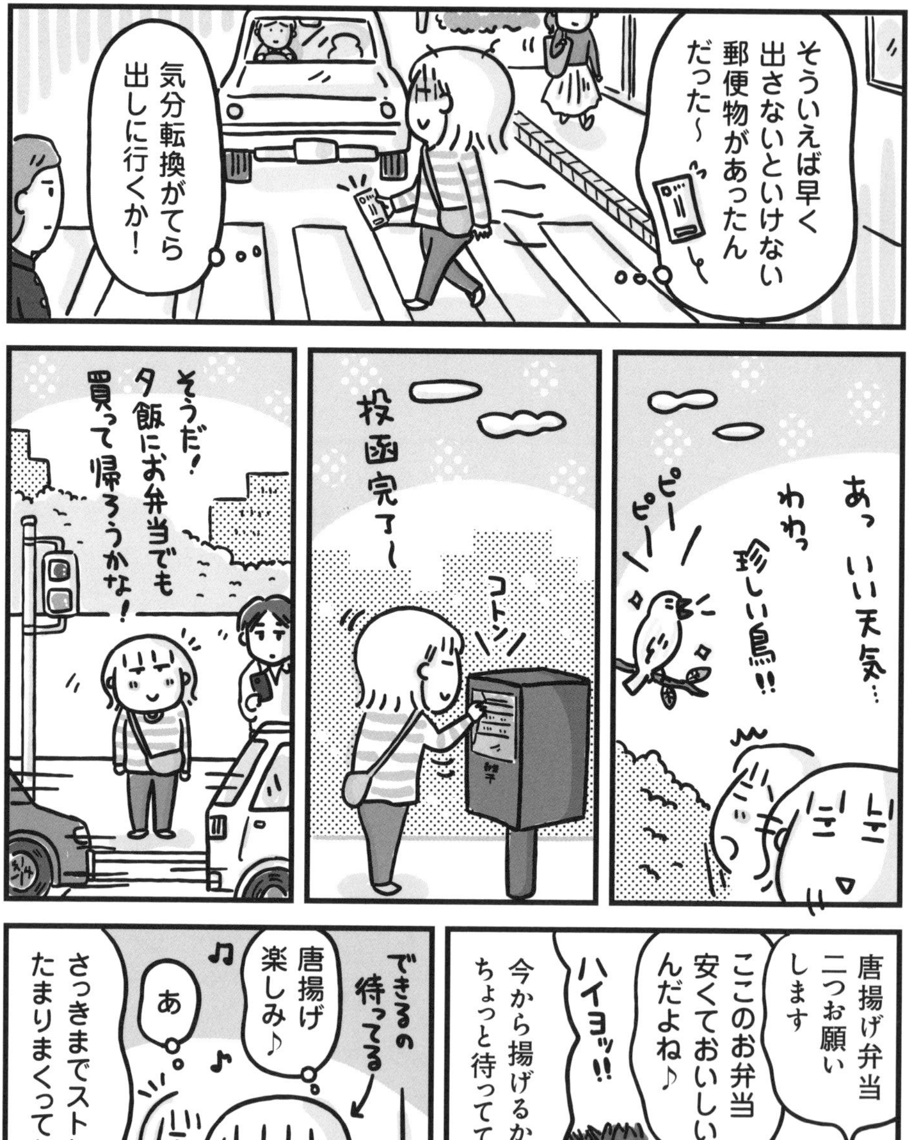
そういえば早く出さないといけない郵便物があったんだった～
気分転換がてら出しに行くか！
あっ いい天気…
わわっ
珍しい鳥!!
ピーピー
投函完了～
コトン
そうだ！夕飯にお弁当でも買って帰ろうかな！
唐揚げ弁当二つお願いします
ここのお弁当安くておいしいんだよね♪
ハイヨッ!!
今から揚げるからちょっと待っててね！
MENU
¥500
できるの待ってる
唐揚げ楽しみ♪
あ
さっきまでストレスたまりまくってたけど…

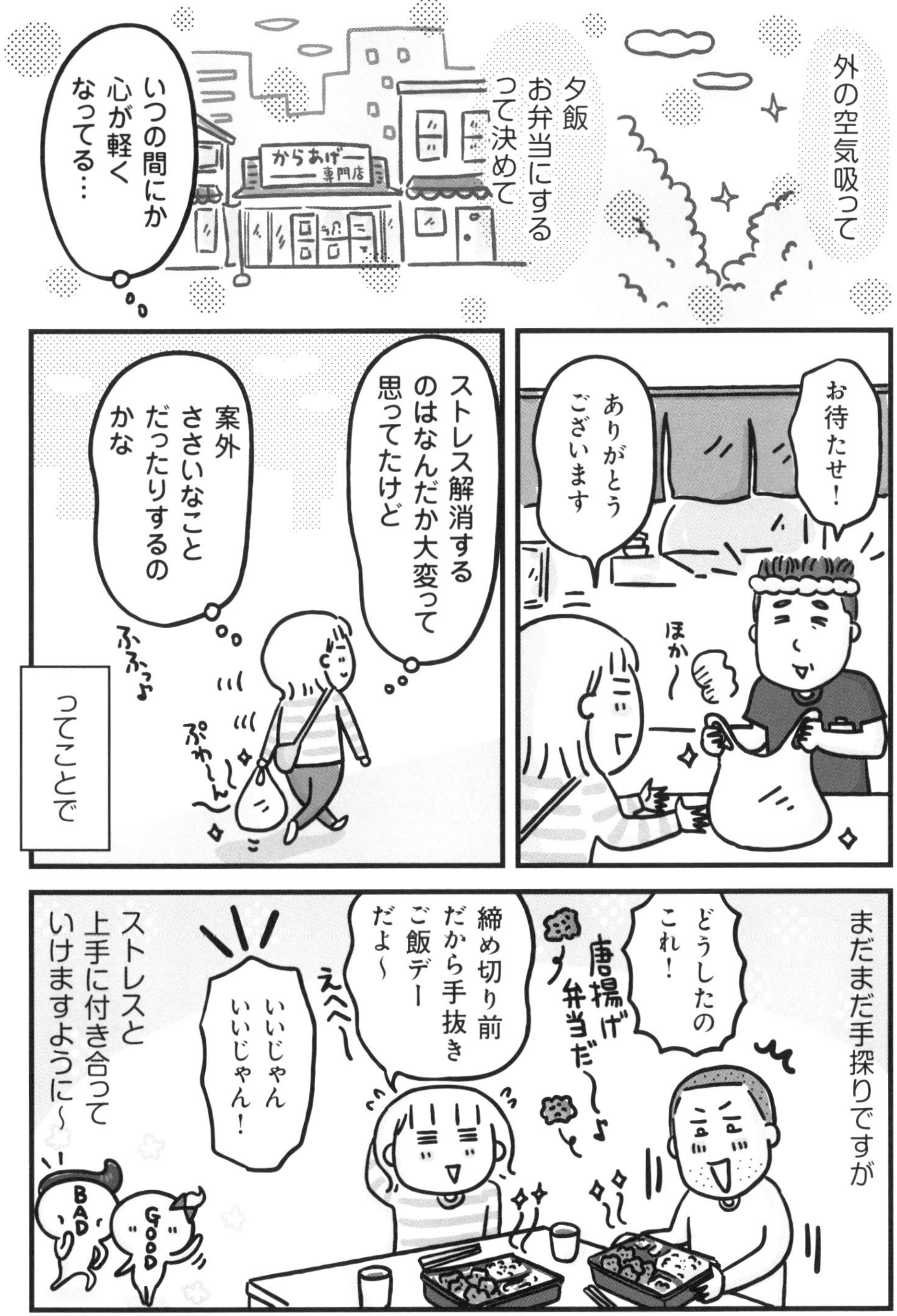
外の空気吸って
夕飯
お弁当にする
って決めて
からあげ
専門店
いつの間にか
心が軽く
なってる…
お待たせ!
ありがとう
ございます
ほか～
ストレス解消する
のはなんだか大変って
思ってたけど
案外
ささいなこと
だったりするの
かな
ふふっ♪
ぷわ～ん
ってことで
まだまだ手探りですが
どうしたの
これ!
唐揚げ
弁当だ～♪
締め切り前
だから手抜き
ご飯デー
だよ～
えへへ～
いいじゃん
いいじゃん!
ストレスと
上手に付き合って
いけますように～
BAD
GOOD

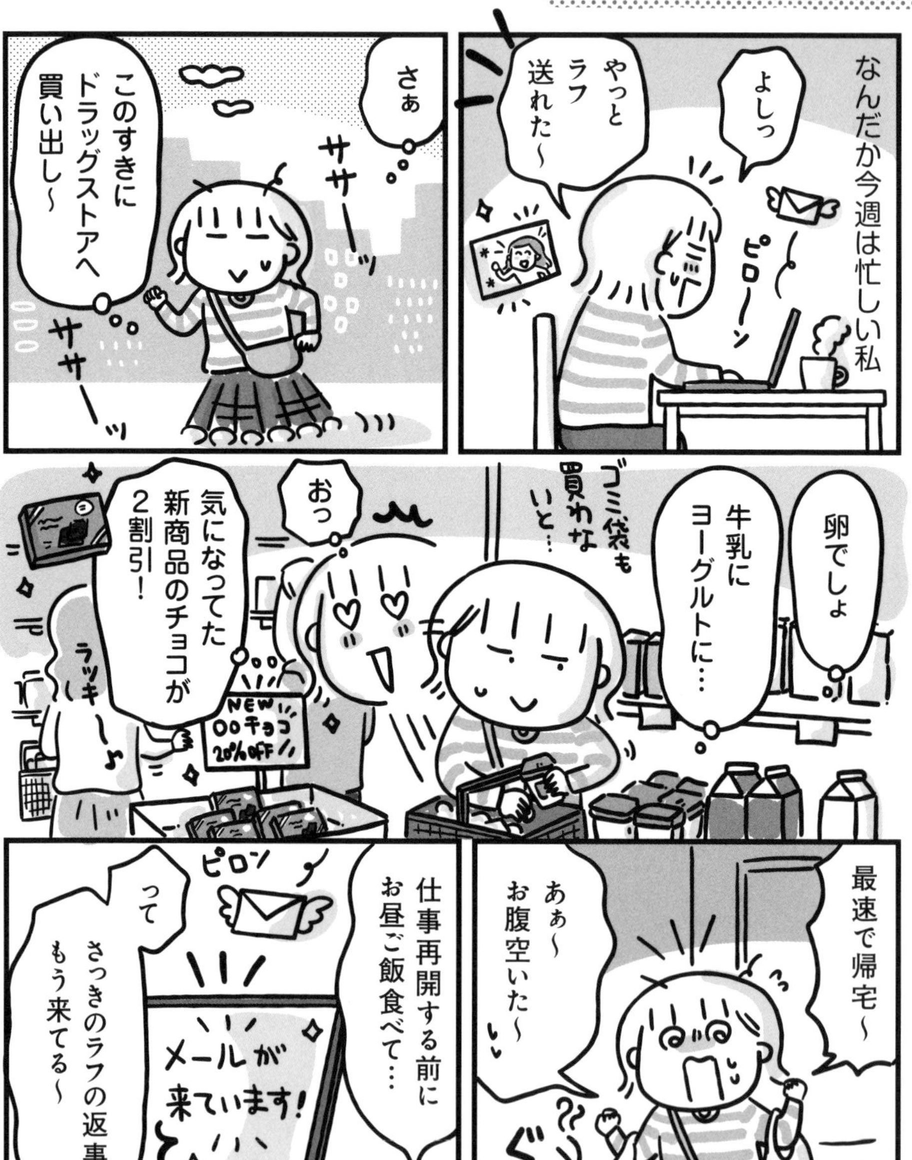
なんだか今週は忙しい私
よしっ
やっとラフ送れた～
ピローン
さぁ
ササーッ
このすきにドラッグストアへ買い出し～
ササーッ
卵でしょ
牛乳にヨーグルトに……
ゴミ袋も買わないと…
おっ
気になってた新商品のチョコが2割引!
NEW ○○チョコ 20%OFF
ラッキ～♪
最速で帰宅～
あぁ～お腹空いた～
ぐ～
仕事再開する前にお昼ご飯食べて……
ピロン
メールが来ています!
って
さっきのラフの返事もう来てる～
早い

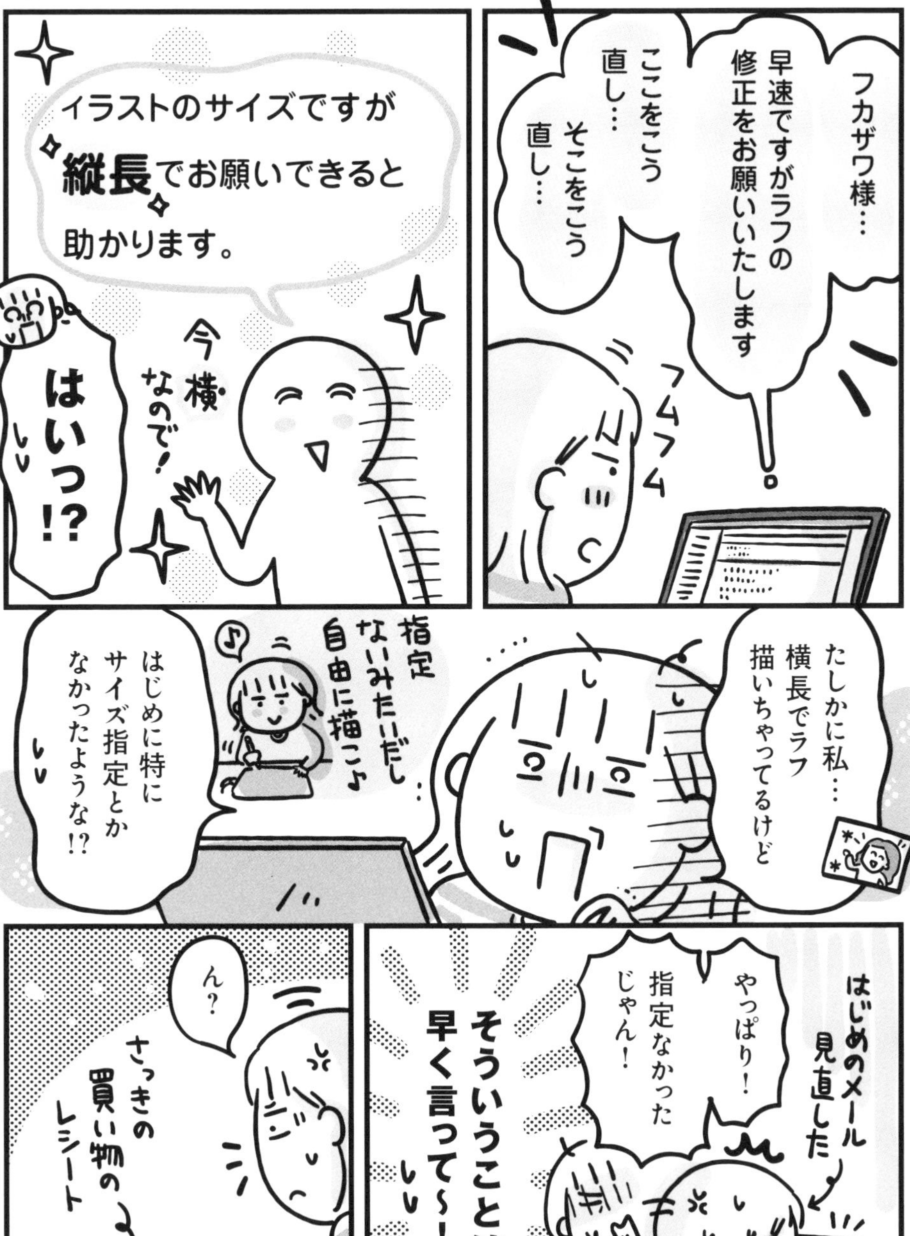
フカザワ様…
早速ですがラフの修正をお願いいたします
ここをこう直し…
そこをこう直し…
フムフム
イラストのサイズですが縦長でお願いできると助かります。
今横なので!
はいっ!?
たしかに私…横長でラフ描いちゃってるけど
指定ないみたいだし自由に描こ♪
はじめに特にサイズ指定とかなかったような!?
はじめのメール見直した
やっぱり!
指定なかったじゃん!
そういうことは早く言って〜!
ん?
さっきの買い物のレシート

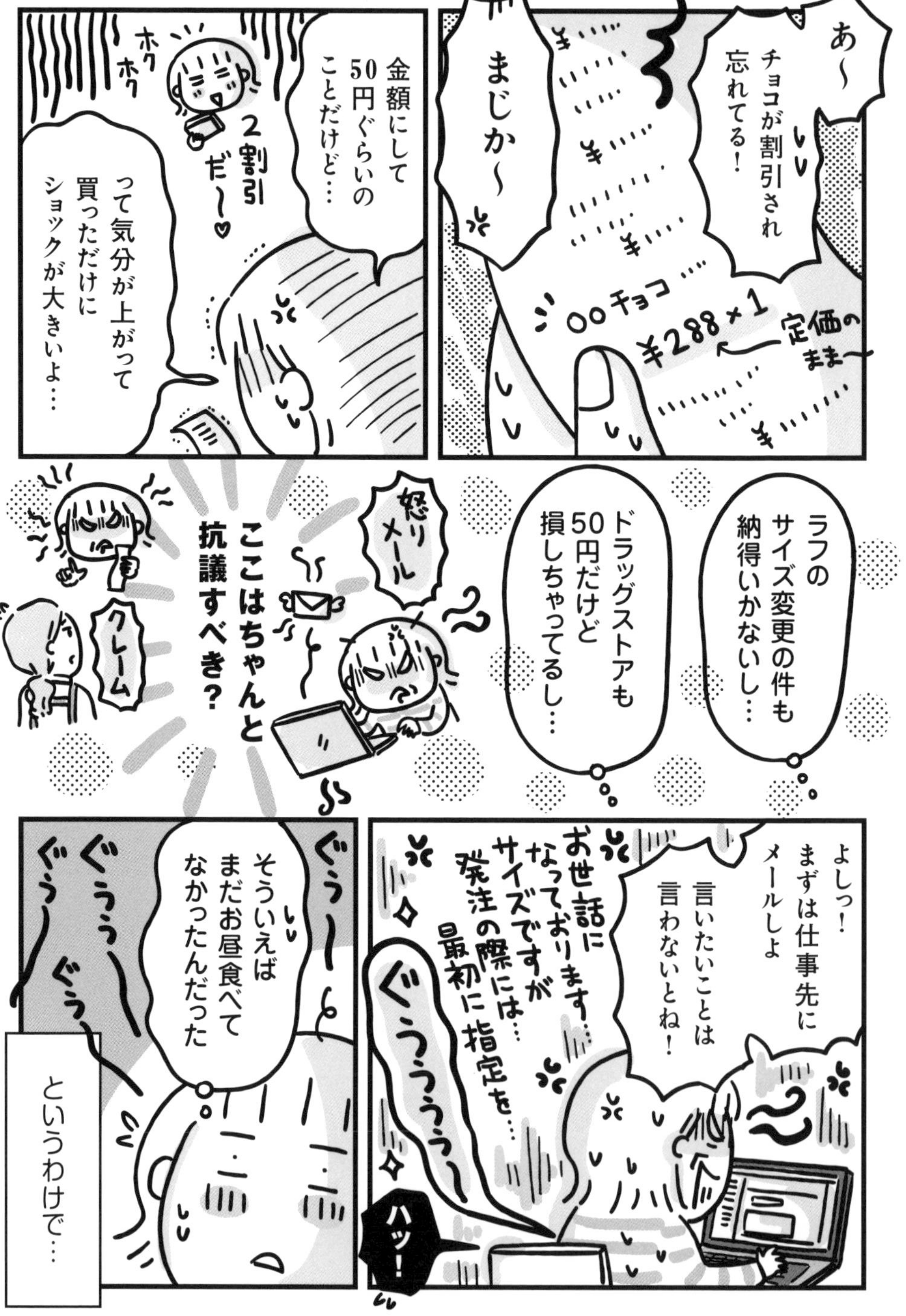
あ〜
チョコが割引され忘れてる！
まじか〜
○○チョコ
¥288×1
定価のまま〜
金額にして50円ぐらいのことだけど…
ホク ホク
2割引だ〜♡
って気分が上がって買っただけにショックが大きいよ…
ラフのサイズ変更の件も納得いかないし…
ドラッグストアも50円だけど損しちゃってるし…
怒りメール
ここはちゃんと抗議すべき？
クレーム
よしっ！まずは仕事先にメールしよ
言いたいことは言わないとね！
お世話になっております…サイズですが発注の際には…最初に指定を…
ぐううう〜
ハッ！
ぐう〜
そういえばまだお昼食べてなかったんだった
ぐうう〜
ぐう〜
ぐう〜
というわけで…

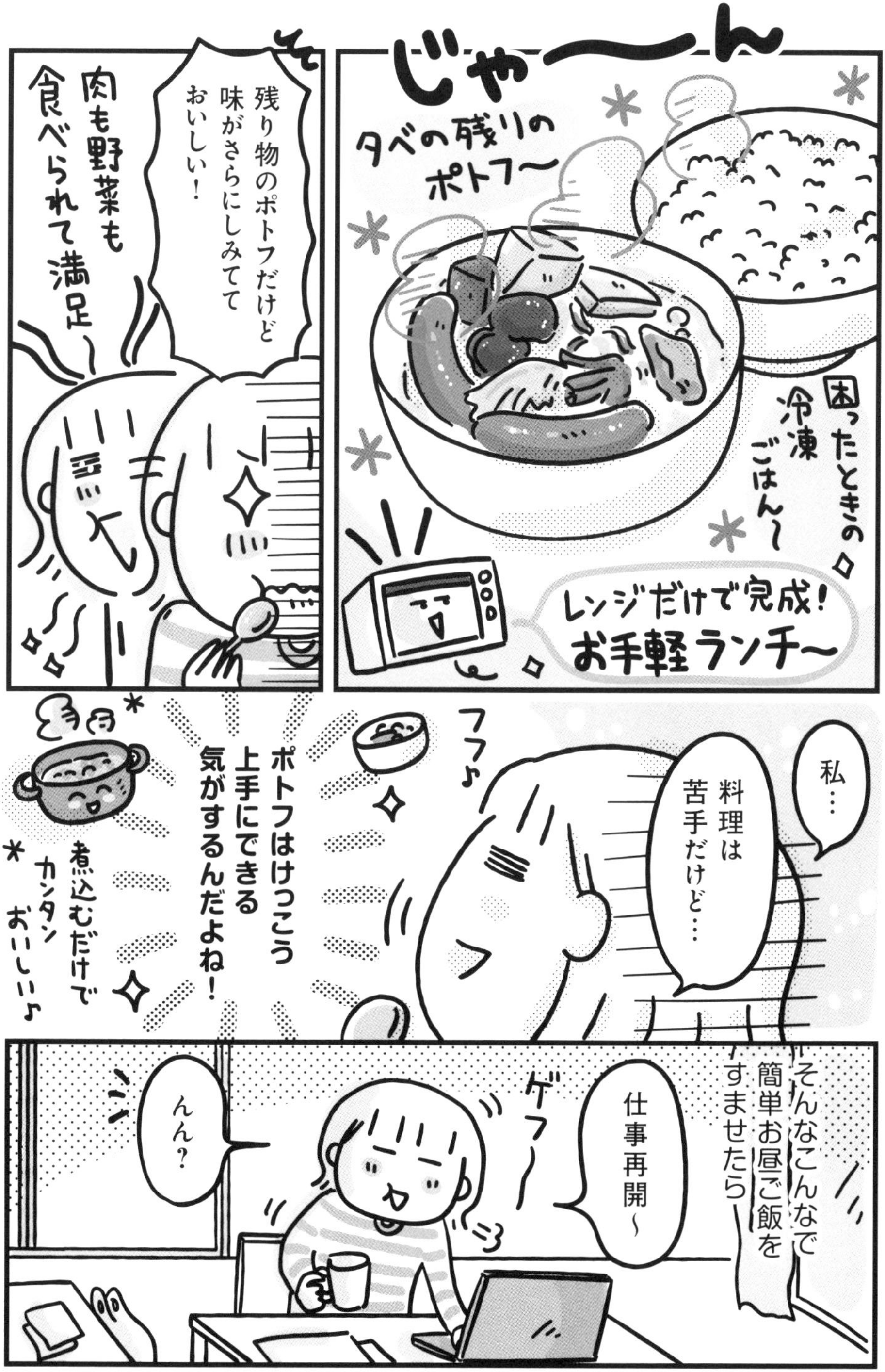

じゃ〜〜ん
夕べの残りのポトフ〜
困ったときの冷凍ごはん〜
レンジだけで完成! お手軽ランチ〜
残り物のポトフだけど味がさらにしみてておいしい!
肉も野菜も食べられて満足〜
私…
料理は苦手だけど…
フフ♪
ポトフはけっこう上手にできる気がするんだよね!
煮込むだけでカンタンおいしい♪
そんなこんなで簡単お昼ご飯をすませたら
仕事再開〜
ゲフ〜
んん?

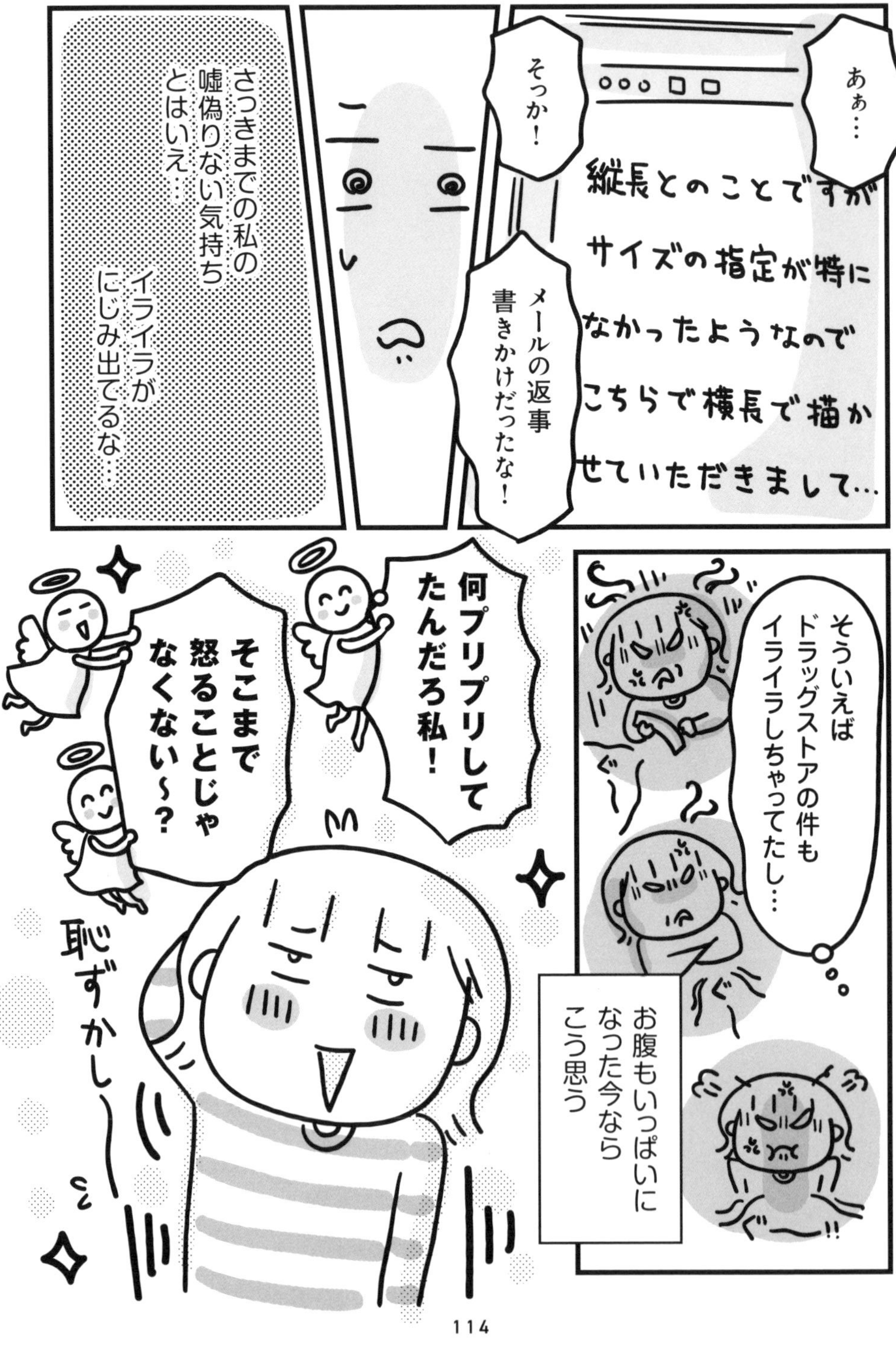

あぁ…
縦長とのことですが
サイズの指定が特に
なかったようなので
こちらで横長で描か
せていただきまして…
そっか！
メールの返事書きかけだったな！
さっきまでの私の嘘偽りない気持ちとはいえ…
イライラがにじみ出てるな…
そういえばドラッグストアの件もイライラしちゃってたし…
ぐ〜
ぐ
ぐ〜!!
お腹もいっぱいになった今ならこう思う
何プリプリしてたんだろ私！
そこまで怒ることじゃなくない〜？
恥ずかし〜

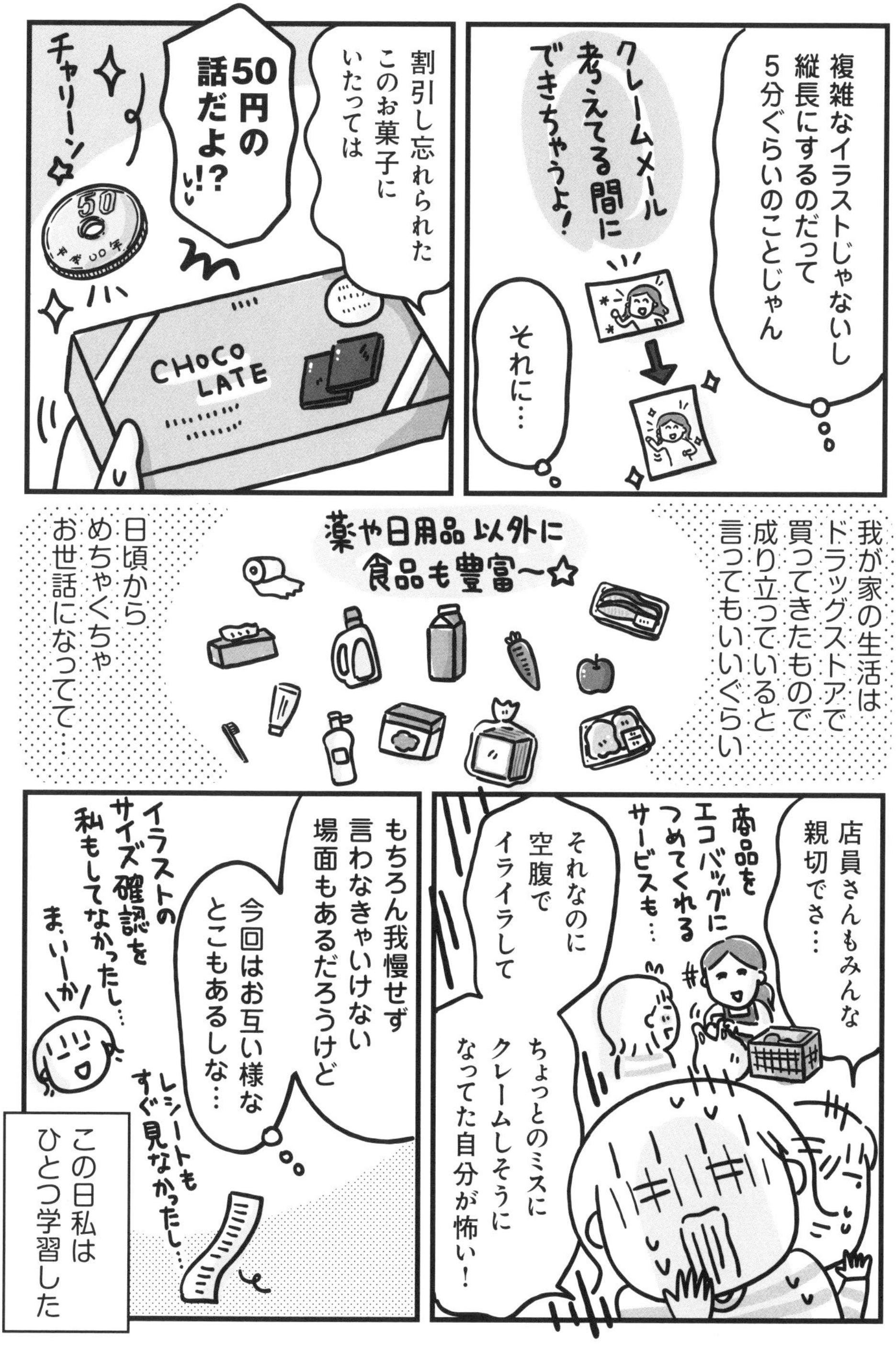

複雑なイラストじゃないし
縦長にするのだって
5分ぐらいのことじゃん
クレームメール考えてる間にできちゃうよ!
それに…
割引し忘れられた
このお菓子に
いたっては
50円の話だよ!?
チャリーン☆
CHOCO LATE
我が家の生活は
ドラッグストアで
買ってきたもので
成り立っていると
言ってもいいぐらい
薬や日用品以外に
食品も豊富〜☆
日頃から
めちゃくちゃ
お世話になってて…
店員さんもみんな
親切でさ…
商品を
エコバッグに
つめてくれる
サービスも…
それなのに
空腹で
イライラして
ちょっとのミスに
クレームしそうに
なってた自分が怖い!
もちろん我慢せず
言わなきゃいけない
場面もあるだろうけど
今回はお互い様な
とこもあるしな…
イラストの
サイズ確認を
私もしてなかったし…
まいーか
レシートも
すぐ見なかったし…
この日私は
ひとつ学習した

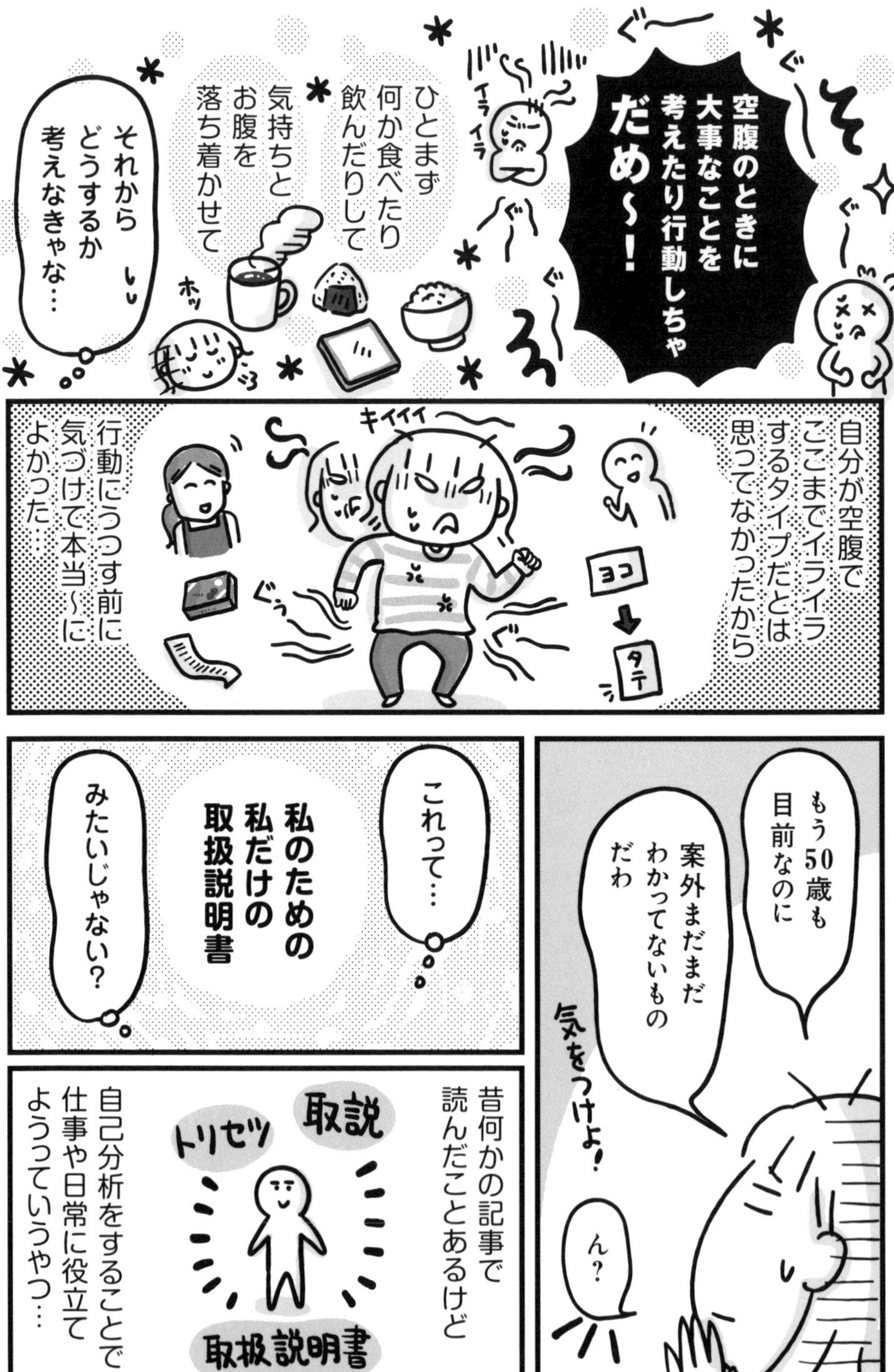
ぐ〜
ぐ〜
ぐ〜
空腹のときに大事なことを考えたり行動しちゃだめ〜!
イライラ
ぐ〜
ぐ〜
ひとまず何か食べたり飲んだりして気持ちとお腹を落ち着かせて
それからどうするか考えなきゃな…
ホッ
自分が空腹でここまでイライラするタイプだとは思ってなかったから
キイイイ
ヨコ
タテ
ぐ〜
ぐぅ
行動にうつす前に気づけて本当〜によかった…
もう50歳も目前なのに
案外まだまだわかってないものだわ
気をつけよ!
ん?
これって…
私のための私だけの取扱説明書
みたいじゃない?
昔何かの記事で読んだことあるけど
取説
トリセツ
取扱説明書
自己分析をすることで仕事や日常に役立てようっていうやつ…

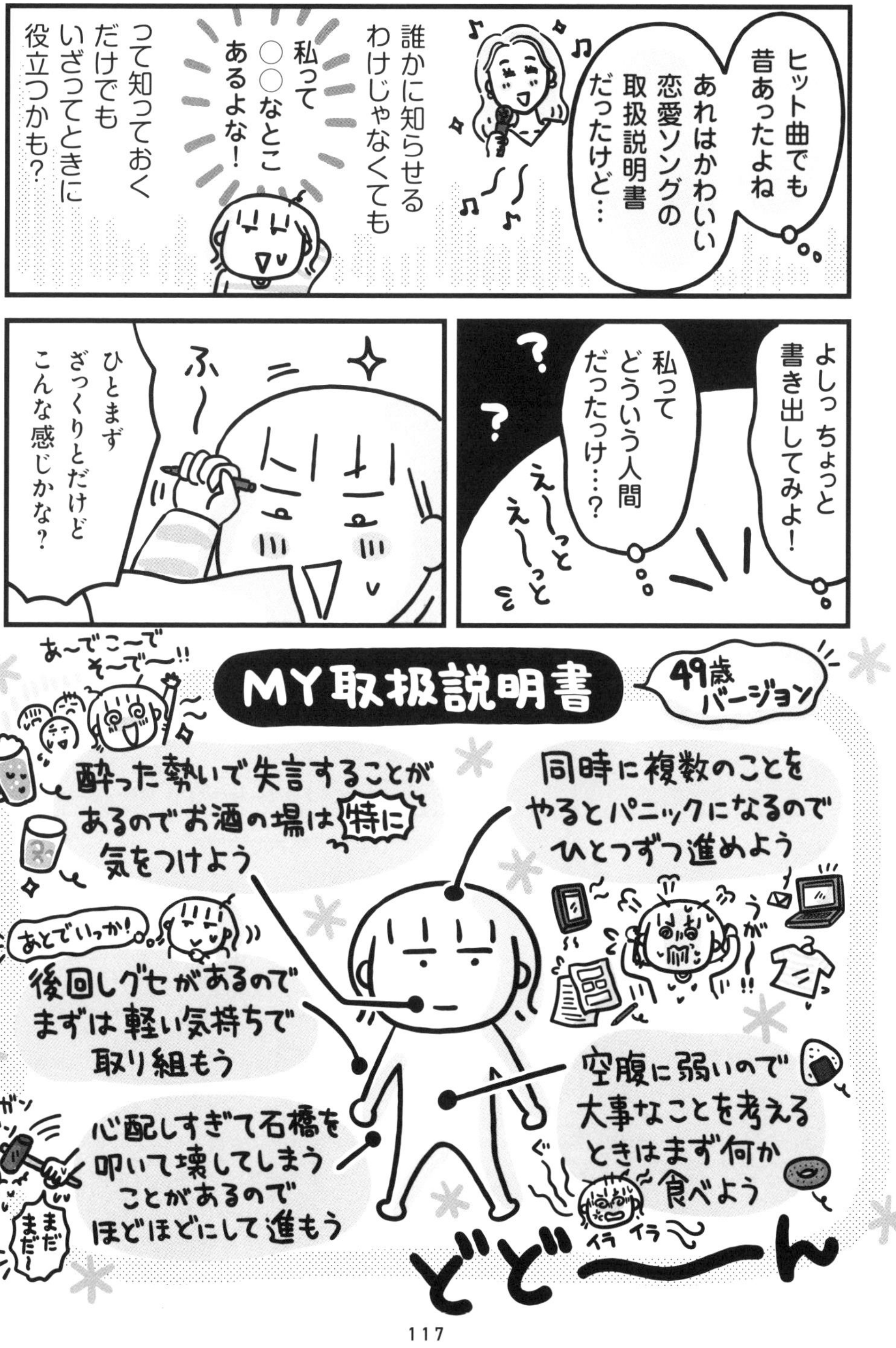
ヒット曲でも
昔あったよね
あれはかわいい
恋愛ソングの
取扱説明書
だったけど…
誰かに知らせる
わけじゃなくても
私って
○○なとこ
あるよな！
って知っておく
だけでも
いざってときに
役立つかも？
よしっ ちょっと
書き出してみよ！
私って
どういう人間
だったっけ…？
？
？
え〜っと
え〜っと
ふ〜
ひとまず
ざっくりとだけど
こんな感じかな？
MY取扱説明書
49歳
バージョン
あ〜でこ〜で
そ〜で〜!!
酔った勢いで失言することが
あるのでお酒の場は特に
気をつけよう
同時に複数のことを
やるとパニックになるので
ひとつずつ進めよう
うが〜!!
あとでいっか！
後回しグセがあるので
まずは軽い気持ちで
取り組もう
空腹に弱いので
大事なことを考える
ときはまず何か
食べよう
ぐ〜
イラ イラ
ガン
ガン
心配しすぎて石橋を
叩いて壊してしまう
ことがあるので
ほどほどにして進もう
まだ
まだ〜
どど〜〜ん

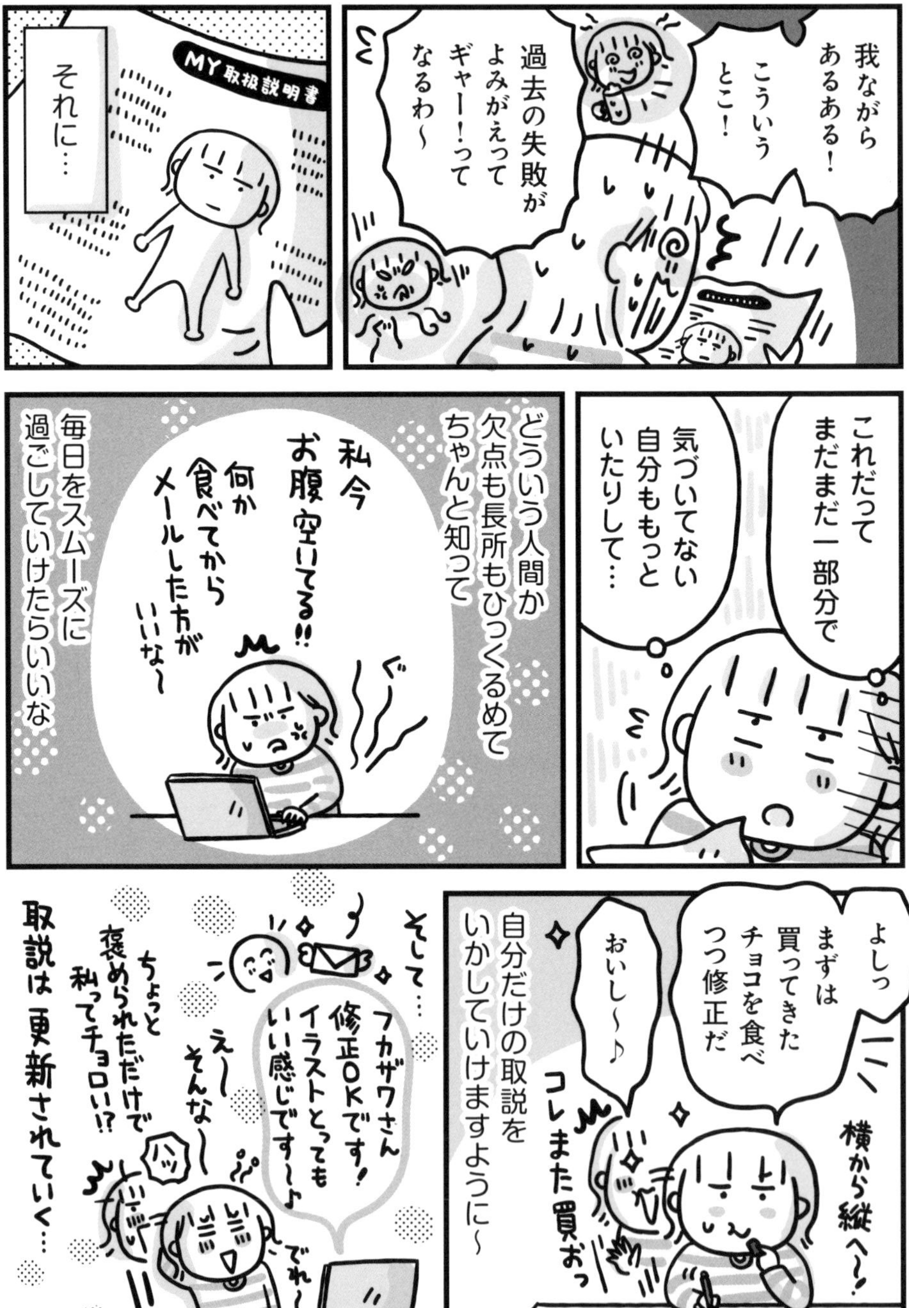
我ながらあるある！
こういうとこ！
過去の失敗がよみがえってギャー！ってなるわ～
MY取扱説明書
それに…
これだってまだまだ一部分で
気づいてない自分ももっといたりして…
どういう人間か欠点も長所もひっくるめてちゃんと知って
私今お腹空いてる!!
何か食べてからメールした方がいいな～
ぐ～
毎日をスムーズに過ごしていけたらいいな
よしっまずは買ってきたチョコを食べつつ修正だ
横から縦へ～!?
おいし～♪
コレまた買おっ
自分だけの取説をいかしていけますように～
そして…
フカザワさん修正OKです！イラストとってもいい感じです～♪
でれ～
え～そんな～
ハッ
ちょっと褒められただけで私ってチョロい!?
取説は更新されていく…

2章

74Pの『美眉になりたい!』で
やってみた眉のワックス脱毛ですが
完成眉がコチラ!!

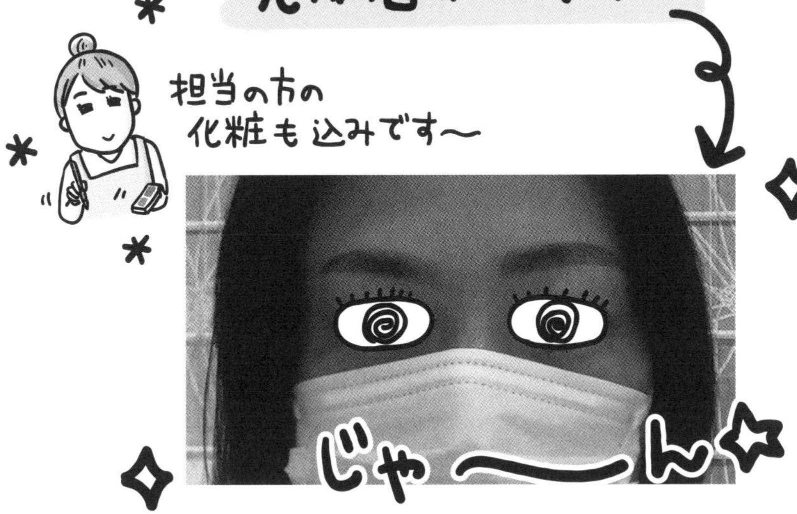
担当の方の
化粧も込みです〜
じゃ〜〜ん

「眉は顔の額縁」って
言われるぐらい顔の印象を
大きく決めるって聞いたこと
あるけど…

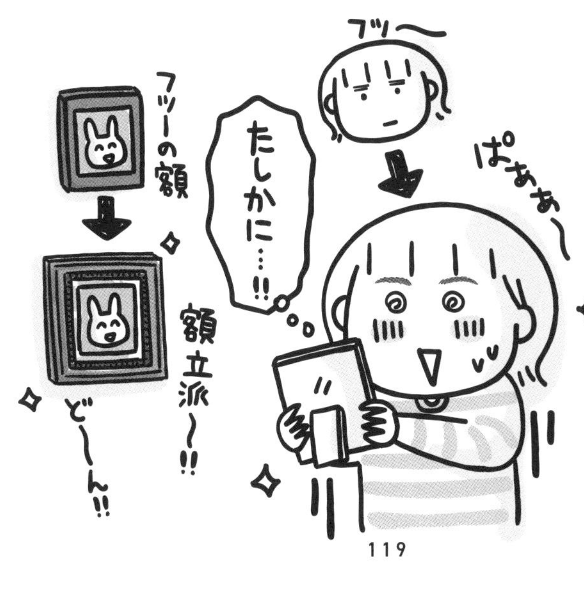
フツ〜
ぱぁぁ〜
たしかに…!!
フツーの額
額立派〜〜!!
ど〜〜ん!!

ブラジャーの買い方

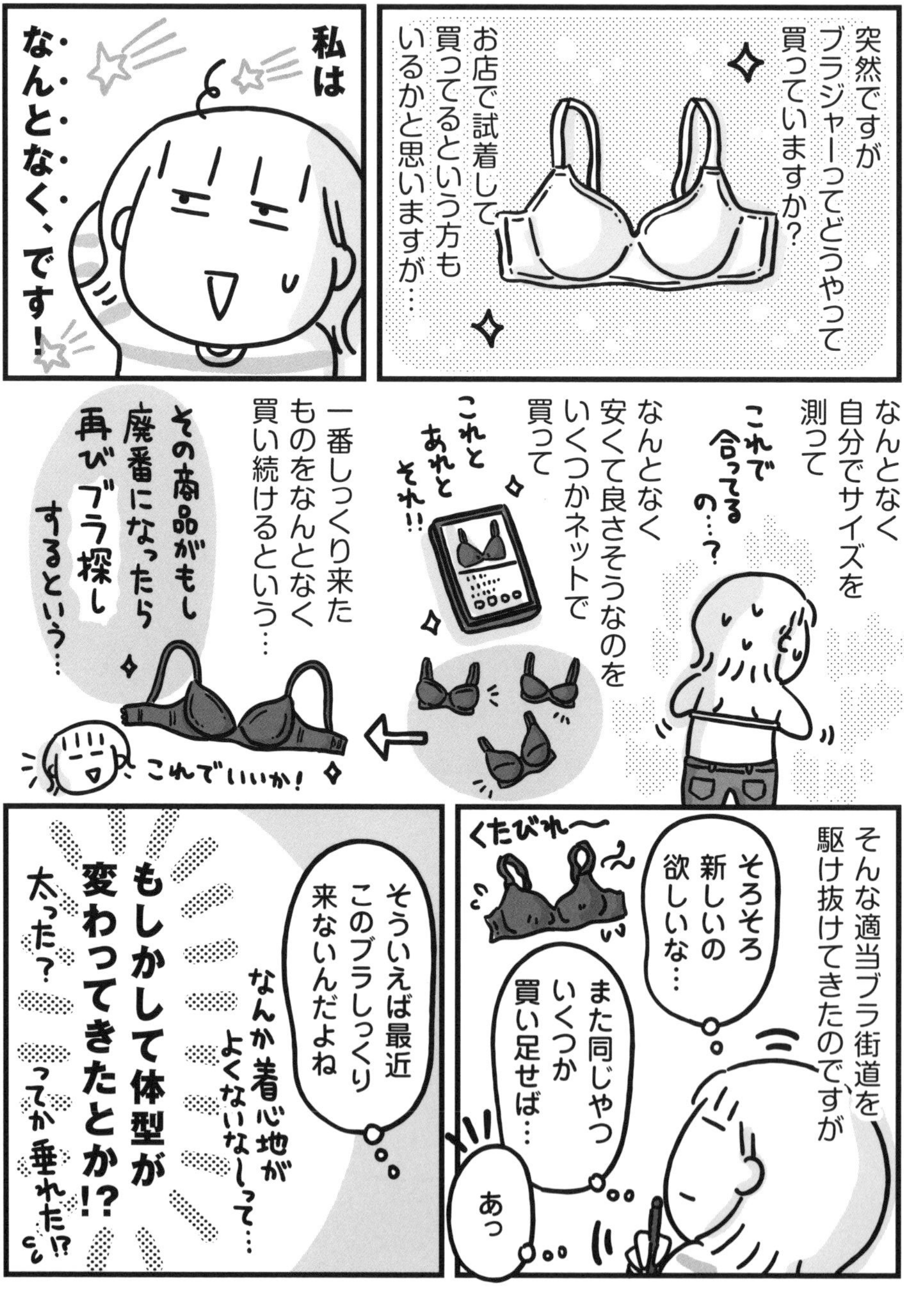
突然ですが
ブラジャーってどうやって
買っていますか?
お店で試着して
買ってるという方も
いるかと思いますが…
私は
なんとなく、です!
なんとなく
自分でサイズを
測って
これで合ってるの…?
なんとなく
安くて良さそうなのを
いくつかネットで
買って
これとあれとそれ!!
一番しっくり来た
ものをなんとなく
買い続けるという…
その商品がもし
廃番になったら
再びブラ探し
するという…
これでいいか!
そんな適当ブラ街道を
駆け抜けてきたのですが
くたびれ〜
そろそろ
新しいの
欲しいな…
また同じやつ
いくつか
買い足せば…
あっ
そういえば最近
このブラしっくり
来ないんだよね
なんか着心地が
よくないなしって…
もしかして体型が
変わってきたとか!?
太った?
ってか垂れた!?

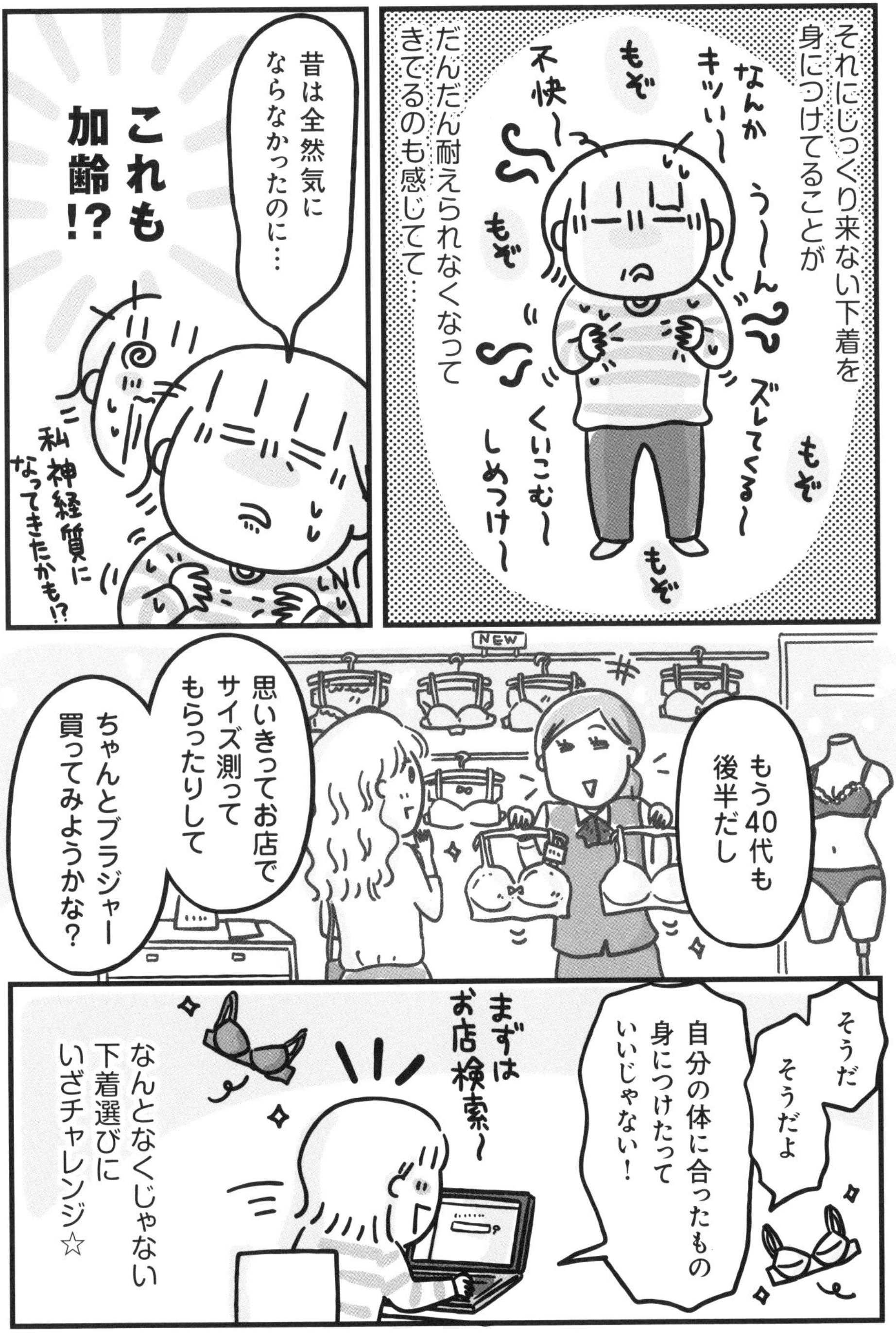
それにじっくり来ない下着を
身につけてることが
なんか
キッツい～
もぞ
不快～
うーん
もぞ
ズレてくる～
くいこむ～
しめつけ～
もぞ
もぞ
だんだん耐えられなくなって
きてるのも感じてて…
昔は全然気に
ならなかったのに…
これも
加齢!?
私神経質に
なってきたかも!?
NEW
もう40代も
後半だし
思いきってお店で
サイズ測って
もらったりして
ちゃんとブラジャー
買ってみようかな?
そうだ
そうだよ
自分の体に合ったもの
身につけたって
いいじゃない!
まずは
お店検索～
なんとなくじゃない
下着選びに
いざチャレンジ☆

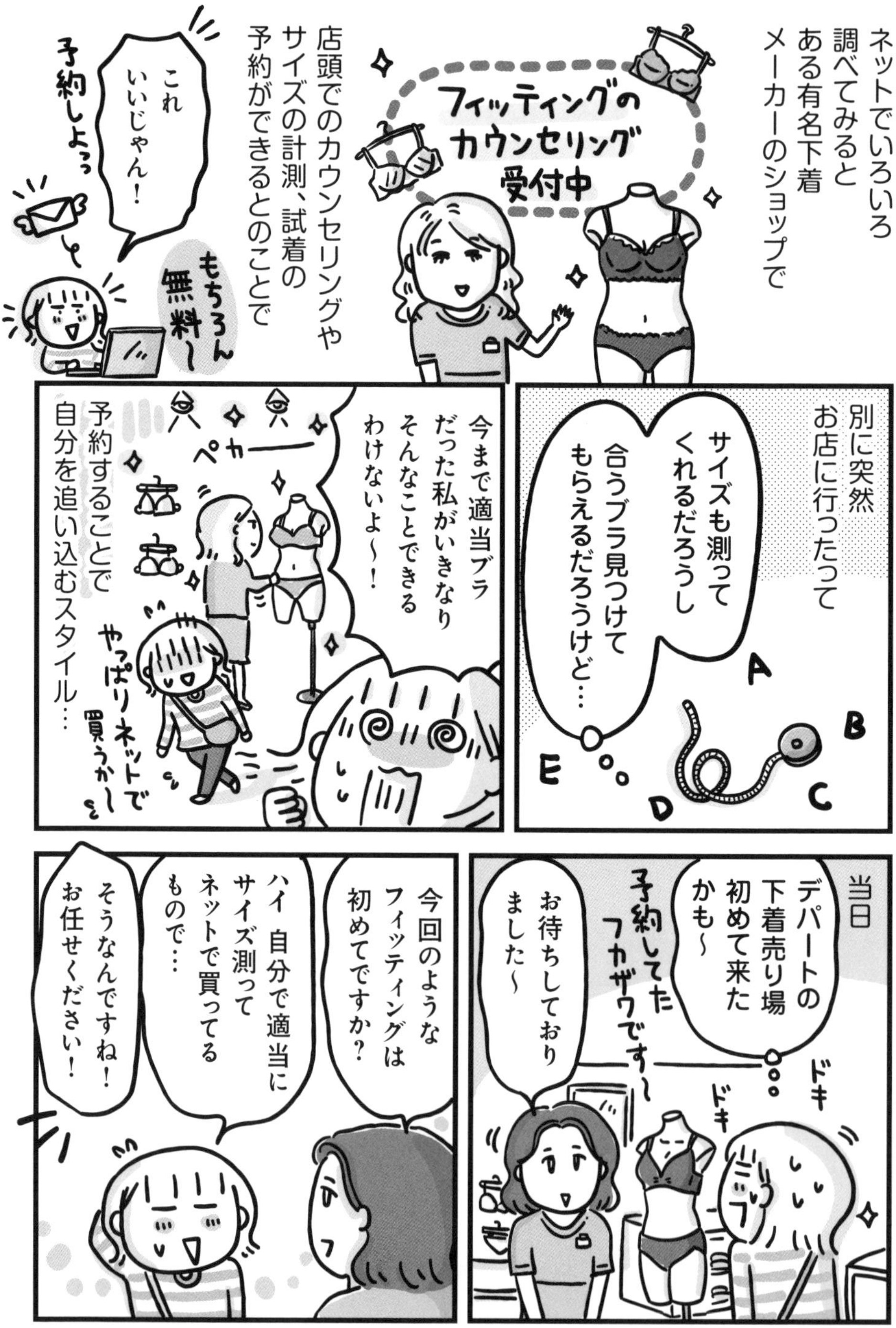
ネットでいろいろ
調べてみると
ある有名下着
メーカーのショップで
フィッティングの
カウンセリング
受付中
店頭でのカウンセリングや
サイズの計測、試着の
予約ができるとのことで
もちろん
無料〜
これ
いいじゃん!
予約しよっっ
別に突然
お店に行ったって
サイズも測って
くれるだろうし
合うブラ見つけて
もらえるだろうけど…
A
B
C
D
E
今まで適当ブラ
だった私がいきなり
そんなことできる
わけないよ〜!
ペカー
予約することで
自分を追い込むスタイル…
やっぱりネットで
買うか〜
当日
デパートの
下着売り場
初めて来た
かも〜
予約してた
フカザワです〜
お待ちしており
ました〜
ドキ
ドキ
今回のような
フィッティングは
初めてですか?
ハイ 自分で適当に
サイズ測って
ネットで買ってる
もので…
そうなんですね!
お任せください!

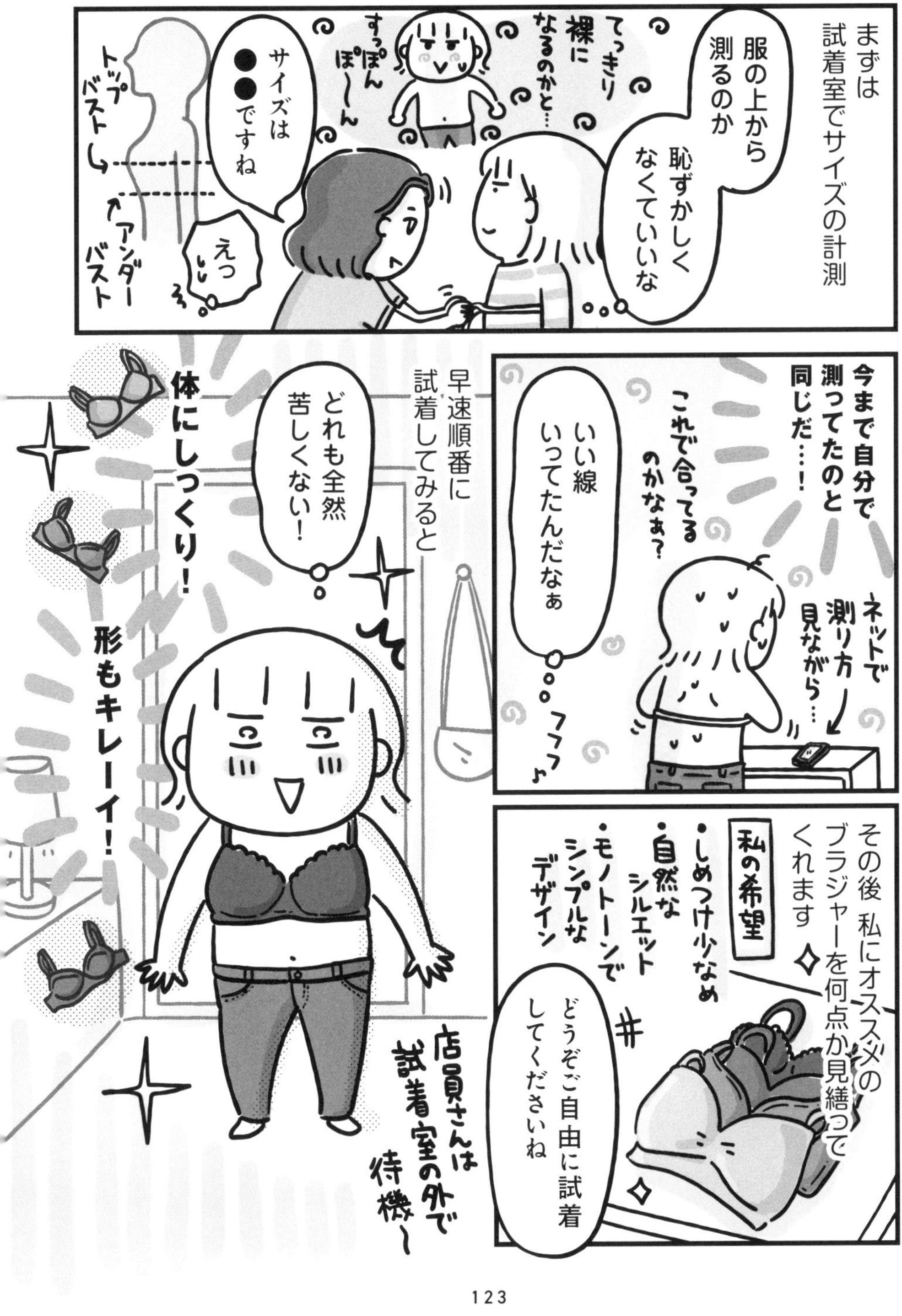

まずは試着室でサイズの計測
服の上から測るのか
恥ずかしくなくていいな
てっきり裸になるのかと…
すっぽんぽ～ん
サイズは●●ですね
トップバスト
アンダーバスト
えっ
今まで自分で測ってたのと同じだ…!
これで合ってるのかなぁ?
ネットで測り方見ながら…
いい線いってたんだなぁ
フフフ♪
その後 私にオススメのブラジャーを何点か見繕ってくれます
私の希望
・しめつけ少なめ
・自然なシルエット
・モノトーンでシンプルなデザイン
どうぞご自由に試着してくださいね
早速順番に試着してみると
どれも全然苦しくない!
体にしっくり!
形もキレーイ!
店員さんは試着室の外で待機～

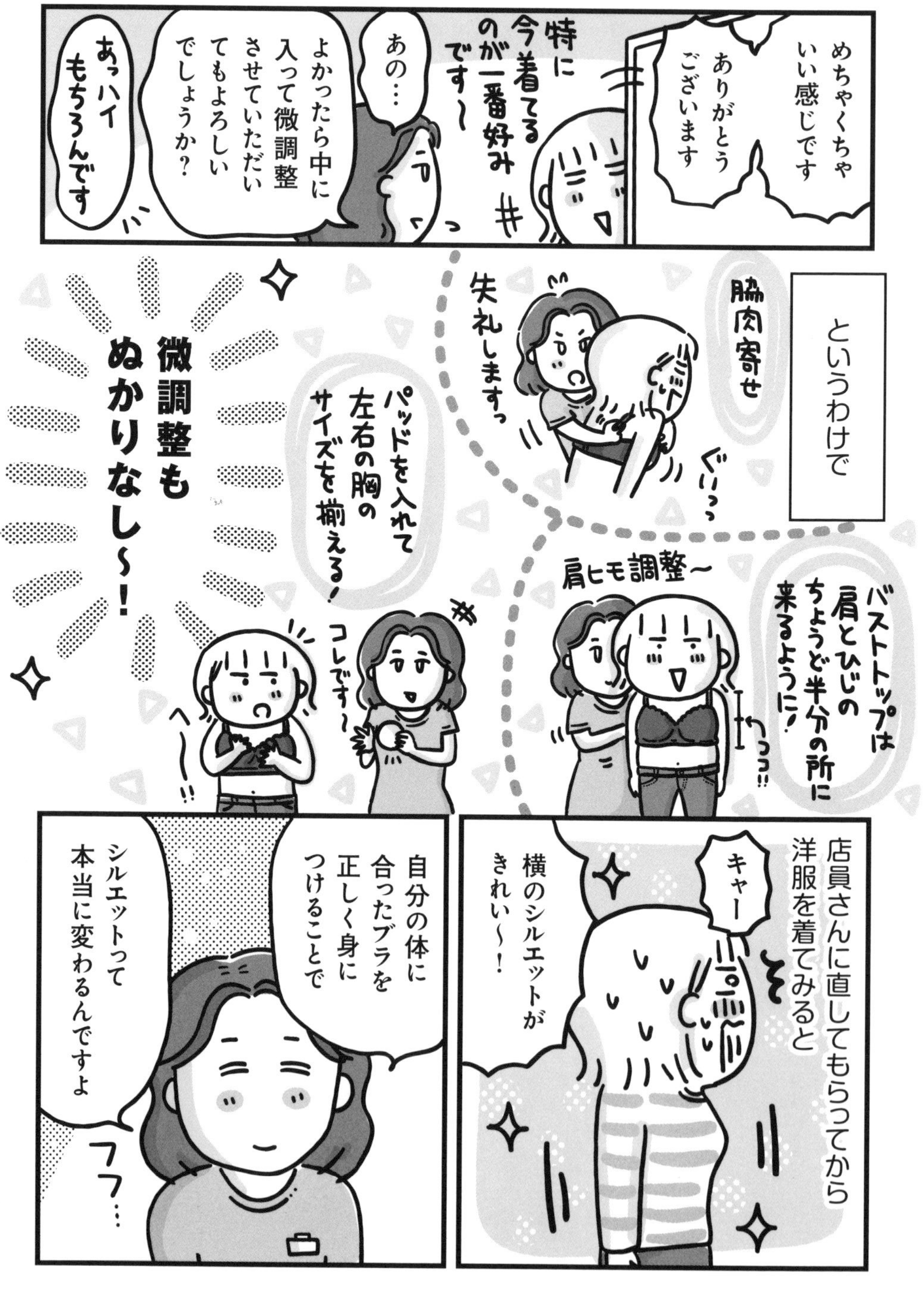
めちゃくちゃいい感じです
ありがとうございます
特に今着てるのが一番好みです〜
あの…
よかったら中に入って微調整させていただいてもよろしいでしょうか?
あっハイもちろんです
というわけで
脇肉寄せ
失礼しますっ
ぐいっっ
バストトップは肩とひじのちょうど半分の所に来るように!
肩ヒモ調整〜
ツッ!!
パッドを入れて左右の胸のサイズを揃える!
コレです〜
へ〜!!
微調整もぬかりなし〜!
店員さんに直してもらってから洋服を着てみると
キャー
横のシルエットがきれい〜!
自分の体に合ったブラを正しく身につけることで
シルエットって本当に変わるんですよ
フフ…

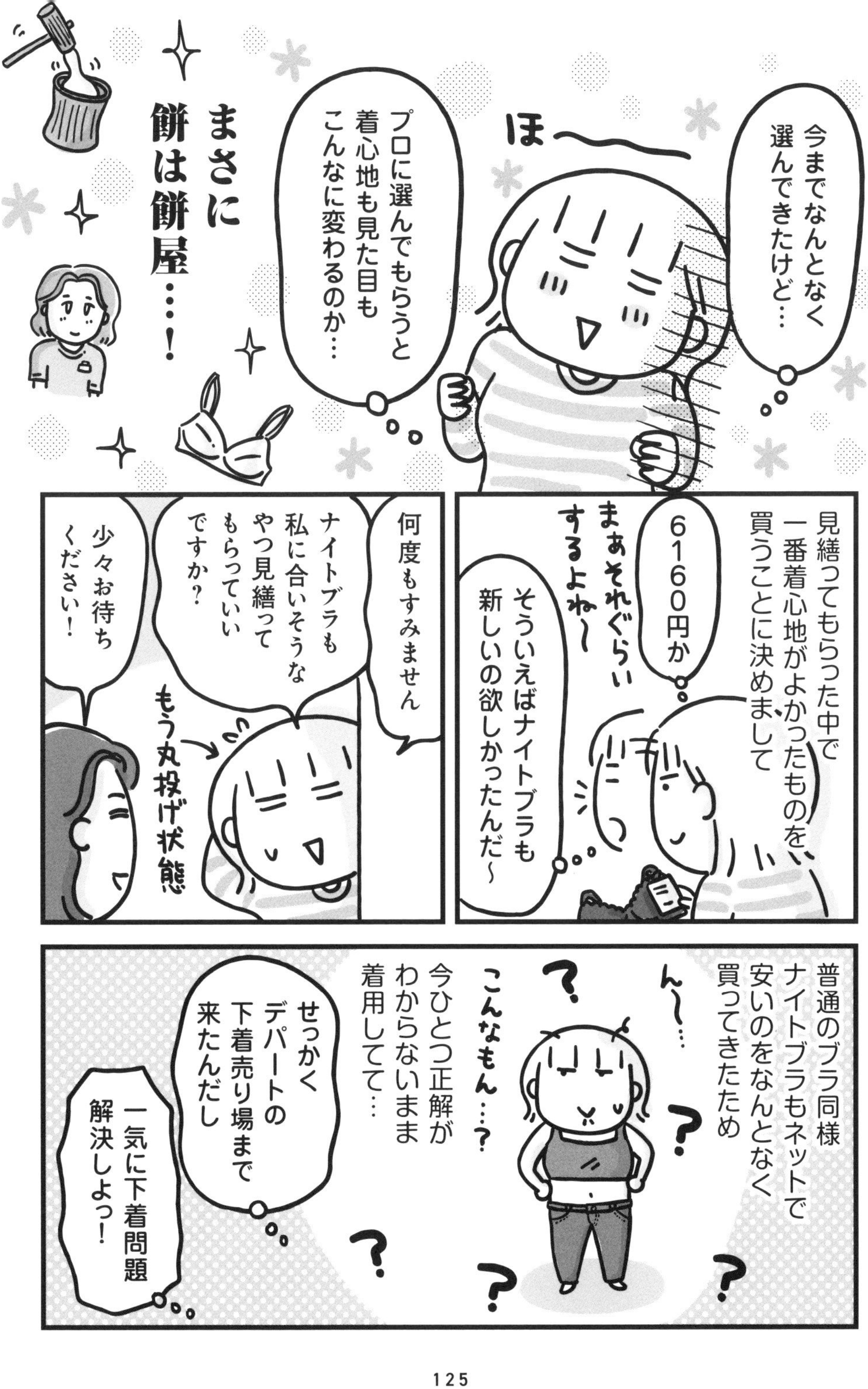
今までなんとなく
選んできたけど…
ほ〜〜〜
プロに選んでもらうと
着心地も見た目も
こんなに変わるのか…
まさに餅は餅屋…！
見繕ってもらった中で
一番着心地がよかったものを
買うことに決めまして
6160円か
まぁそれぐらいするよね〜
そういえばナイトブラも
新しいの欲しかったんだ〜
何度もすみません
ナイトブラも
私に合いそうな
やつ見繕って
もらっていい
ですか？
もう丸投げ状態
少々お待ち
ください！
普通のブラ同様
ナイトブラもネットで
安いのをなんとなく
買ってきたため
ん〜…
こんなもん…？
今ひとつ正解が
わからないまま
着用してて…
せっかく
デパートの
下着売り場まで
来たんだし
一気に下着問題
解決しよっ！

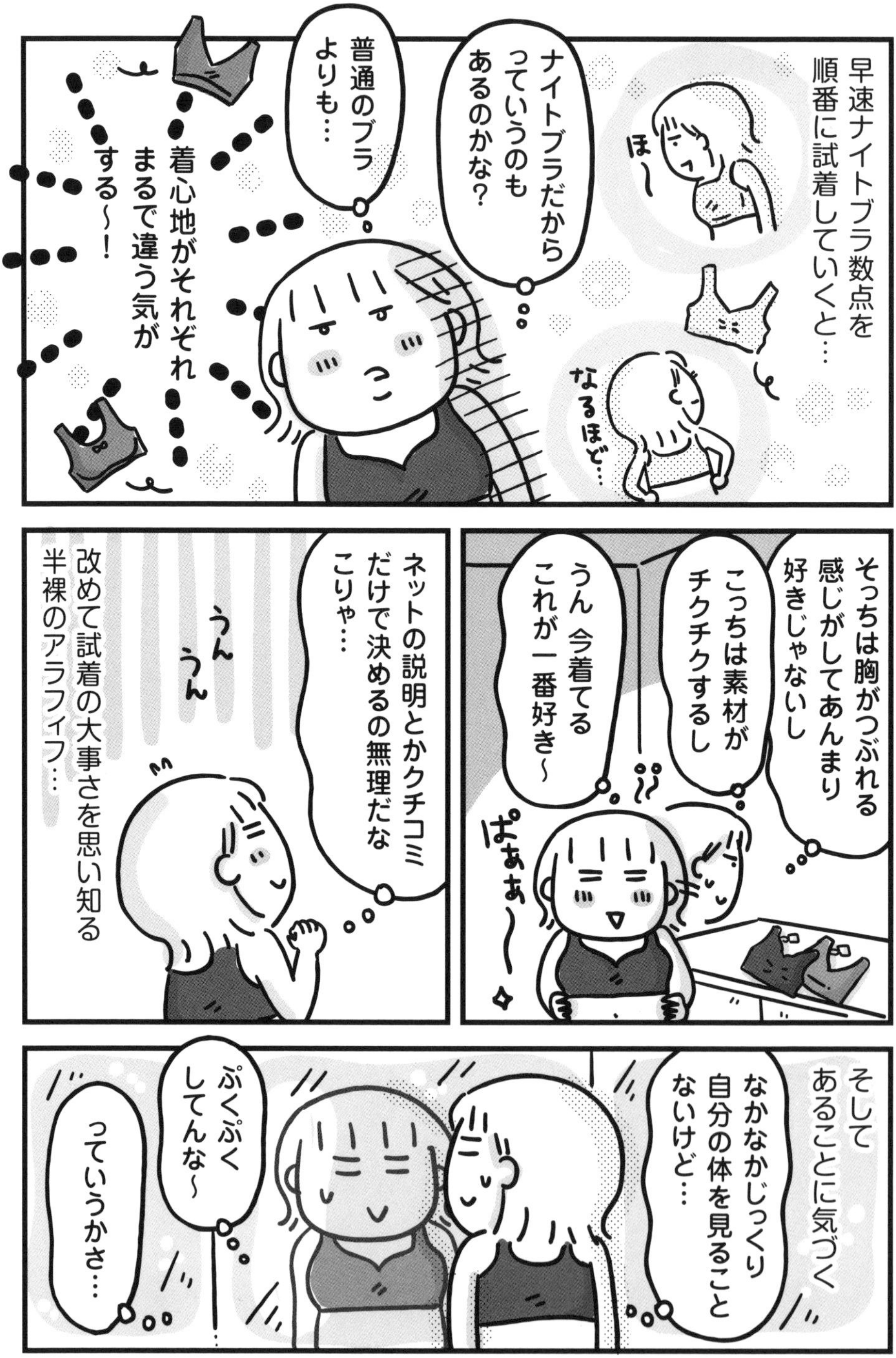
早速ナイトブラ数点を順番に試着していくと…
ほ〜
なるほど…
ナイトブラだからっていうのもあるのかな?
普通のブラよりも…
着心地がそれぞれまるで違う気がする〜!
そっちは胸がつぶれる感じがしてあんまり好きじゃないし
こっちは素材がチクチクするし
うん 今着てるこれが一番好き〜
ぱぁぁ〜
ネットの説明とかクチコミだけで決めるの無理だなこりゃ…
うん うん
改めて試着の大事さを思い知る半裸のアラフィフ…
そしてあることに気づく
なかなかじっくり自分の体を見ることないけど…
ぷくぷくしてんな〜
っていうかさ…

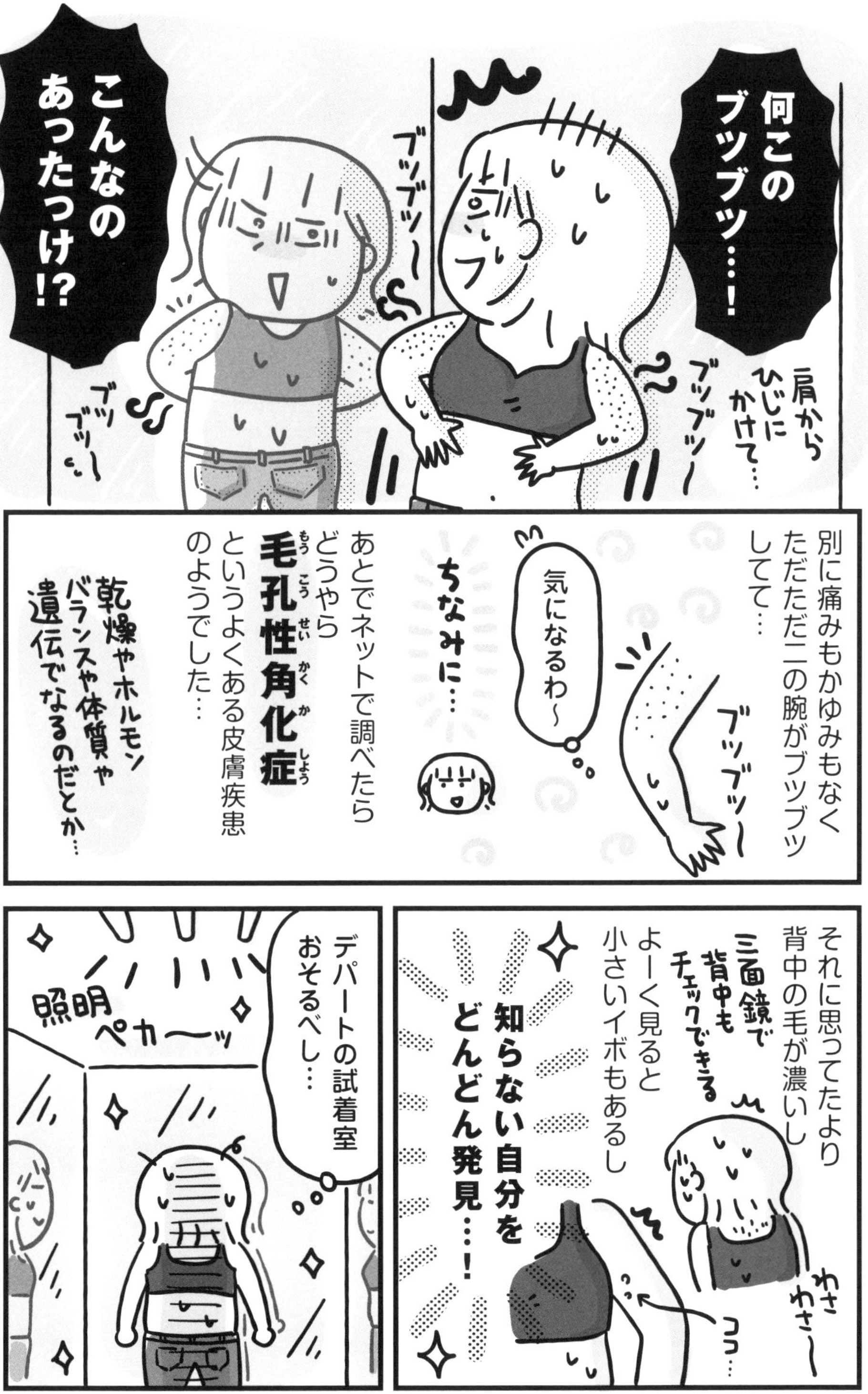
何このブツブツ…！
肩からひじにかけて…
ブツブツ〜
ブツブツ〜
こんなのあったっけ!?
ブツブツ〜
別に痛みもかゆみもなくただただ二の腕がブツブツしてて…
ブツブツ〜
気になるわ〜
ちなみに…
あとでネットで調べたらどうやら毛《もう》孔《こう》性《せい》角《かく》化《か》症《しょう》というよくある皮膚疾患のようでした…
乾燥やホルモンバランスや体質や遺伝でなるのだとか…
それに思ってたより背中の毛が濃いし
三面鏡で背中もチェックできる
よーく見ると小さいイボもあるし
知らない自分をどんどん発見…！
わさわさ〜
ココ…
デパートの試着室おそるべし…
照明ペカーッ

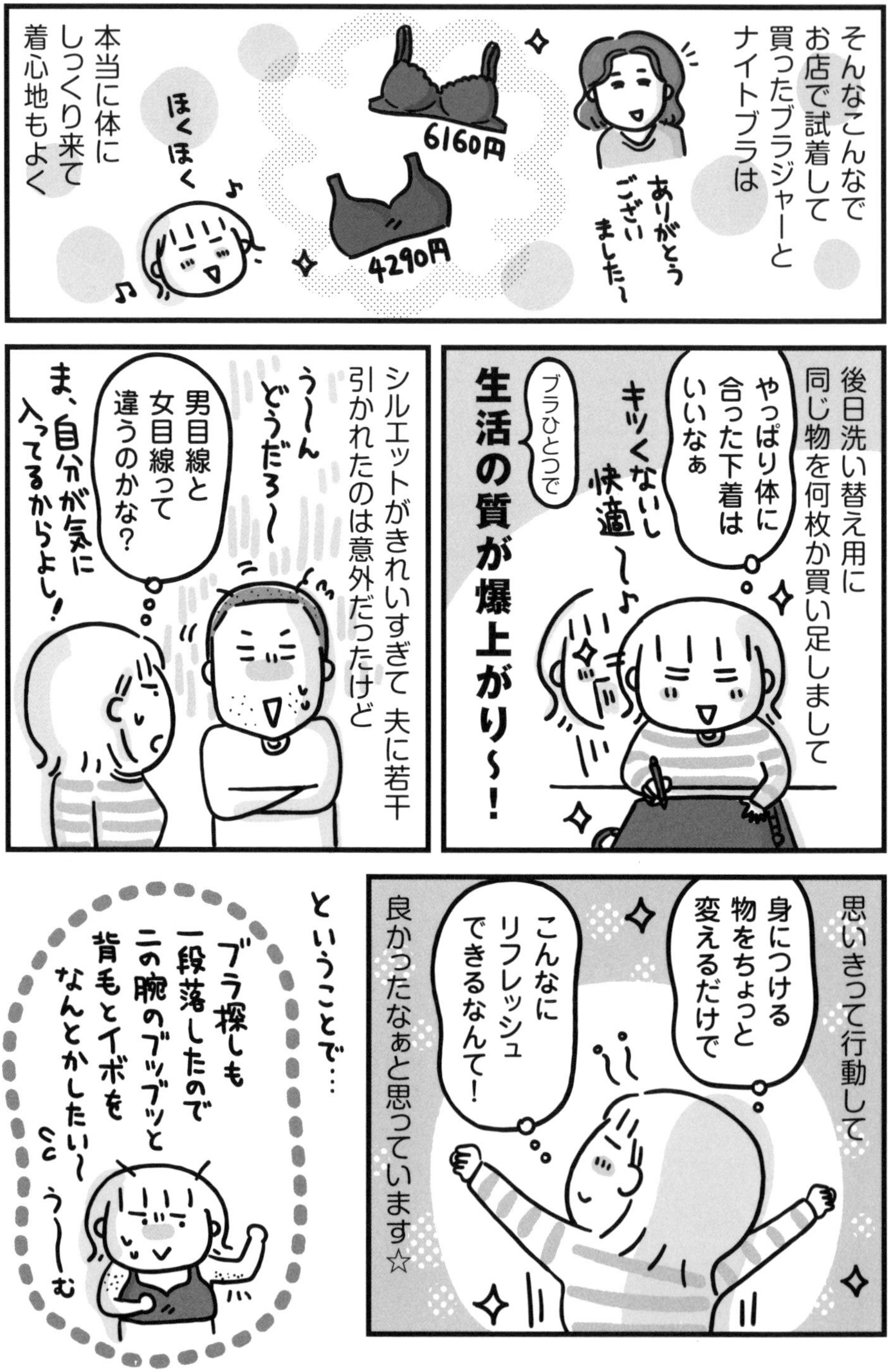
そんなこんなで
お店で試着して
買ったブラジャーと
ナイトブラは
ありがとうございました〜
6160円
4290円
ほくほく
♪
本当に体に
しっくり来て
着心地もよく
後日洗い替え用に
同じ物を何枚か買い足しまして
やっぱり体に
合った下着は
いいなぁ
キツくないし
快適〜♪
ブラひとつで
生活の質が爆上がり〜!
シルエットがきれいすぎて 夫に若干
引かれたのは意外だったけど
う〜ん
どうだろ〜
男目線と
女目線って
違うのかな?
ま、自分が気に入ってるからよし!
思いきって行動して
身につける
物をちょっと
変えるだけで
こんなに
リフレッシュ
できるなんて!
良かったなぁと思っています☆
ということで…
ブラ探しも
一段落したので
二の腕のブツブツと
背毛とイボを
なんとかしたい〜
う〜〜む

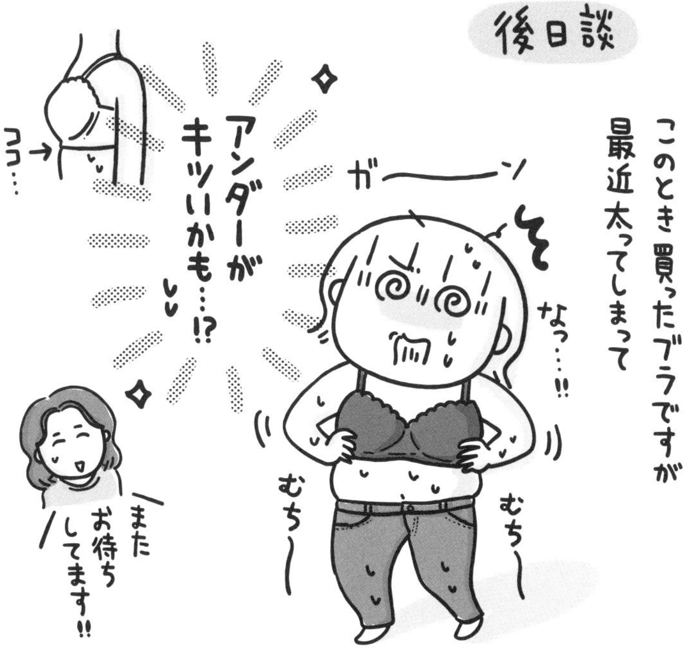
後日談
このとき買ったブラですが
最近太ってしまって
なっ…!!
ガーーン
むちー
むちー
アンダーが
キツいかも…!?
ココ…
また
お待ち
してます!!

今日はやる気がしないデー

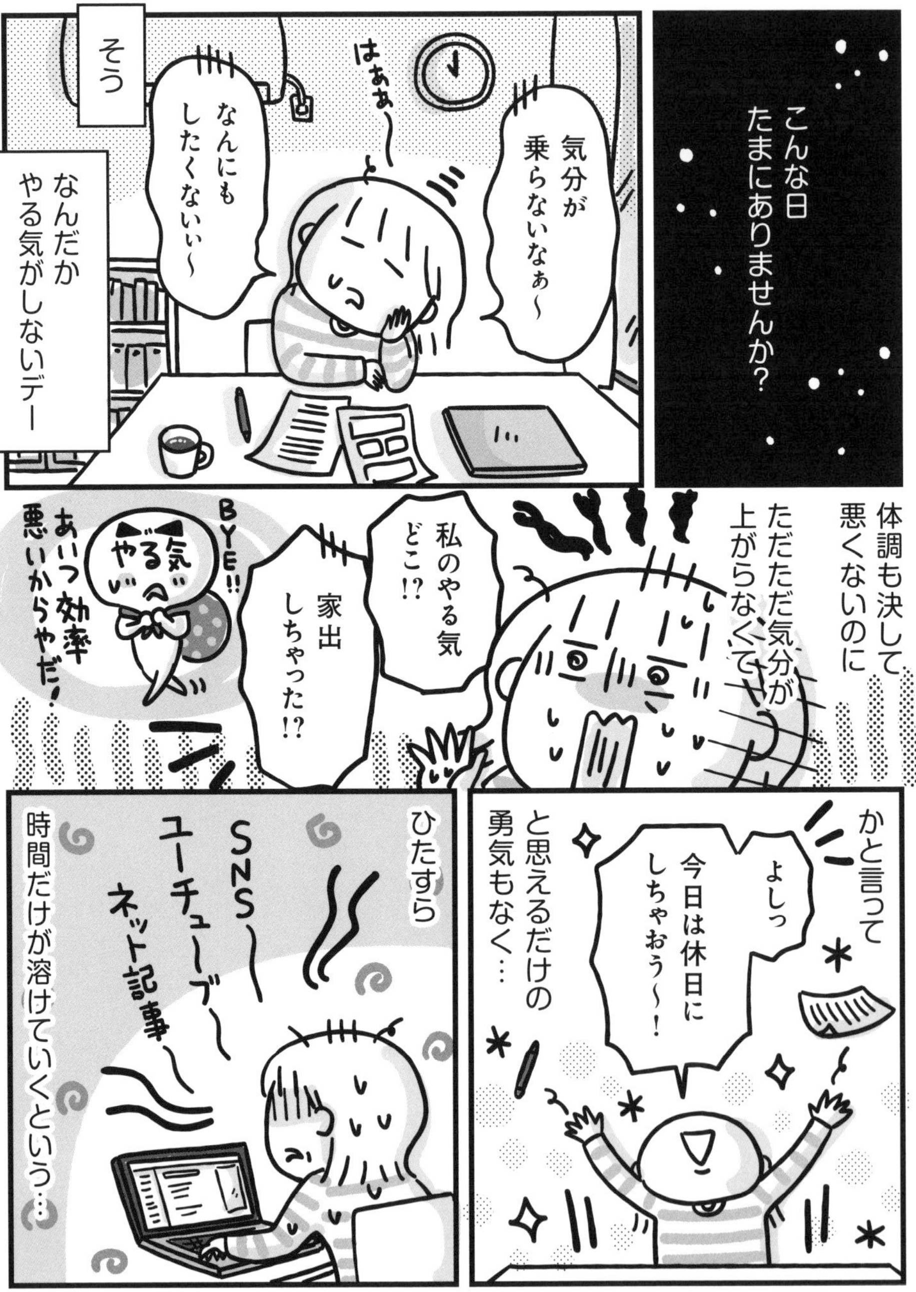
こんな日
たまにありませんか?
気分が乗らないなぁ〜
はぁぁ〜
なんにもしたくないぃ〜
そう
なんだか
やる気がしないデー
体調も決して悪くないのに
ただただ気分が上がらなくて
私のやる気どこ!?
家出しちゃった!?
BYE!!
やる気
あいつ効率悪いからやだ!
かと言って
よしっ
今日は休日にしちゃおう〜!
と思えるだけの勇気もなく…
ひたすら
SNS〜
ユーチューブ〜
ネット記事〜
時間だけが溶けていくという…

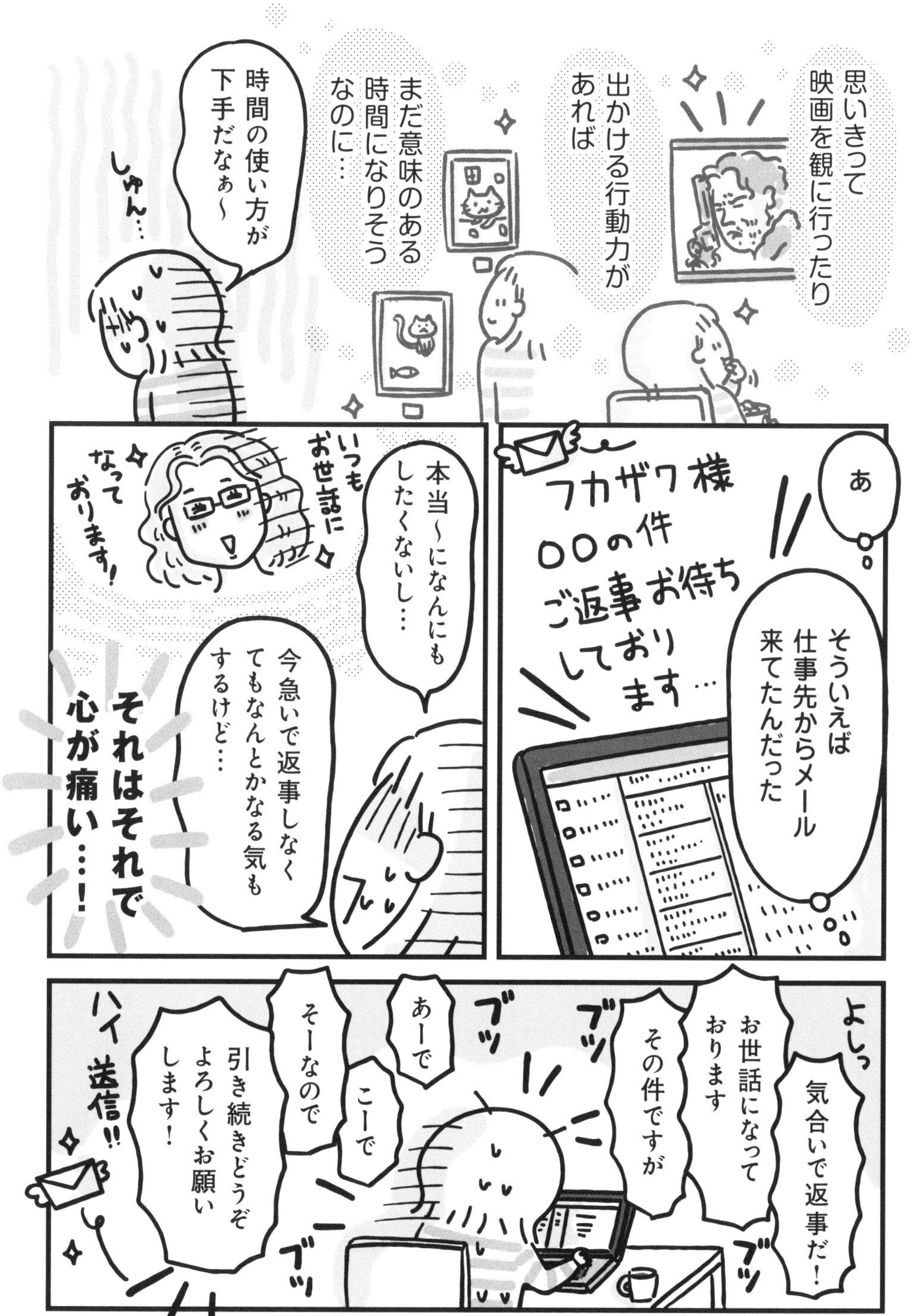
思いきって映画を観に行ったり
出かける行動力があれば
まだ意味のある時間になりそうなのに…
時間の使い方が下手だなぁ～
しゅん…
あ
フカザワ様
〇〇の件
ご返事お待ちしております…
そういえば仕事先からメール来てたんだった
本当～になんにもしたくないし…
いつもお世話になっております！
今急いで返事しなくてもなんとかなる気もするけど…
それはそれで心が痛い…！
よしっ
気合いで返事だ！
お世話になっております
その件ですが
ブッ
ブッ
あーで
こーで
そーなので
引き続きどうぞよろしくお願いします！
ブッ
ブッ
ハイ送信!!

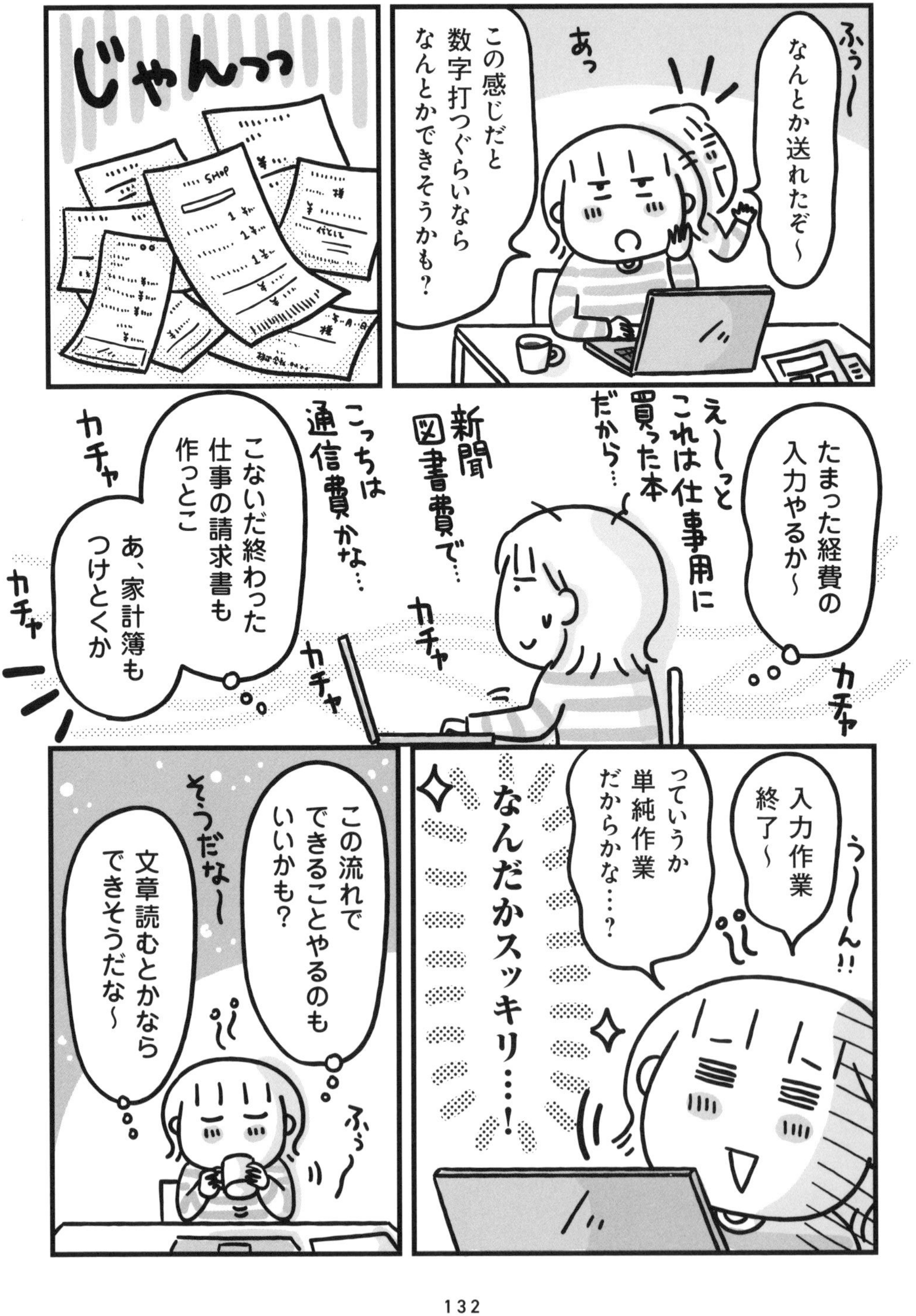
ふぅ〜
なんとか送れたぞ〜
あっ
この感じだと数字打つぐらいならなんとかできそうかも?
じゃんっっ
たまった経費の入力やるか〜
カチャ
え〜っとこれは仕事用に買った本だから…
新聞図書費で…
カチャ
こっちは通信費かな…
カチャ
こないだ終わった仕事の請求書も作っとこ
あ、家計簿もつけとくか
カチャ
カチャ
う〜〜ん!!
入力作業終了〜
っていうか単純作業だからかな…?
なんだかスッキリ…!
この流れでできることやるのもいいかも?
そうだな〜
文章読むとかならできそうだな〜
ふぅ〜

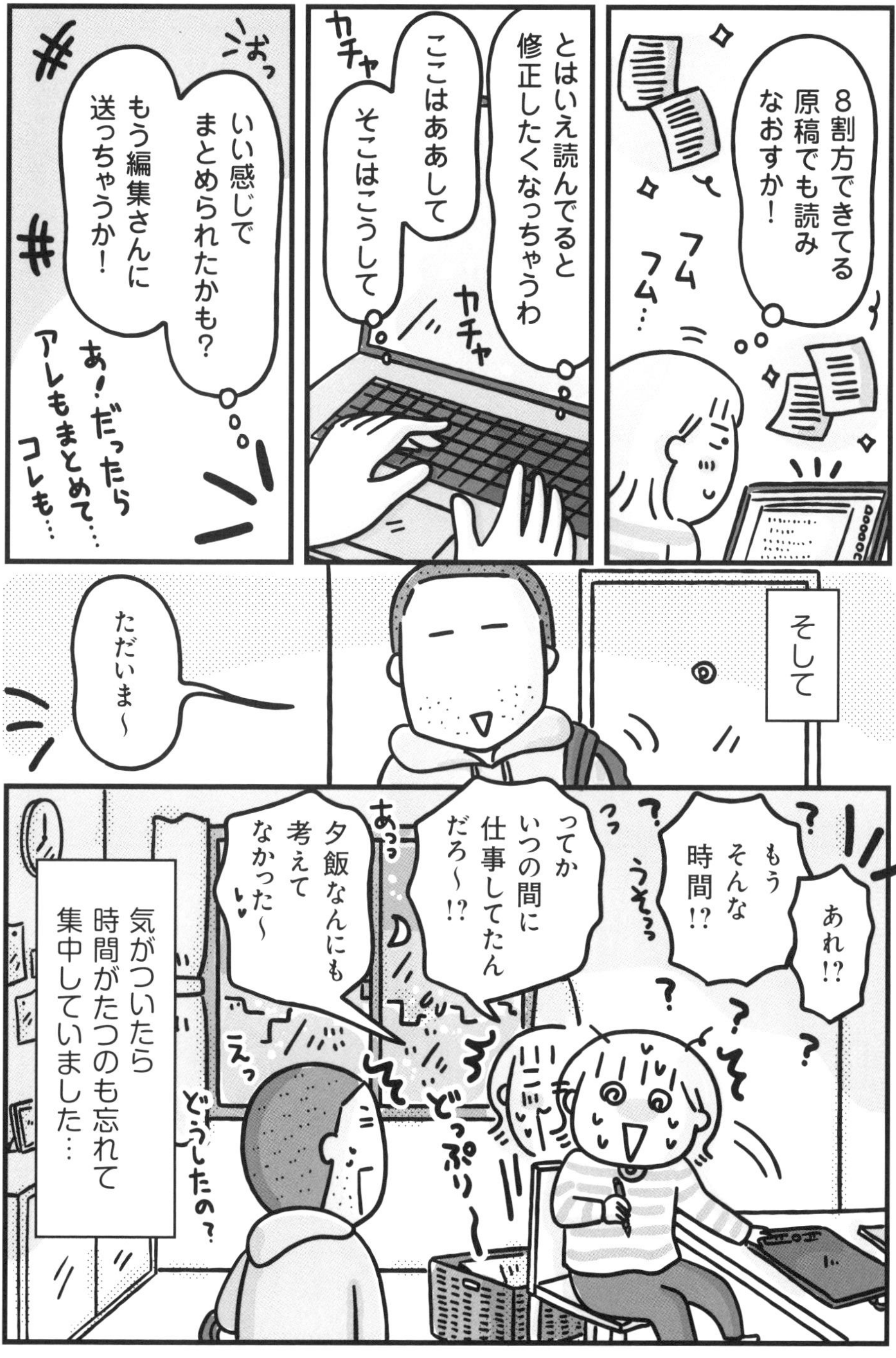
8割方できてる原稿でも読みなおすか！
フムフム…
とはいえ読んでると修正したくなっちゃうわ
カチャ
ここはああしてそこはこうして
カチャ
おっ
いい感じでまとめられたかも？もう編集さんに送っちゃうか！
あ！だったらアレもまとめてコレも…
そして
ただいま〜
あれ!?
もうそんな時間!?
うそっ
ってかいつの間に仕事してたんだろ〜!?
あっ
夕飯なんにも考えてなかった〜
どっぷり〜
えっ
どうしたの？
気がついたら時間がたつのも忘れて集中していました…

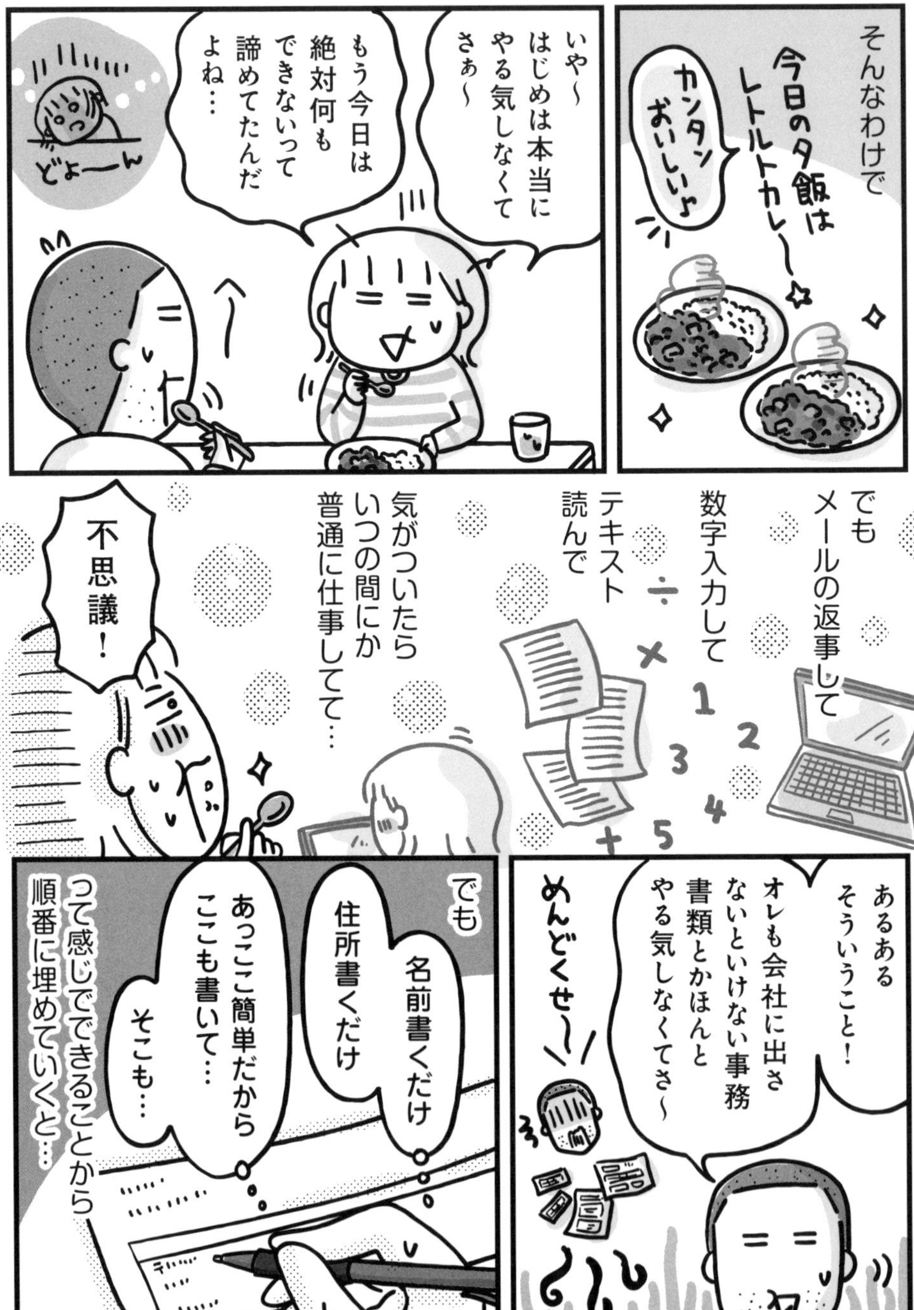
そんなわけで
今日の夕飯はレトルトカレー～☆
カンタンおいしい♪
いや～はじめは本当にやる気しなくてさぁ～
もう今日は絶対何もできないって諦めてたんだよね…
へ～
どよ～ん
でもメールの返事して
数字入力して
テキスト読んで
気がついたらいつの間にか普通に仕事してて…
1 2 3 4 5
不思議！
あるある そういうこと！
オレも会社に出さないといけない事務書類とかほんとやる気しなくてさ～
めんどくせ～
でも
名前書くだけ
住所書くだけ
あっここ簡単だからここも書いて…
そこも…
って感じでできることから順番に埋めていくと…

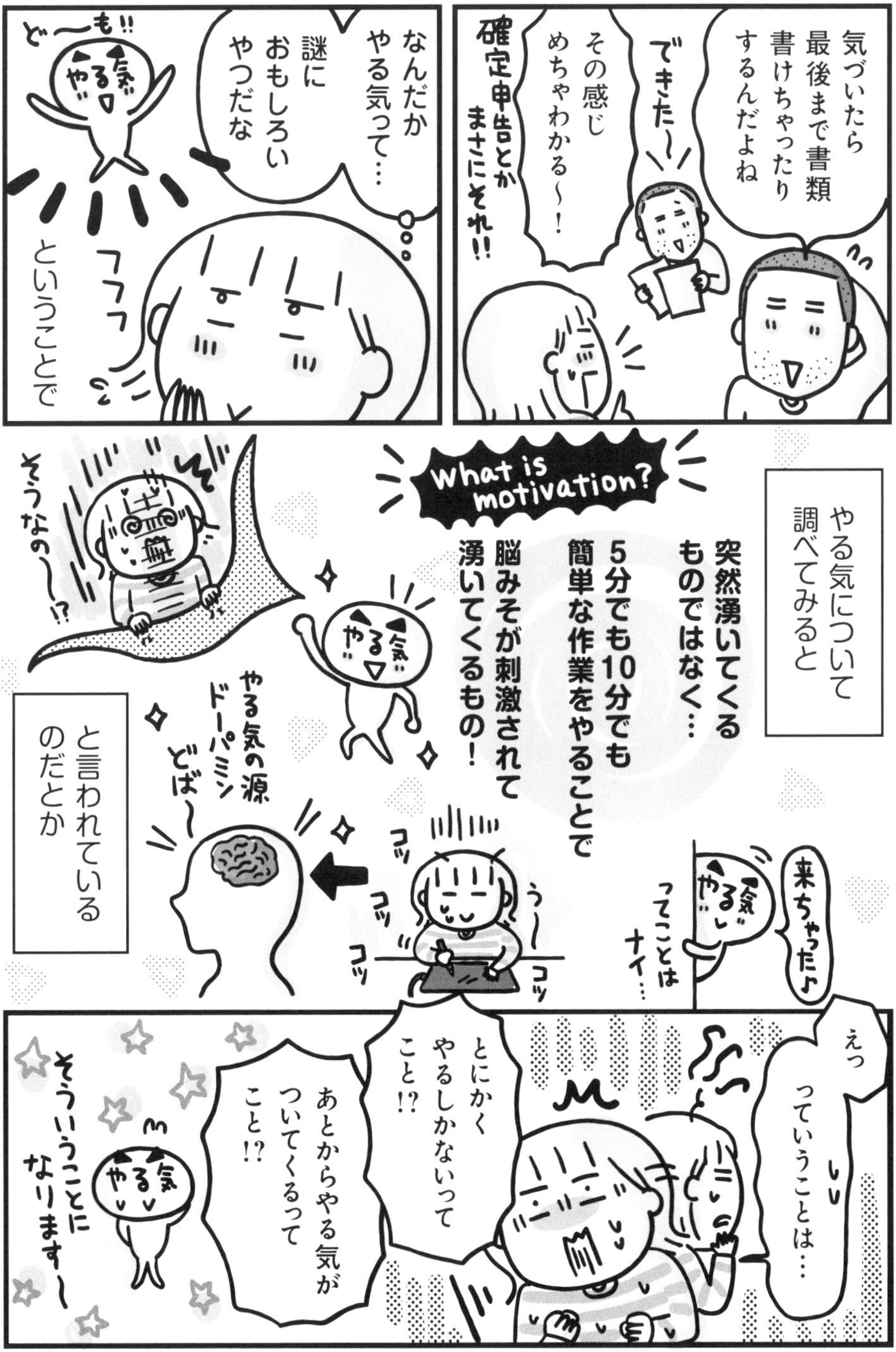
気づいたら最後まで書類書けちゃったりするんだよね
できた〜
その感じめちゃわかる〜!
確定申告とかまさにそれ!!
なんだかやる気って…謎におもしろいやつだな
フフフ
どーも!!
ということで
What is motivation?
やる気について調べてみると
突然湧いてくるものではなく…5分でも10分でも簡単な作業をやることで脳みそが刺激されて湧いてくるもの!
そうなの〜!?
来ちゃった♪
ってことはナイ…
う〜
コッ
コッ
コッ
コッ
やる気の源ドーパミンどば〜
と言われているのだとか
えっ
っていうことは…
とにかくやるしかないってこと!?
あとからやる気がついてくるってこと!?
そういうことになります〜

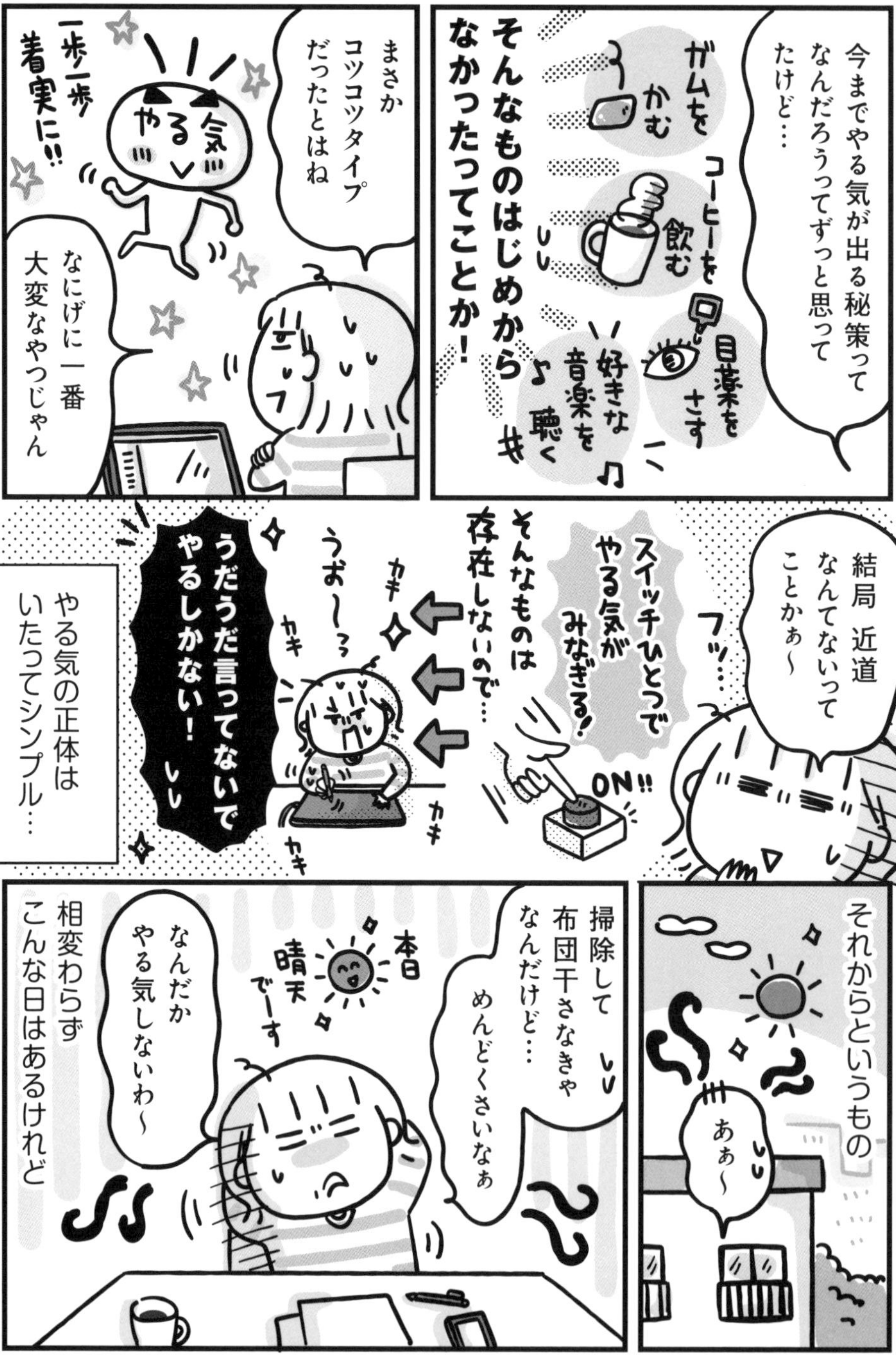
今までやる気が出る秘策って なんだろうってずっと思って たけど…
ガムをかむ
コーヒーを飲む
目薬をさす
好きな音楽を聴く
そんなものははじめから なかったってことか!
まさか コツコツタイプ だったとはね
やる気
一歩一歩 着実に!!
なにげに一番 大変なやつじゃん
結局 近道 なんてないって ことかぁ～
フッ…
スイッチひとつで やる気がみなぎる!
ON!!
そんなものは 存在しないので…
うお～っ
カキ カキ カキ カキ
うだうだ言ってないで やるしかない!
やる気の正体は いたってシンプル…
それからというもの
あぁ～
本日 晴天 でーす
掃除して 布団干さなきゃ なんだけど…
めんどくさいなぁ
なんだか やる気しないわ～
相変わらず こんな日はあるけれど

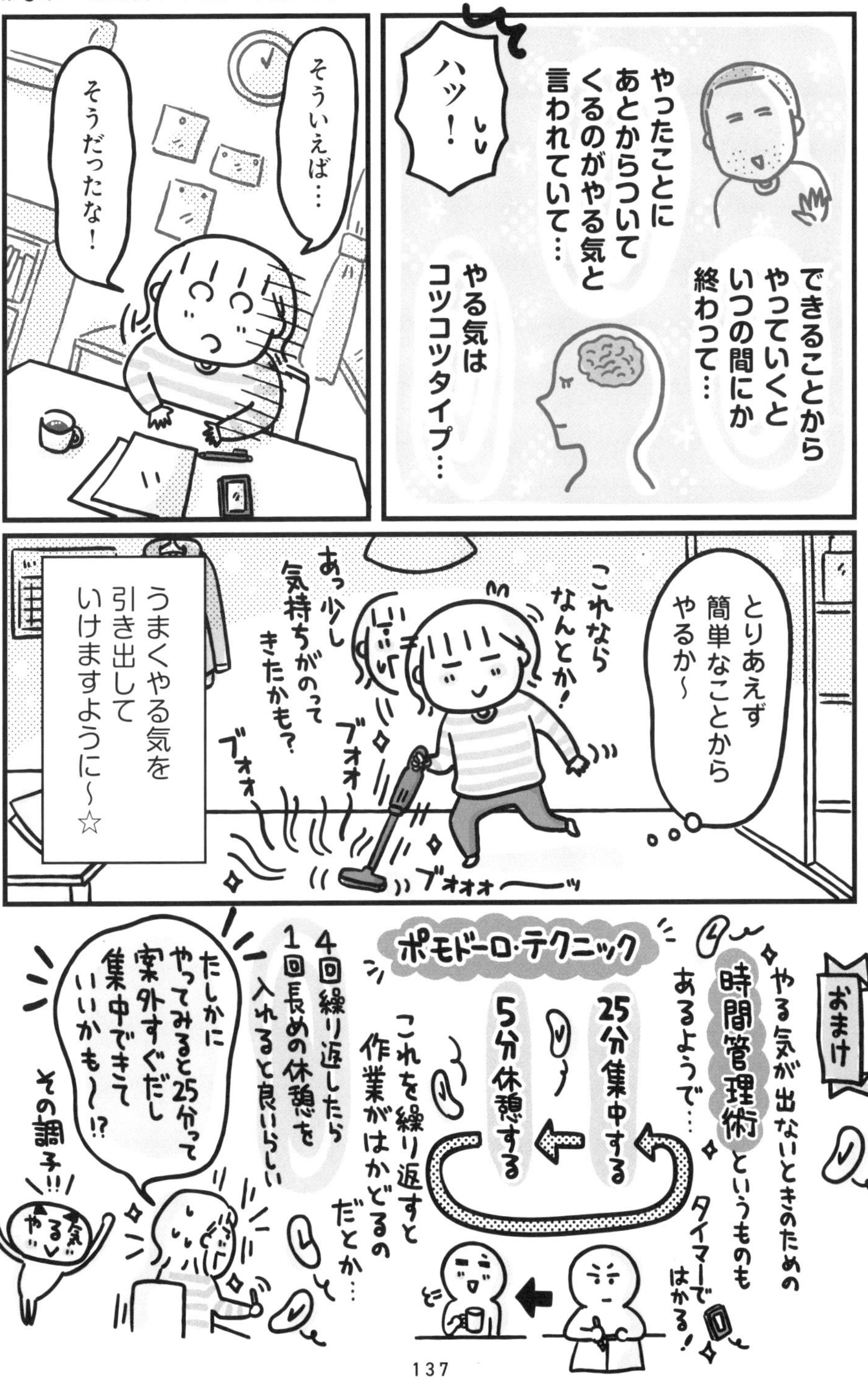
できることからやっていくといつの間にか終わって…
やったことにあとからついてくるのがやる気と言われていて…
やる気はコツコツタイプ…
ハッ！
そういえば…
そうだったな！
とりあえず簡単なことからやるか〜
これならなんとか！
あっ少し気持ちがのってきたかも？
ブオオ
ブオオ
ブオオオー―ッ
うまくやる気を引き出していけますように〜☆
おまけ
やる気が出ないときのための時間管理術というものもあるようで…
タイマーではかる！
ポモドーロ・テクニック
25分集中する
5分休憩する
これを繰り返すと作業がはかどるのだとか…
4回繰り返したら1回長めの休憩を入れると良いらしい
たしかにやってみると25分って案外すぐだし集中できていいかも〜!?
その調子!!!
やる気

泊まるほどじゃない距離の街に泊まってみた

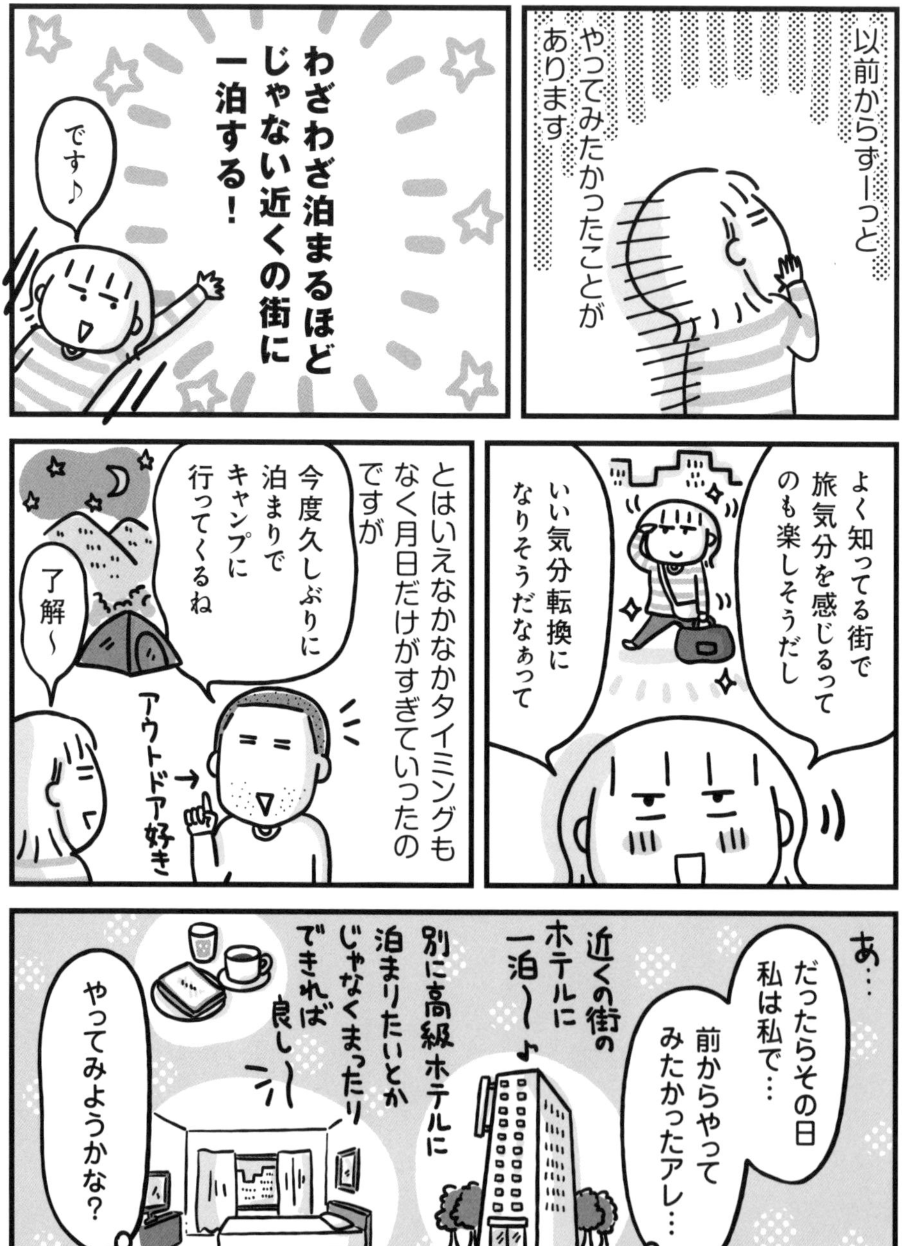
以前からずーっと
やってみたかったことがあります
わざわざ泊まるほどじゃない近くの街に一泊する！
です♪
よく知ってる街で旅気分を感じるってのも楽しそうだし
いい気分転換になりそうだなぁって
とはいえなかなかタイミングもなく月日だけがすぎていったのですが
今度久しぶりに泊まりでキャンプに行ってくるね
了解〜
アウトドア好き
あ…
だったらその日私は私で…
前からやってみたかったアレ…
近くの街のホテルに一泊〜♪
別に高級ホテルに泊まりたいとかじゃなくまったりできれば良し〜
やってみようかな?

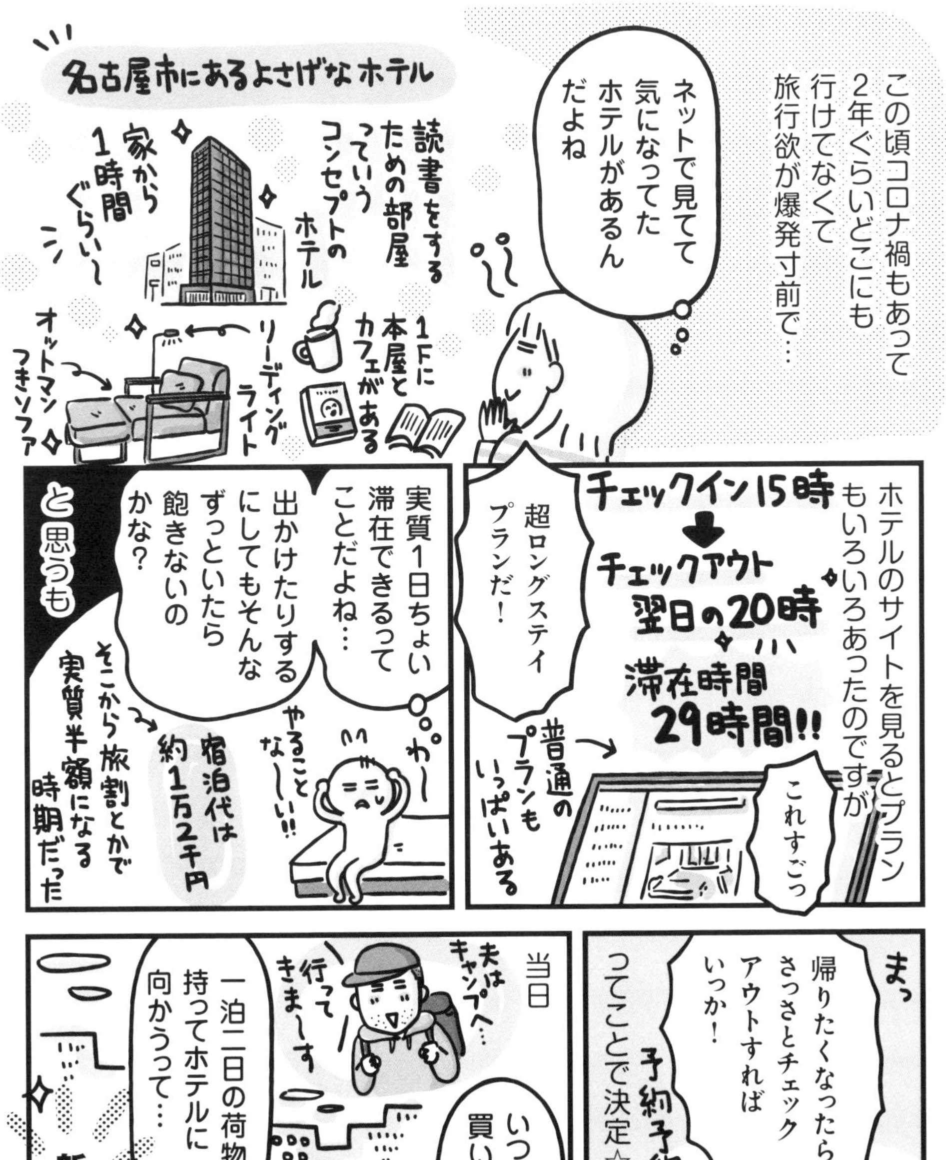
この頃コロナ禍もあって
2年ぐらいどこにも
行けてなくて
旅行欲が爆発寸前で…
ネットで見てて気になってたホテルがあるんだよね
名古屋市にあるよさげなホテル
読書をするための部屋っていうコンセプトのホテル
家から1時間ぐらい～
1Fに本屋とカフェがある
リーディングライト
オットマンつきソファ
ホテルのサイトを見るとプランもいろいろあったのですが
チェックイン15時
チェックアウト翌日の20時
滞在時間29時間!!
これすごっ
普通のプランもいっぱいある
超ロングステイプランだ!
実質1日ちょい滞在できるってことだよね…
出かけたりするにしてもそんなずっといたら飽きないのかな?
と思うも
わ～
やることなし～い!!
宿泊代は約1万2千円
そこから旅割とかで実質半額になる時期だった
まっ
帰りたくなったらさっさとチェックアウトすればいっか!
ってことで決定☆
予約予約～
当日
夫はキャンプへ…
行ってきま～す
一泊二日の荷物を持ってホテルに向かうって…
いつもは普通に買い物に来る街で
ずしっ
新鮮でいいね!

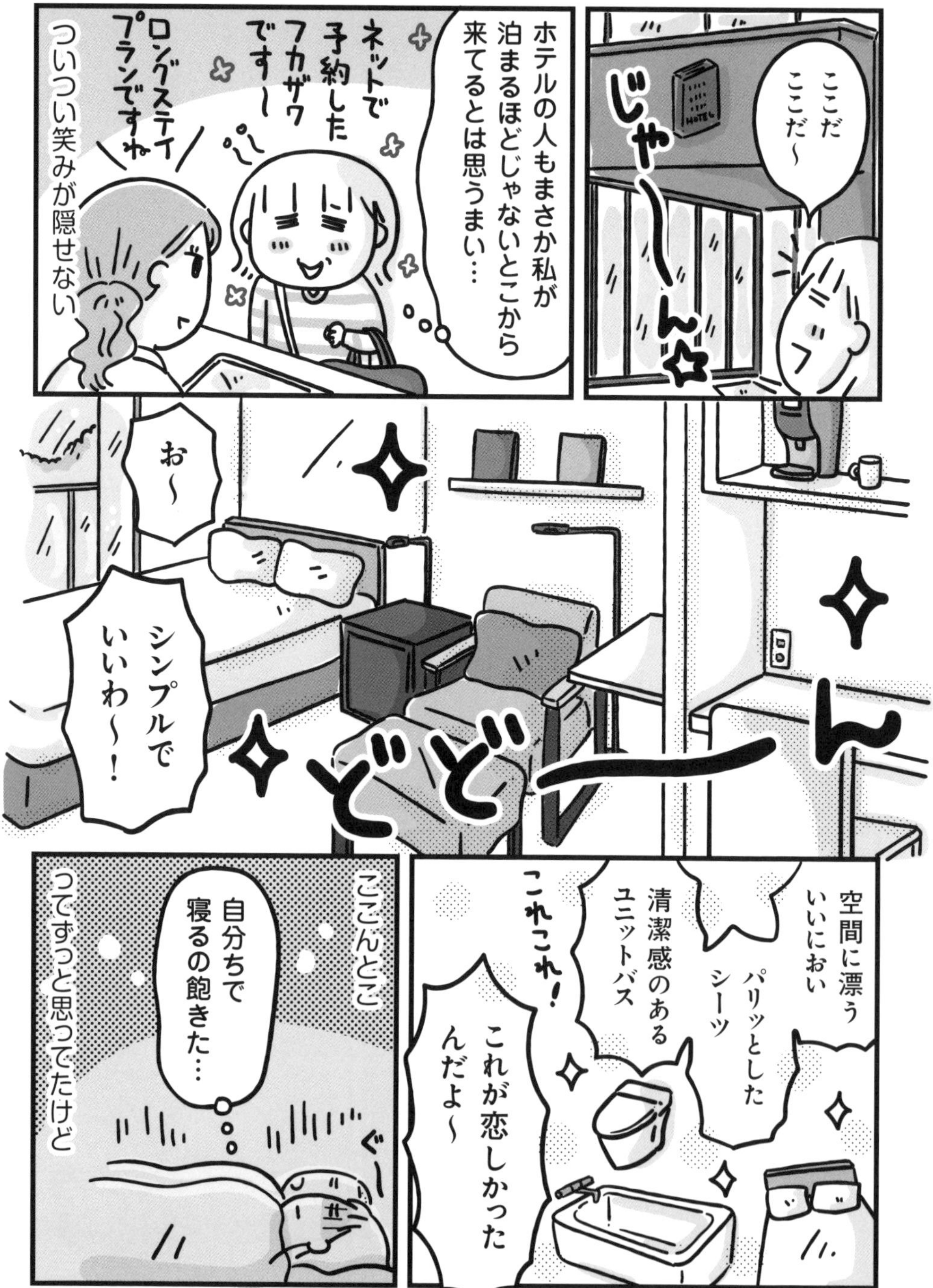
ここだ ここだ〜
じゃ〜〜ん☆
ホテルの人もまさか私が泊まるほどじゃないとこから来てるとは思うまい…
ネットで予約したフカザワです〜
ロングステイプランですね
ついつい笑みが隠せない
どど―――ん
お〜
シンプルでいいわ〜！
空間に漂ういいにおい
パリッとしたシーツ
清潔感のあるユニットバス
これこれ！
これが恋しかったんだよ〜
ここんとこ
自分ちで寝るの飽きた…
ってずっと思ってたけど
ぐー

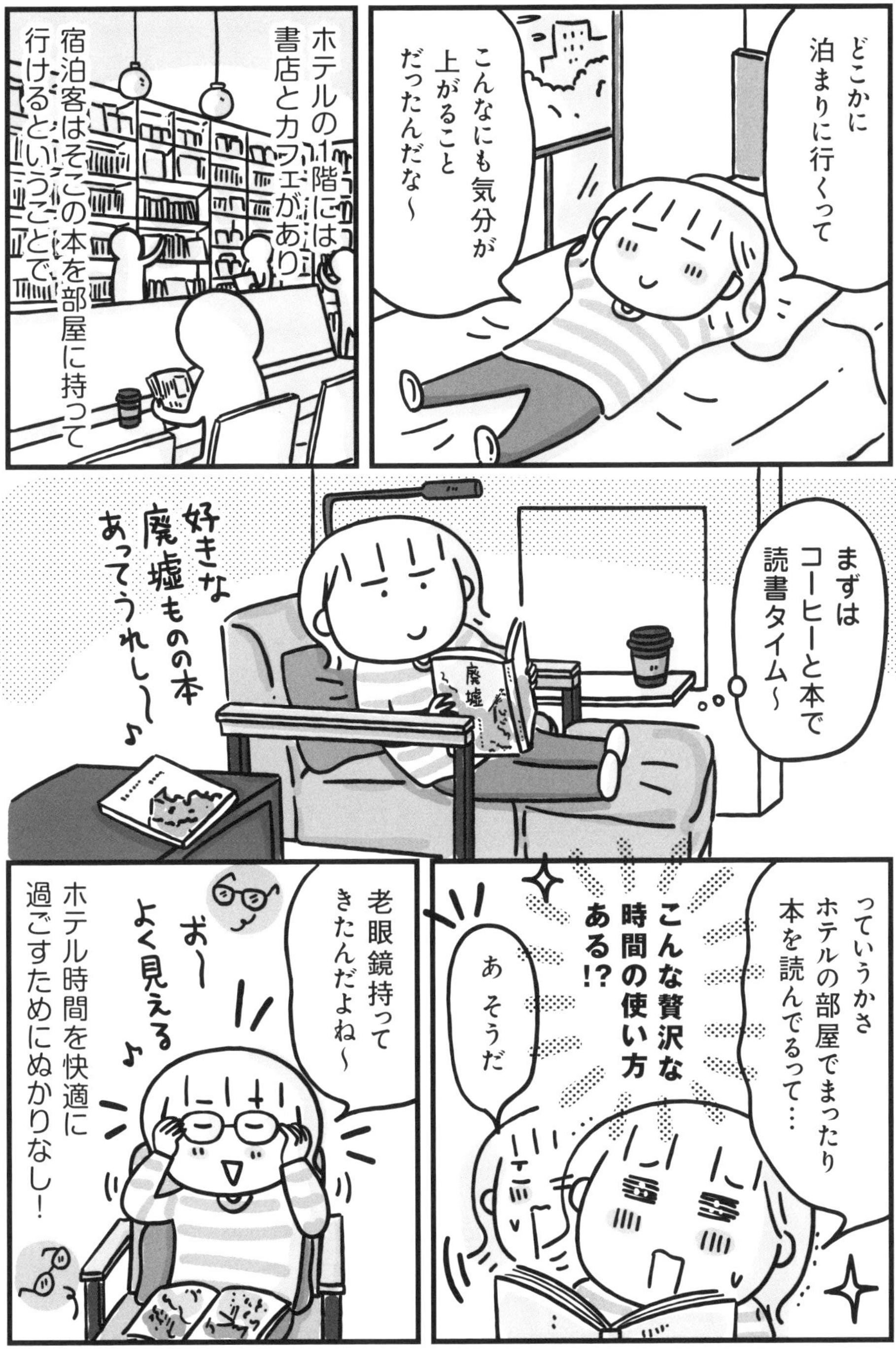
どこかに泊まりに行くって
こんなにも気分が上がることだったんだな～
ホテルの1階には書店とカフェがあり
宿泊客はそこの本を部屋に持って行けるということで
まずはコーヒーと本で読書タイム～
好きな廃墟ものの本あってうれし～♪
廃墟
っていうかさホテルの部屋でまったり本を読んでるって…
こんな贅沢な時間の使い方ある!?
あ そうだ
老眼鏡持ってきたんだよね～
お～よく見える♪
ホテル時間を快適に過ごすためにぬかりなし!

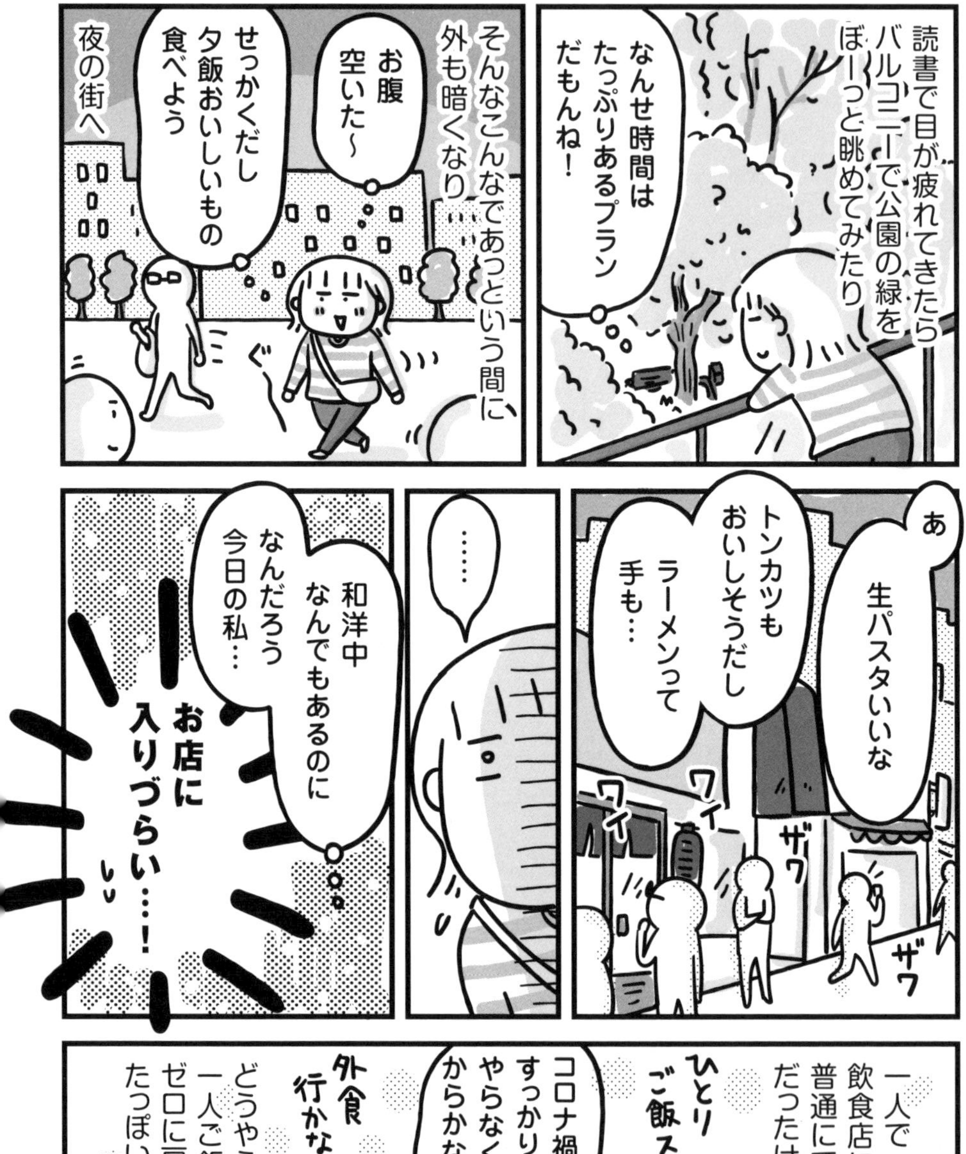
読書で目が疲れてきたら
バルコニーで公園の緑を
ぼーっと眺めてみたり
なんせ時間は
たっぷりあるプラン
だもんね！
そんなこんなであっという間に
外も暗くなり
お腹
空いた〜
ぐ〜
せっかくだし
夕飯おいしいもの
食べよう
夜の街へ
あ
生パスタいいな
トンカツも
おいしそうだし
ラーメンって
手も…
ワイワイ
ワイー
ザワ
ザワ
……
和洋中
なんでもあるのに
なんだろう
今日の私…
お店に
入りづらい…！
一人で
飲食店に入るなんて
普通にできてたこと
だったけど
ひとり
ご飯スキー
コロナ禍の数年で
すっかり
やらなくなった
からかな
外食
行かない日々〜
どうやら
一人ご飯の経験値が
ゼロに戻ってしまっ
たっぽい…

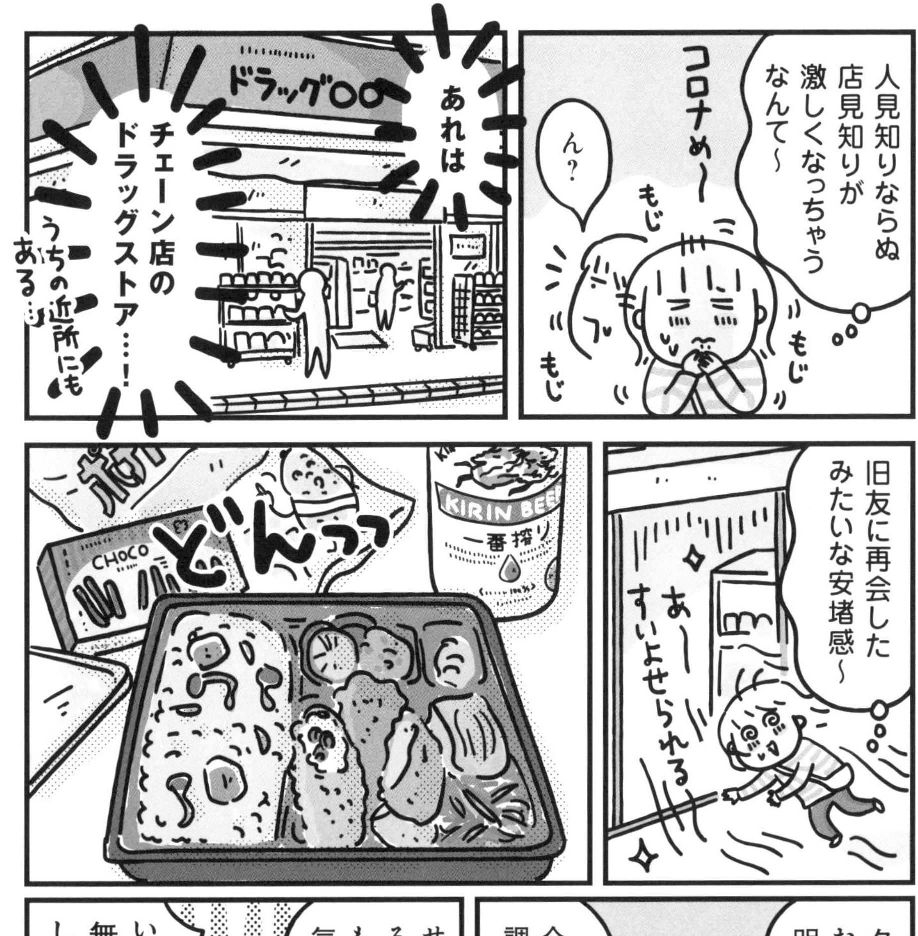

人見知りならぬ
店見知りが
激しくなっちゃう
なんて～
コロナめ～
ん？
もじ
もじ
もじ
もじ
ドラッグOO
あれは
チェーン店の
ドラッグストア……！
うちの近所にもある…
旧友に再会した
みたいな安堵感～
あ～
すいよせられる
KIRIN BEER
一番搾り
CHOCO
どんっっ
夕飯はもちろん
お酒もおつまみも
明日のおやつも
全部ドラッグストアで
調達しちゃった～
せっかく旅に来て
るのに これじゃ
もったいないような
気もするけど…
いやいや
無理しても
しょうがないし！
したいように
しよ!!

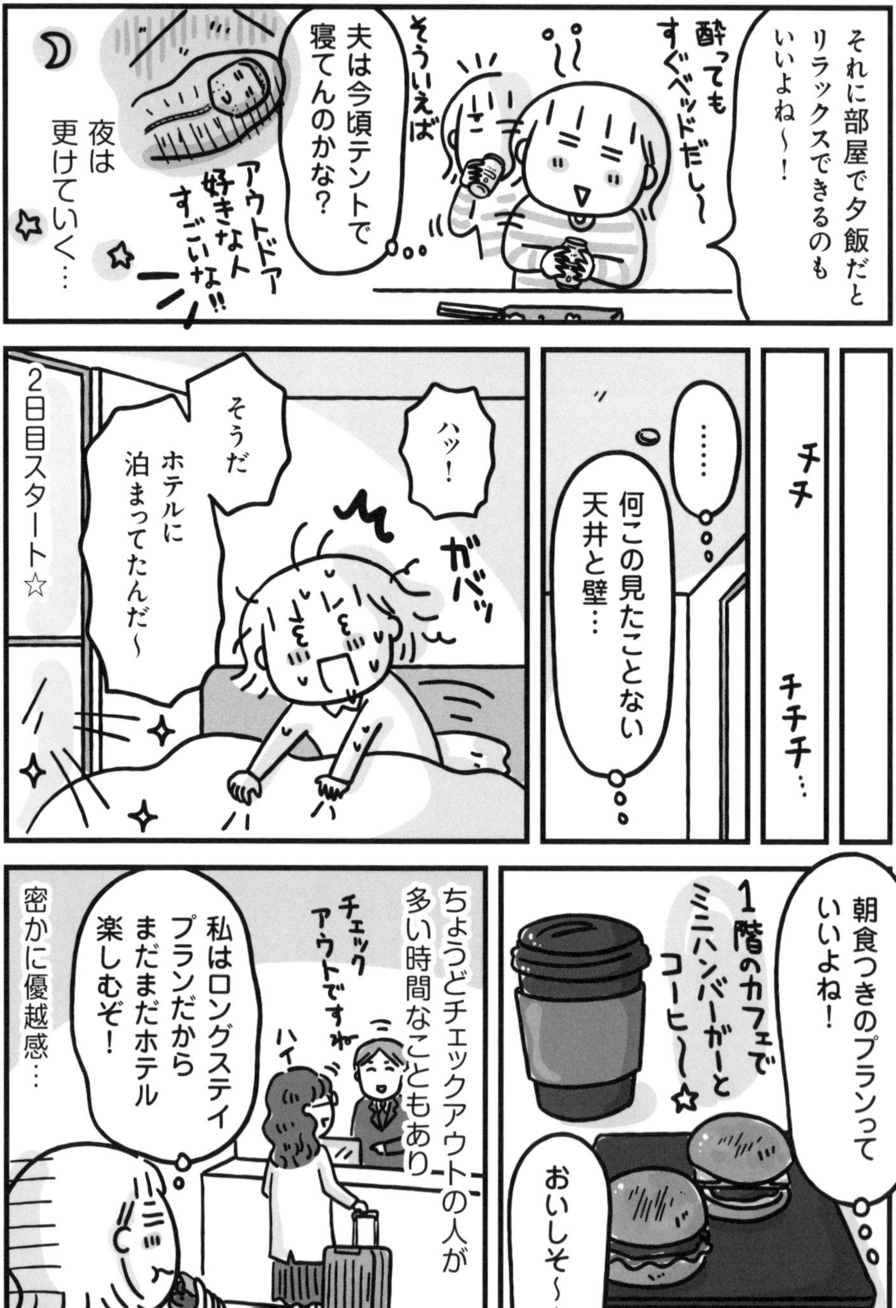
それに部屋で夕飯だとリラックスできるのもいいよね～！
酔ってもすぐベッドだし～
そういえば
夫は今頃テントで寝てんのかな？
アウトドア好きな人すごいな!!
夜は更けていく…
チチ
チチチ…
……
何この見たことない天井と壁…
ハッ！
ガバッ
そうだ
ホテルに泊まってたんだ～
2日目スタート☆
朝食つきのプランっていいよね！
1階のカフェでミニハンバーガーとコーヒー～☆
おいしそ～♪
ちょうどチェックアウトの人が多い時間なこともあり
チェックアウトですね
ハイ
私はロングステイプランだからまだまだホテル楽しむぞ！
密かに優越感…

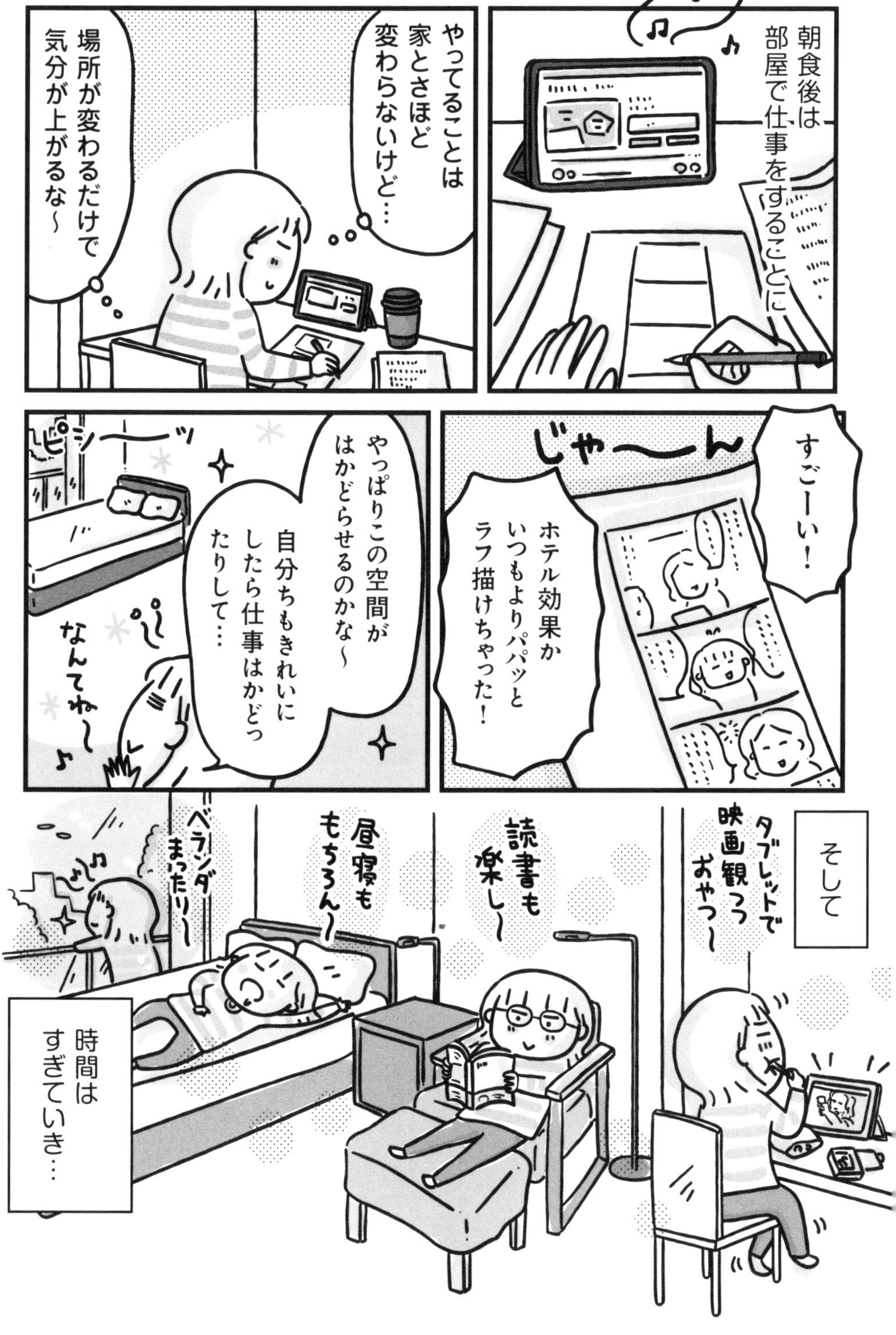
朝食後は部屋で仕事をすることに
やってることは家とさほど変わらないけど…
場所が変わるだけで気分が上がるな〜
じゃ〜〜ん
すごーい！
ホテル効果かいつもよりパパッとラフ描けちゃった！
ピシーーーッ
やっぱりこの空間がはかどらせるのかな〜
自分ちもきれいにしたら仕事はかどったりして…
なんてね〜
そして
タブレットで映画観つつおやつ〜
読書も楽し〜
昼寝ももちろん〜
ベランダまったり〜
時間はすぎていき…

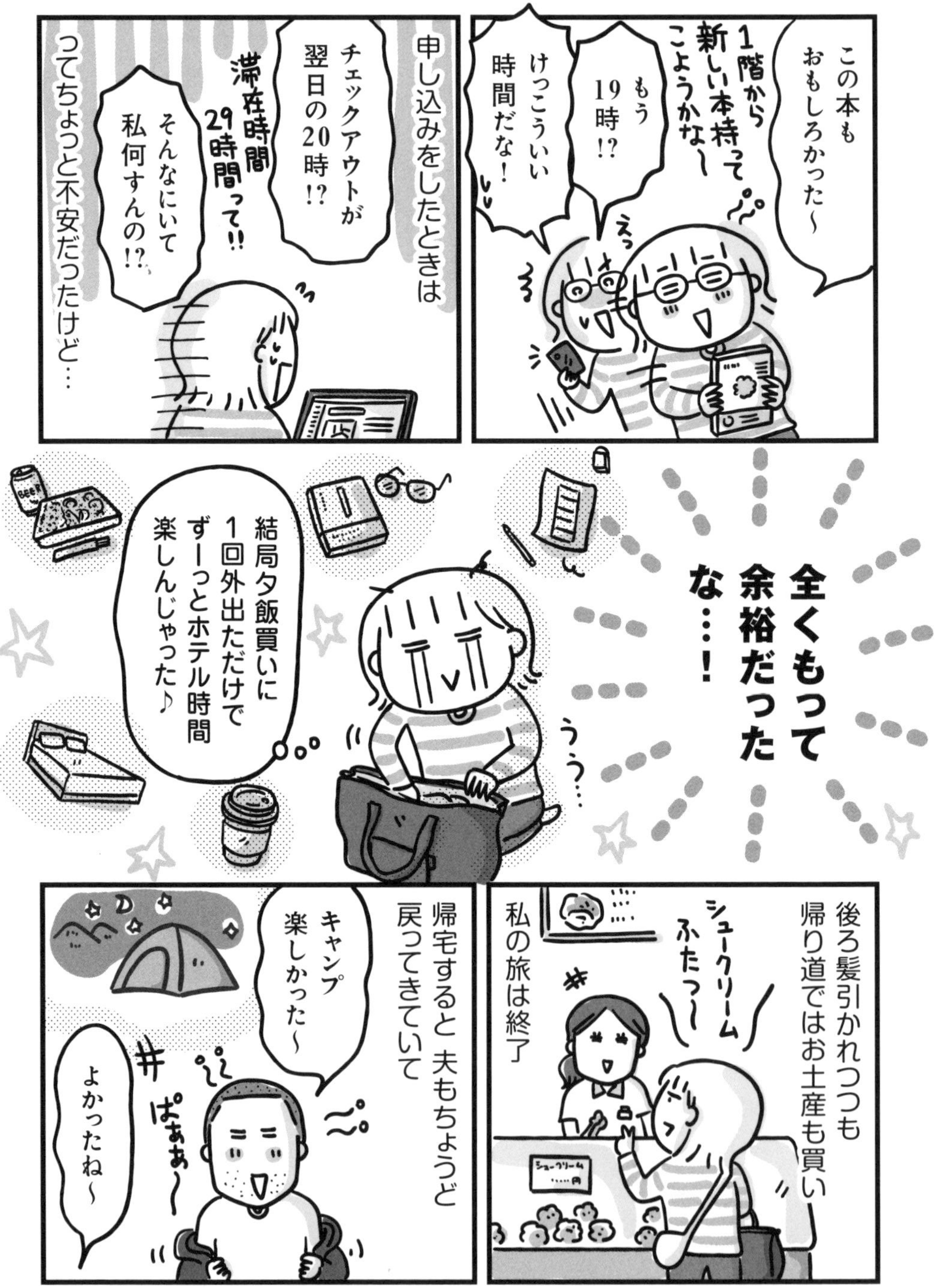
この本もおもしろかった〜
1階から新しい本持ってこようかな〜
えっ
もう19時!?
けっこういい時間だな!
申し込みをしたときは
チェックアウトが翌日の20時!?
滞在時間29時間って!!
そんなにいて私何すんの!?
ってちょっと不安だったけど…
全くもって余裕だったな…!
結局夕飯買いに1回外出ただけでずーっとホテル時間楽しんじゃった♪
うう…
後ろ髪引かれつつも帰り道ではお土産も買い
シュークリームふたつ〜
私の旅は終了
帰宅すると夫もちょうど戻ってきていて
キャンプ楽しかった〜
ぱあぁ〜
よかったね〜

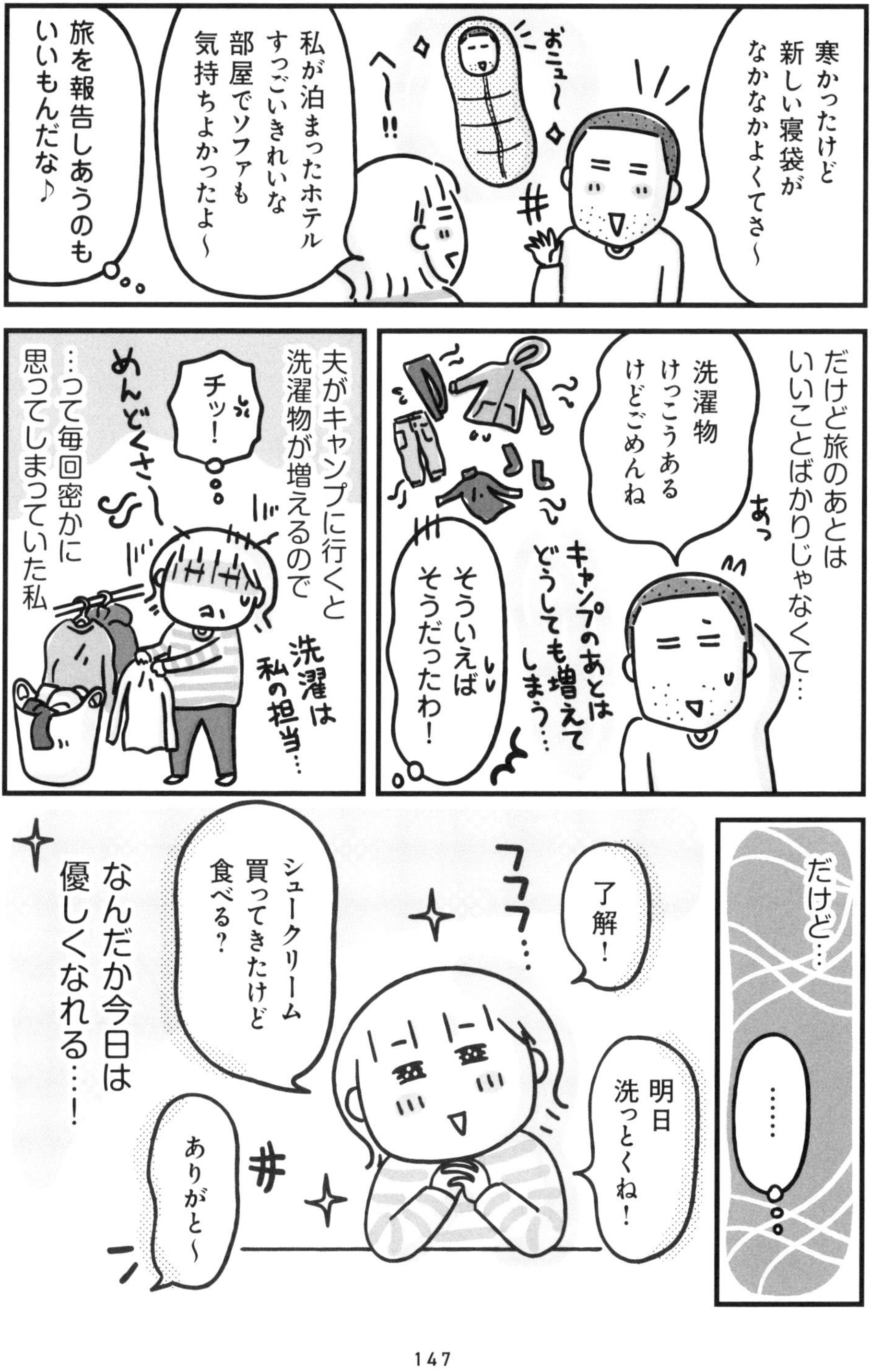
寒かったけど新しい寝袋がなかなかよくてさ～
オニュ～
へ～!!
私が泊まったホテルすっごいきれいな部屋でソファも気持ちよかったよ～
旅を報告しあうのもいいもんだな♪
だけど旅のあとはいいことばかりじゃなくて…
洗濯物けっこうあるけどごめんね
あっ
キャンプのあとはどうしても増えてしまう…
そういえばそうだったわ!
夫がキャンプに行くと洗濯物が増えるので
チッ!
めんどくさ～
洗濯は私の担当…
…って毎回密かに思ってしまっていた私
だけど…
……
了解!
フフフ…
明日洗っとくね!
シュークリーム買ってきたけど食べる?
ありがと～
なんだか今日は優しくなれる…!

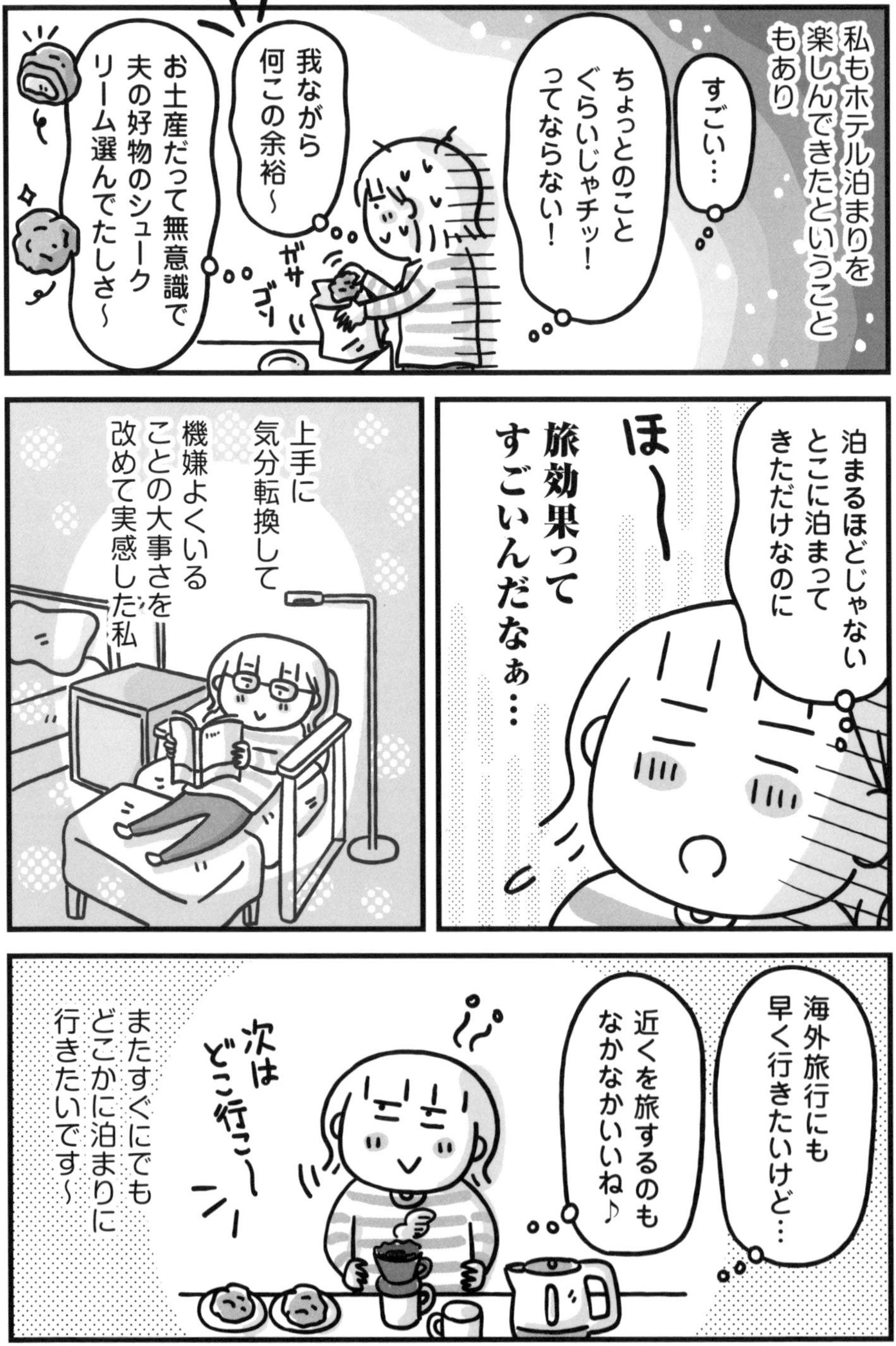

私もホテル泊まりを楽しんできたということもあり
すごい…
ちょっとのことぐらいじゃチッ！ってならない！
我ながら何この余裕～
ガサ
ゴソ
お土産だって無意識で夫の好物のシュークリーム選んでたしさ～
泊まるほどじゃないとこに泊まってきただけなのに
ほ～
旅効果ってすごいんだなぁ…
上手に気分転換して機嫌よくいることの大事さを改めて実感した私
海外旅行にも早く行きたいけど…
近くを旅するのもなかなかいいね♪
次はどこ行こ～
またすぐにでもどこかに泊まりに行きたいです～

近場に泊まるの、なかなか楽しかったので…

夫婦で泊まるほどじゃない距離の街に泊まってみた!

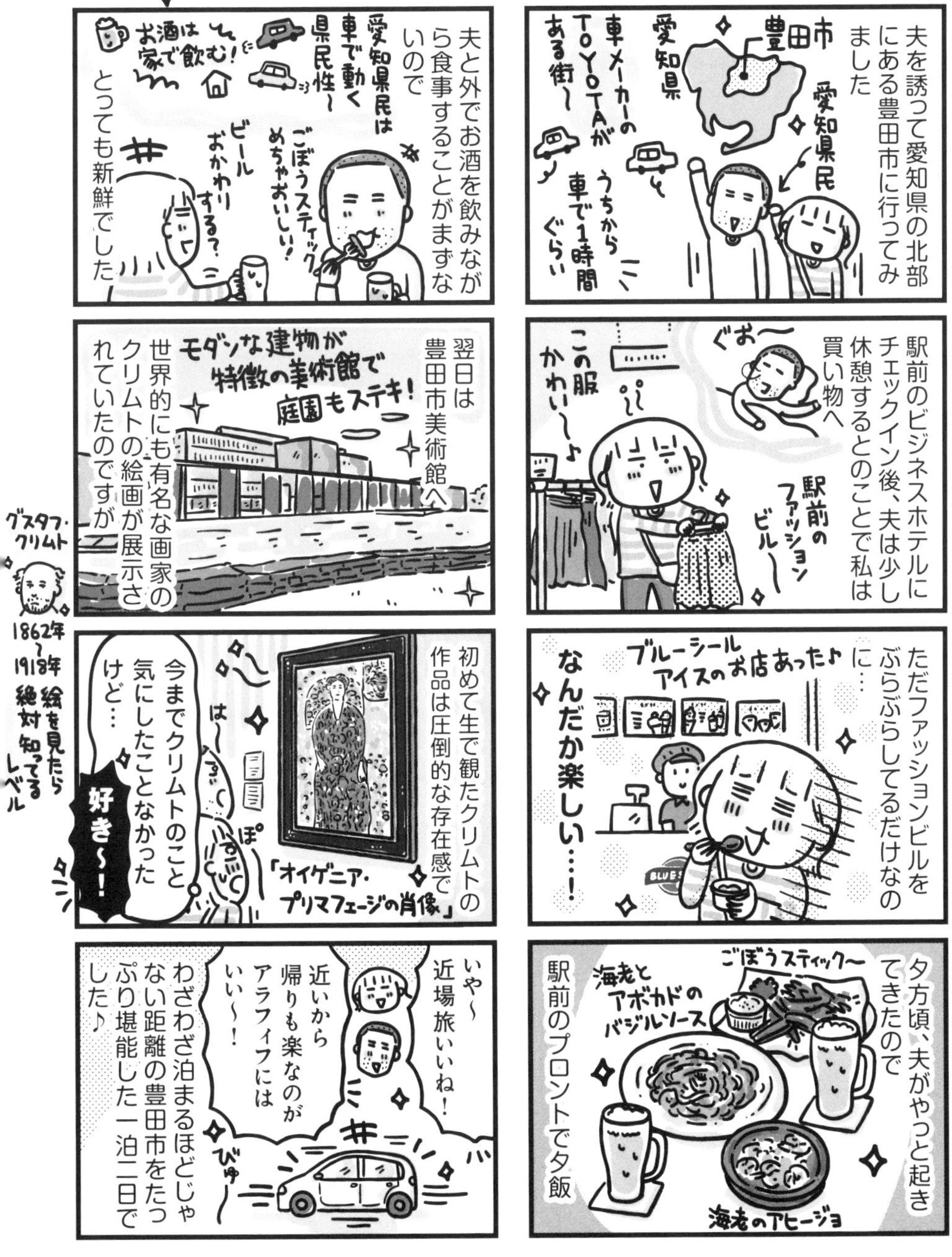
夫を誘って愛知県の北部にある豊田市に行ってみました
豊田市
愛知県民
愛知県
車メーカーのTOYOTAがある街～
うちから車で1時間ぐらい
夫と外でお酒を飲みながら食事することがまずないので
愛知県民は車で動く県民性～
お酒は家で飲む!
ごぼうスティックめちゃおいしい!
ビールおかわりする?
とっても新鮮でした
駅前のビジネスホテルにチェックイン後、夫は少し休憩するとのことで私は買い物へ
ぐお～
この服かわい～♪
駅前のファッションビル～
翌日は豊田市美術館へ
モダンな建物が特徴の美術館で庭園もステキ!
世界的にも有名な画家のクリムトの絵画が展示されていたのですが
グスタフ・クリムト
1862年～1918年
絵を見たら絶対知ってるレベル
ただファッションビルをぶらぶらしてるだけなのに…
ブルーシールアイスのお店あった♪
なんだか楽しい…!
初めて生で観たクリムトの作品は圧倒的な存在感で
は～
ぽ
「オイゲニア・プリマフェージの肖像」
今までクリムトのこと気にしたことなかったけど…
好き～!
夕方頃、夫がやっと起きてきたので
駅前のプロントで夕飯
ごぼうスティック～
海老とアボカドのバジルソース
海老のアヒージョ
いや～近場旅いいね!
近いから帰りも楽なのがアラフィフにはいい～!
びゅ～
わざわざ泊まるほどじゃない距離の豊田市をたっぷり堪能した一泊二日でした♪

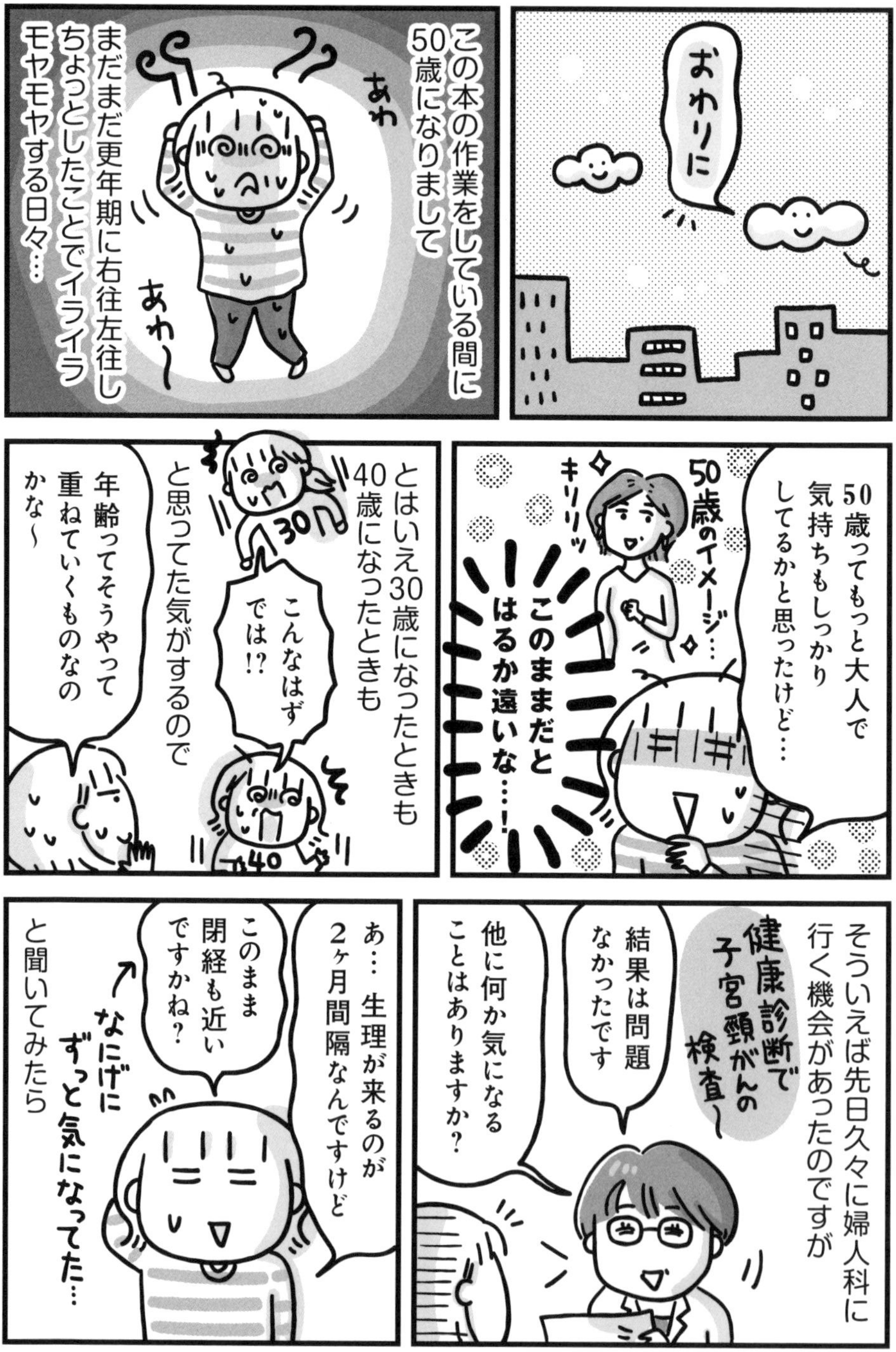
おわりに
この本の作業をしている間に
50歳になりまして
まだまだ更年期に右往左往し
ちょっとしたことでイライラ
モヤモヤする日々…
あわ
あわ〜
50歳ってもっと大人で
気持ちもしっかり
してるかと思ったけど…
50歳のイメージ…
キリリッ
このままだと
はるか遠いな…!
とはいえ30歳になったときも
40歳になったときも
こんなはずでは!?
30
40
と思ってた気がするので
年齢ってそうやって
重ねていくものなの
かな〜
そういえば先日久々に婦人科に
行く機会があったのですが
健康診断で
子宮頸がんの
検査〜
結果は問題
なかったです
他に何か気になる
ことはありますか?
あ… 生理が来るのが
2ヶ月間隔なんですけど
このまま
閉経も近い
ですかね?
なにげに
ずっと気になってた…
と聞いてみたら

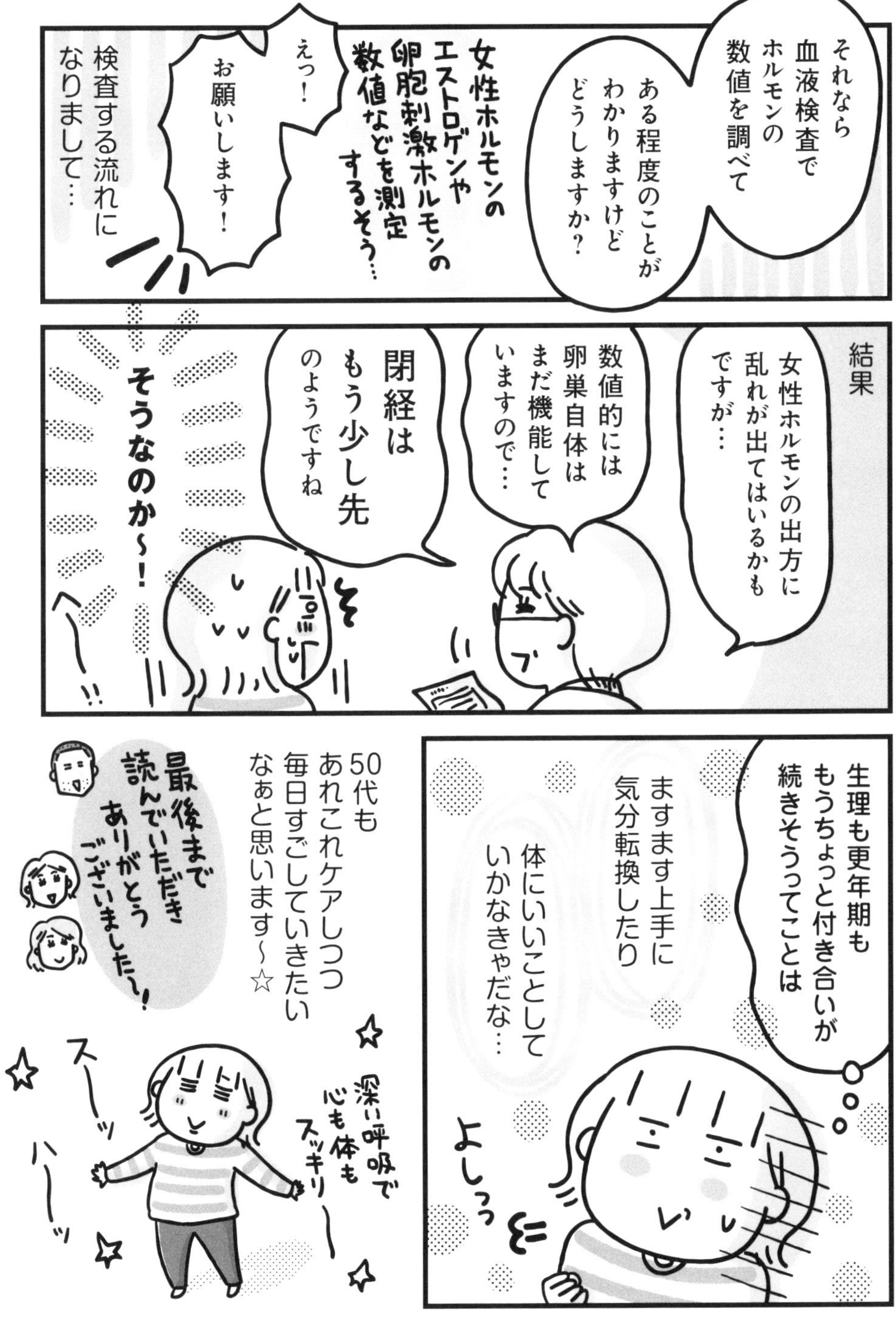
それなら血液検査でホルモンの数値を調べて
ある程度のことがわかりますけどどうしますか？
女性ホルモンのエストロゲンや卵胞刺激ホルモンの数値などを測定するそう…
えっ！
お願いします！
検査する流れになりまして…
結果
女性ホルモンの出方に乱れが出てはいるかもですが…
数値的には卵巣自体はまだ機能していますので…
閉経はもう少し先のようですね
そうなのか〜！
へ〜…!!
生理も更年期ももうちょっと付き合いが続きそうってことは
ますます上手に気分転換したり
体にいいことしていかなきゃだな…
よしっっ
50代もあれこれケアしつつ毎日すごしていきたいなぁと思います〜☆
深い呼吸で心も体もスッキリ〜
ス〜ッ
ハ〜〜ッ
最後まで読んでいただきありがとうございました〜！

〈著者紹介〉
フカザワナオコ　1973年生まれ。愛知県在住。漫画家&イラストレーター。主な著書に『毎日がおひとりさま。』（主婦の友社）等の「おひとりさま」シリーズ、『母娘台湾ふたり旅』『ハワイ最高レッツゴー！』『45歳、結婚3年、お金オンチの私にもわかるように家計と老後のことを教えてください！』『40代が、こんなにしんどいなんて聞いてなかった』等がある。

日常のちょっとした発見を描く絵日記ブログ「ひとこま作者」を日々更新中。
http://hitokomasakusya.blog.jp

※P139で紹介しているホテルのプランは2021年当時のものです。

ブックデザイン
名和田耕平デザイン事務所

もうすぐ50歳、調子のいい日が
ほとんどありません
2023年9月25日　第1刷発行

著　者　フカザワナオコ
発行人　見城 徹
編集人　森下康樹
編集者　君和田麻子

発行所　株式会社 幻冬舎
〒151-0051 東京都渋谷区千駄ヶ谷4-9-7

電話：03（5411）6211（編集）
03（5411）6222（営業）
公式HP：https://www.gentosha.co.jp/
印刷・製本所：株式会社 光邦

Printed in Japan
ISBN978-4-344-04164-6 C0095

この本に関するご意見・ご感想は、
下記アンケートフォームからお寄せください。
https://www.gentosha.co.jp/e/